Klinische Nuklearmedizin

herausgegeben von
Udalrich Büll und Gustav Hör

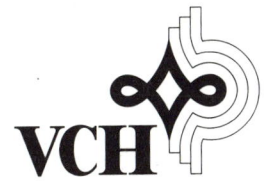

Überreicht mit freundlicher Empfehlung.
MERCK

edition medizin

VCH

© VCH Verlagsgesellschaft mbH, D-6940 Weinheim (Federal Republic of Germany), 1987

Vertrieb:
VCH Verlagsgesellschaft, Postfach 1260/1280, D-6940 Weinheim (Federal Republic of Germany)
USA und Canada: VCH Publishers, Suite 909, 220 East 23rd Street, New York NY 10010 (USA)

ISBN 3-527-15093-5

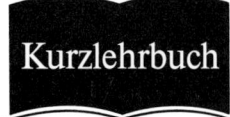

Klinische Nuklearmedizin

herausgegeben von
Udalrich Büll und Gustav Hör

edition medizin

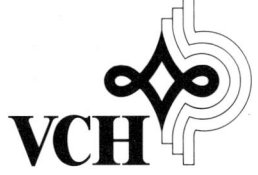

Herausgeber
Prof. Dr. med. Udalrich Büll
Vorstand der Abteilung Nuklearmedizin
Klinikum der RWTH Aachen
Pauwelsstraße 1
D-5100 Aachen

Prof. Dr. med. Gustav Hör
Leiter der Abteilung Allgemeine Nuklearmedizin
Zentrum der Radiologie
Klinikum der Joh.-Wolfg.-Goethe-Universität
Theodor-Stern-Kai 7
D-6000 Frankfurt 70

> *In diesem Buch enthaltene Dosierungsangaben wurden mit aller Sorgfalt überprüft. Dennoch übernehmen Autoren und Verlag – auch im Hinblick auf mögliche Druckfehler – keine Gewähr für die Richtigkeit. Dem Leser wird empfohlen, sich vor einer Medikation in jedem Fall über Indikationen, Kontraindikationen und Dosierung anhand des Beipackzettels oder anderer Unterlagen des Herstellers zu unterrichten. Das gilt insbesondere bei selten verwendeten oder neu auf den Markt gekommenen Präparaten.*

1. Auflage 1987
 1. Nachdruck 1987

Lektor: Silvia Osteen
Herstellerische Betreuung: Heidi Lenz

CIP-Kurztitelaufnahme der Deutschen Bibliothek
Klinische Nuklearmedizin / hrsg. von U. Büll u. G. Hör. – Weinheim : Edition Medizin VCH, 1987.

(Kurzlehrbuch)
ISBN 3-527-15093-5

NE: Büll, Udalrich (Hrsg.)

© VCH Verlagsgesellschaft mbH, D-6940 Weinheim (Federal Republic of Germany), 1987

Alle Rechte, insbesondere die der Übersetzung in andere Sprachen, vorbehalten. Kein Teil dieses Buches darf ohne schriftliche Genehmigung des Verlages in irgendeiner Form – durch Photokopie, Mikroverfilmung oder irgendein anderes Verfahren – reproduziert oder in eine von Maschinen, insbesondere von Datenverarbeitungsmaschinen, verwendbare Sprache übertragen oder übersetzt werden. Die Wiedergabe von Warenbezeichnungen, Handelsnamen oder sonstigen Kennzeichen in diesem Buch berechtigt nicht zu der Annahme, daß diese von jedermann frei benutzt werden dürfen. Vielmehr kann es sich auch dann um eingetragene Warenzeichen oder sonstige gesetzlich geschützte Kennzeichen handeln, wenn sie nicht eigens als solche markiert sind.

All rights reserved (including those of translation into other languages). No part of this book may be reproduced in any form – by photoprint, microfilm, or any other means – nor transmitted or translated into a machine language without written permission from the publishers. Registered names, trademarks, etc. used in this book, even when not specifically marked as such, are not to be considered unprotected by law.

Satz, Druck und Bindung: Spandel-Druck GmbH, D-8500 Nürnberg 1

Printed in the Federal Republic of Germany

Vorwort

Im letzten Jahrzehnt sind zahlreiche Lehrbücher und Monographien erschienen, die die aktuellen Aspekte der Nuklearmedizin jedoch in unterschiedlicher Weise bearbeiten. Unser Anliegen war es, die Nuklearmedizin nach vorgegebenen Beurteilungskategorien, die nach Indikation, Funktionsparametern, Normwerten, Bewertungskriterien, Artdiagnose etc. gegliedert sind, und vor allem in ihrer Stellung im diagnostischen Ablauf aufzuzeigen.

Bewußt wurde auf eine ausführliche Besprechung der pädiatrischen Nuklearmedizin verzichtet, die hierzulande immer noch eine relativ untergeordnete Rolle spielt.

Wir hoffen, mit diesem Buch, das Beiträge namhafter Fachautoren enthält, die Nuklearmedizin direkt oder indirekt einem Kreis von Studenten der Medizin, aber auch Ärzten, Naturwissenschaftlern und Technikern weiter zu erschließen. Die Beiträge zielen darauf ab, eine systematische Integration nuklearmedizinischer Verfahren in den Gesamtablauf der klinischen Diagnostik zu fördern. Insofern wendet sich die „Klinische Nuklearmedizin" in gleicher Weise an den Nuklearmediziner wie an alle Kliniker, die mit Diagnostikproblemen befaßt sind, für deren Lösung Verfahren der Nuklearmedizin wegweisende und daher unverzichtbare Impulse liefern.

Aachen und Frankfurt, November 1986   Die Herausgeber

Inhalt

1	**Physikalische Grundlagen der Nuklearmedizin** 1	
	K. Manegold	
1.1	**Radioaktiver Zerfall** 2	
1.1.1	Alphazerfall 2	
1.1.2	Betazerfall 2	
1.1.3	Halbwertszeit 3	
1.2	**Strahlenarten und ihre Eigenschaften** 4	
1.3	**Dosimetrie bei energiereicher Strahlung, Dosisbegriffe, Dosisgrößen und Dosiseinheiten** 5	
1.3.1	Grundgedanken 5	
1.3.2	Energiedosis 5	
1.3.3	Äquivalentdosis 6	
1.3.4	Ionendosis 7	
1.3.5	Der Weg zur Energiedosis und Äquivalentdosis 7	
1.3.6	Einheit der Aktivität 8	
1.4	**Physikalische Grundlagen der Kernspinresonanz** 9	
	M. Seiderer	
1.5	**Strahlenexposition** 13	
	H. D. Roedler und A. Kaul	
1.5.1	Patienten 13	
1.5.2	Personal 15	
1.5.2.1	Technische Assistenten 15	
1.5.2.2	Ärzte 15	
1.5.2.3	Transportpersonal 16	
1.5.2.4	Verlegung behandelter Patienten 16	
1.5.3	Strahlenexposition von Kontaktpersonen durch nuklearmedizinische Patienten 17	
1.6	**Strahlenschutzverordnung** 19	
	H. D. Roedler und A. Kaul	

1.7	**Praktischer Strahlenschutz** 21	
	E. Raithel und W. Münzing	
1.7.1	Technisch-physikalische Maßnahmen 21	
1.7.1.1	Schutz vor Bestrahlung von außen 21	
1.7.1.2	Schutz vor Kontamination und Inkorporation 22	
1.7.2	Organisatorische Maßnahmen 23	
1.7.2.1	Beschränkung des Umgangs 23	
1.7.2.2	Abgrenzung von Bereichen 23	
1.7.2.3	Messung der Personendosis 23	
1.7.2.4	Ortsdosismessung 24	
1.7.2.5	Belehrung der Beschäftigten 24	
2	**Radiopharmazeutik/Radiopharmazie** 25	
	H. Kriegel und H. J. Sinn	
2.1	**Radionuklide** 26	
2.1.1	Reaktorradionuklide 26	
2.1.2	Zyklotronradionuklide 26	
2.1.3	Generatorradionuklide 27	
2.1.4	Technetiumgeneratoren 28	
2.1.5	Radiojodmarkierungen 29	
2.1.6	Andere Markierungen 30	
2.2	**Radiopharmazeutika** 31	
2.2.1	Markierungsverfahren 31	
2.2.1.1	Austauschmarkierung 31	
2.2.1.2	Biosynthese 32	
2.2.1.3	Chemische Synthese 32	
2.2.1.4	Fremdmarkierung 32	
2.2.1.5	Qualitätskontrolle 33	
2.2.1.5.1	Aktivität 33	
2.2.1.5.2	Radiochemische Reinheit 33	
2.2.1.5.3	Stabilität 33	
2.2.1.5.4	Biologische Faktoren 34	
2.3	**Radioaktive Verbindungen** 35	
3	**Meßgeräte und Auswertegeräte** 41	
	R. Standke	
3.1	**Becquerelmeter (Curiemeter)** 42	
3.2	**Szintillationsmeßsonde** 43	

3.3	**Bohrlochmeßplatz, Probenwechsler (Beta, Gamma)** 45	
3.4	**Scanner** 46	
3.5	**Multikristallkamera** 47	
3.6	**Gammakamera** 48	
3.7	**Emissionscomputertomograph (ECT)** 50	
3.7.1	Teilwinkeltomograph 50	
3.7.2	Vollwinkeltomograph 50	
3.8	**Kernspintomograph** 53 M. Seiderer	
3.9	**Computer als Auswerteeinheit** 56	
3.9.1	Hardware und Betriebssoftware 56 R. Standke	
3.9.2	Prinzipien der Auswertung 58 E. Kleinhans	
3.9.2.1	ROI-Technik 59	
3.9.2.2	Glättungsverfahren 60	
3.9.2.3	Kurvenbearbeitung 61	
3.9.2.4	Untergrundkorrektur 61	
3.9.2.5	Parametrische Bilder (functional imaging) 63	
4	**Meßprinzipien** 65 R. Standke	
4.1	**Ein- und Mehrkanalfunktionsmessung** 66	
4.2	**Szintigraphie in der langsamen Funktionsphase (statische Szintigraphie)** 67	
4.3	**Szintigraphie der mittelschnellen und schnellen Funktionsphase (Sequenzszintigraphie)** 69	
4.4	**Funktionsszintigraphie** 70	
4.5	**Spezielle Prinzipien der Herzaufnahmetechniken (erste Passage, ÄRNV)** 72	

4.6	**Emissionscomputertomographie** 75
	C. M. Kirsch
4.6.1	Positronenemissionscomputertomographie (PET) 75
4.6.2	Single-Photon-Emissionscomputertomographie (SPECT) 75
4.6.3	Bildrekonstruktion 76
4.6.4	Bildgebende Eigenschaften 77
4.6.5	Spezielle Probleme der ECT 77
4.6.6	Qualitätskontrolle 77
4.7	**Meßprinzipien der Kernspinresonanz** 79
	M. Seiderer

5	**Klinik**
5.1	**Hirn** 84
	U. Büll
5.1.1	Verfahren 84
5.1.1.1	Hirnszintigraphie [zerebrale Serienszintigraphie (ZSS), computerassistierte Radionuklidangiographie (CARNA)] 84
5.1.1.1.1	Pathophysiologische Grundlagen, Determinanten 84
5.1.1.1.2	Radiopharmazeutika 84
5.1.1.1.3	Meßtechnische Einrichtungen, Auswertetechniken 85
5.1.1.1.4	Praktische Hinweise 85
5.1.1.2	Durchblutungsmessung 86
5.1.1.2.1	Pathophysiologische Grundlagen, Determinanten 86
5.1.1.2.2	Radiopharmazeutika, Radioaktivität 90
5.1.1.2.3	Meßtechnische Einrichtungen, Auswertetechniken 91
5.1.1.2.4	Praktische Hinweise 94
5.1.1.3	Weitere nuklearmedizinische und alternative diagnostische Verfahren 94
5.1.2	Einsatzmöglichkeiten 94
5.2	**Liquorraum** 95
	U. Büll
5.2.1	Verfahren 95
5.2.1.1	Liquorraumszintigraphie 95
5.2.1.1.1	Pathophysiologische Grundlagen, Determinanten 95
5.2.1.1.2	Radiopharmazeutika, Radioaktivität 95
5.2.1.1.3	Meßtechnische Einrichtungen, Auswertetechniken 95
5.2.1.1.4	Praktische Hinweise 96
5.2.1.2	Weitere nuklearmedizinische und alternative diagnostische Verfahren 96
5.2.2	Einsatzmöglichkeiten 96

5.3	**Speicheldrüsen** 98	
	A. Simrock	
5.3.1	Verfahren 98	
5.3.1.1	Speicheldrüsenszintigraphie 98	
5.3.1.1.1	Physiologische Grundlagen, Determinanten 98	
5.3.1.1.2	Radiopharmazeutika, Pharmaka, Radioaktivität 98	
5.3.1.1.3	Meßtechnische Einrichtungen, Auswertetechniken 98	
5.3.1.1.4	Praktische Hinweise 98	
5.3.1.2	Alternative diagnostische Verfahren 100	
5.3.2	Einsatzmöglichkeiten 100	
5.4	**Tränenwege** 103	
	A. Simrock	
5.4.1	Verfahren 103	
5.4.1.1	Radionukliddakryographie 103	
5.4.1.1.1	Physiologische und pathophysiologische Grundlagen 103	
5.4.1.1.2	Radiopharmazeutika, Radioaktivität 104	
5.4.1.1.3	Meßtechnische Einrichtungen, Auswertetechniken 104	
5.4.1.1.4	Praktische Hinweise 104	
5.4.1.2	Alternative diagnostische Verfahren 104	
5.4.2	Einsatzmöglichkeiten 105	
5.5	**Schilddrüse in vivo** 107	
	B. Leisner	
5.5.1	Verfahren 107	
5.5.1.1	Schilddrüsenszintigraphie 107	
5.5.1.1.1	Pathophysiologische Grundlagen 107	
5.5.1.1.2	Radiopharmazeutika 110	
5.5.1.1.3	Meßtechnische Einrichtungen, Auswertung 110	
5.5.1.1.4	Praktische Hinweise 111	
5.5.1.2	Radiojodzweiphasentest 112	
5.5.1.3	Schilddrüsensonographie 112	
5.5.1.3.1	Determinanten 112	
5.5.1.3.2	Meßtechnische Einrichtungen 113	
5.5.1.3.3	Praktische Hinweise 114	
5.5.1.4	Feinnadelbiopsie der Schilddrüse 114	
5.5.1.5	Weitere nuklearmedizinische und andere diagnostische Verfahren 115	
5.5.2	Einsatzmöglichkeiten 115	
5.6	**Schilddrüse in vitro** 118	
	F. D. Maul und G. Hör	
5.6.1	Verfahren 118	
5.6.1.1	Pathophysiologische Grundlagen, Determinanten des Schilddrüsenstoffwechsels 118	

XII   *Inhalt*

5.6.1.2   Radioimmunoassay (RIA), Radiotracer   119
5.6.1.2.1   Störfaktoren   119
5.6.1.3   TRH-Test   119
5.6.1.3.1   Praktische Hinweise   120
5.6.1.4   Tumormarker, Antikörper   120
5.6.1.5   Andere Verfahren   120
5.6.1.5.1   Enzymimmunoassays   120
5.6.2   Einsatzmöglichkeiten   121
5.6.2.1   Normalwerte   121
5.6.2.2   Normaler und pathologischer TRH-Wert   121
5.6.2.3   Manifeste Schilddrüsenstoffwechselstörungen   122
5.6.2.4   Grenzwertige Stoffwechselstörungen   122
5.6.2.5   Diagnostik und Therapiekontrolle von Schilddrüsenerkrankungen   122
5.6.2.5.1   Euthyreote Struma oder Knotenstruma   123
5.6.2.5.1.1   Kontrolle der Strumatherapie   123
5.6.2.5.2   Hyperthyreose   124
5.6.2.5.2.1   Kontrolle der Hyperthyreosebehandlung   124
5.6.2.5.3   Therapiekontrolle mit Tumormarkern   124

5.7   Nebennieren und Nebenschilddrüse   125
            R. Montz

5.7.1   Nebennieren   125
5.7.1.1   Verfahren   125
5.7.1.1.1   Nebennierenrinden(NNR-)szintigraphie   125
5.7.1.1.1.1   Pathophysiologische Grundlagen   125
5.7.1.1.1.2   Radiopharmazeutika, Radioaktivität   125
5.7.1.1.1.3   Meß- und Auswertetechnik   126
5.7.1.1.1.4   Praktische Hinweise   128
5.7.1.1.2   Nebennierenmark(NNM-)szintigraphie   128
5.7.1.1.2.1   Pathophysiologische Grundlagen   128
5.7.1.1.2.2   Radiopharmazeutika, Radioaktivität   128
5.7.1.1.2.3   Meß- und Auswertetechnik   128
5.7.1.1.2.4   Praktische Hinweise   129
5.7.1.1.3   Alternative diagnostische Verfahren   129
5.7.1.2   Einsatzmöglichkeiten   129
5.7.2   Nebenschilddrüse   129
5.7.2.1   Verfahren   129
5.7.2.1.1   Nebenschilddrüsen(NSD-)szintigraphie   129
5.7.2.1.1.1   Pathophysiologische Grundlagen   130
5.7.2.1.1.2   Radiopharmazeutika, Radioaktivität   130
5.7.2.1.1.3   Meß- und Auswertetechniken   130
5.7.2.1.1.4   Praktische Hinweise   130
5.7.2.1.2   Weitere diagnostische Verfahren   130
5.7.2.2   Einsatzmöglichkeiten   131

Inhalt   XIII

5.8	**Lunge** 133	
	U. Büll	
5.8.1	Verfahren 133	
5.8.1.1	Perfusions- und Inhalationsszintigraphie 133	
5.8.1.1.1	Pathologische Grundlagen, Determinanten 133	
5.8.1.1.2	Radiopharmazeutika, Radioaktivität 134	
5.8.1.1.3	Meßtechnische Einrichtungen, Auswertetechniken 136	
5.8.1.1.4	Praktische Hinweise 136	
5.8.1.2	Weitere nuklearmedizinische und alternative diagnostische Verfahren 136	
5.8.2	Einsatzmöglichkeiten 136	
5.9	**Herz** 139	
	G. Hör und H. Klepzig jr.	
5.9.1	Verfahren 139	
5.9.1.1	Myokardszintigraphie 139	
5.9.1.1.1	Pathophysiologische Grundlagen, Determinanten 140	
5.9.1.1.2	Radiopharmazeutika, Radioaktivität 142	
5.9.1.1.3	Meßtechnische Einrichtungen, Auswertetechnik 142	
5.9.1.1.4	Praktische Hinweise 142	
5.9.1.2	Infarkt-/(Nekrose)szintigraphie 143	
5.9.1.2.1	Pathophysiologische Grundlagen, Determinanten 143	
5.9.1.2.2	Radiopharmazeutika, Radioaktivität 144	
5.9.1.2.3	Meßtechnische Einrichtungen, Auswertetechnik 144	
5.9.1.2.4	Praktische Hinweise 144	
5.9.1.3	Radionuklidventrikulographie (Ventrikelfunktionsszintigraphie) 144	
5.9.1.3.1	Pathophysiologische Grundlagen, Determinanten 145	
5.9.1.3.2	Radiopharmazeutika, Radioaktivität 145	
5.9.1.3.3	Meßtechnische Einrichtungen, Auswertetechnik 145	
5.9.1.3.4	Praktische Hinweise 148	
5.9.1.4	Basisdiagnostik und alternative Verfahren 148	
5.10	**Leber** 155	
	H. J. Biersack	
5.10.1	Verfahren 155	
5.10.1.1	Statische Leberszintigraphie 155	
5.10.1.1.1	Pathophysiologische Grundlagen 155	
5.10.1.1.2	Radiopharmazeutika, Radioaktivität 156	
5.10.1.1.3	Meßtechnische Einrichtungen, Auswertetechnik 156	
5.10.1.1.4	Praktische Hinweise 156	
5.10.1.2	Leberfunktionsszintigraphie 156	
5.10.1.2.1	Pathophysiologische Grundlagen 156	
5.10.1.2.2	Radiopharmazeutika, Radioaktivität 158	
5.10.1.2.3	Meßtechnische Einrichtungen, Auswerteverfahren 158	
5.10.1.2.4	Praktische Hinweise 159	
5.10.1.3	Leberperfusionsszintigraphie 159	

5.10.1.3.1	Pathophysiologische Grundlagen	159
5.10.1.3.2	Radiopharmazeutika, Radioaktivität	160
5.10.1.3.3	Meßtechnische Einrichtungen, Auswertetechniken	160
5.10.1.3.4	Praktische Hinweise	160
5.10.1.4	Weitere nuklearmedizinische und alternative diagnostische Verfahren	160
5.10.2	Einsatzmöglichkeiten	161
5.10.2.1	Statische Leberszintigraphie	161
5.10.2.2	Hepatobiliäre Funktionsszintigraphie	161
5.10.2.3	Leberperfusionsszintigraphie	161
5.10.3	Verfahren für spezielle Indikationen	163
5.10.3.1	Intraarterielle Zytostatikatherapie	163
5.10.3.2	Funktionsprüfung des peritoneovenösen Shunts	163
5.10.3.3	Szintigraphie mit ^{111}In-markierten Leukozyten	164
5.10.3.4	Radioimmunszintigraphie	164

5.11 Magen 165
B. Leisner

5.11.1	Verfahren	165
5.11.1.1	Entleerungsmessung	165
5.11.1.1.1	Radiopharmazeutika	165
5.11.1.1.2	Meßtechnische Einrichtungen und Auswertetechniken	165
5.11.1.1.3	Praktische Hinweise	165
5.11.1.2	Refluxmessung	165
5.11.1.2.1	Radiopharmazeutika	168
5.11.1.2.2	Meßtechnik und Auswertung	168
5.11.1.2.3	Praktische Hinweise	168
5.11.2	Einsatzmöglichkeiten	168

5.12 Milz und Lymphknoten 171
D. L. Munz

5.12.1	Verfahren	171
5.12.1.1	Milzszintigraphie	171
5.12.1.1.1	Pathophysiologische Grundlagen, Determinanten	171
5.12.1.1.2	Radiopharmazeutika, Radioaktivität	171
5.12.1.1.3	Meßtechnische Einrichtungen, Auswertetechniken	171
5.12.1.1.4	Praktische Hinweise	172
5.12.1.2	Weitere nuklearmedizinische und alternative diagnostische Verfahren bei Erkrankung der Milz	172
5.12.1.3	Einsatzmöglichkeiten	172
5.12.1.4	Lymphoszintigraphie	173
5.12.1.4.1	Pathophysiologische Grundlagen, Determinanten	173
5.12.1.4.2	Radiopharmazeutika, Radioaktivität	173
5.12.1.4.3	Meßtechnische Einzelheiten, Auswertetechniken	173
5.12.1.4.4	Praktische Hinweise	174

Inhalt   XV

5.12.1.5   Weitere nuklearmedizinische und alternative diagnostische Verfahren
           bei Erkrankungen des Lymphsystems   174
5.12.1.6   Einsatzmöglichkeiten   174

5.13   **Pankreas**   176
           F. D. Maul

5.13.1   Verfahren   176
5.13.1.1   Pankreasszintigraphie   176
5.13.1.1.1 Pathophysiologische Grundlagen, Determinanten   176
5.13.1.1.2 Radiopharmazeutika, Radioaktivität   176
5.13.1.1.3 Meßtechnische Einrichtungen, Auswertetechniken   176
5.13.1.1.4 Praktische Hinweise   177
5.13.1.2   Aktivitätsmessung im Duodenalsekret (Radioselen-Methionin-Test)   177
5.13.2   Einsatzmöglichkeiten   177

5.14   **Nephrourologie**   179
           E. Moser

5.14.1   Verfahren   179
5.14.1.1   Funktionsszintigraphie (FSz) mit Radiojodhippuran   179
5.14.1.1.1 Pathophysiologische Grundlagen, Determinanten   179
5.14.1.1.2 Radiopharmazeutika, Radioaktivität   181
5.14.1.1.3 Meßtechnische Einrichtungen, Untersuchungsprotokoll,
           Auswerteverfahren   181
5.14.1.1.4 Praktische Hinweise   182
5.14.1.2   Perfusionsserien(Funktions-)szintigraphie (PPS) mit ^{99m}Tc-DTPA   182
5.14.1.2.1 Pathophysiologische Grundlagen   182
5.14.1.2.2 Radiopharmazeutika, Radioaktivität   182
5.14.1.2.3 Meßtechnische Einrichtungen, Auswertetechnik   182
5.14.1.2.4 Praktische Hinweise   182
5.14.1.3   Statische Szintigraphie (SSz) mit tubulär fixierten Radiopharmazeutika   183
5.14.1.3.1 Pathophysiologische Grundlagen   183
5.14.1.3.2 Radiopharmazeutika, Radioaktivität   183
5.14.1.3.3 Meßtechnische Einrichtungen, Auswerteverfahren   183
5.14.1.3.4 Praktische Hinweise   183
5.14.1.4   Furosemidrenographie/Funktionsszintigraphie   184
5.14.1.4.1 Pathophysiologische Grundlagen   184
5.14.1.4.2 Radiopharmazeutika, Radioaktivität   184
5.14.1.4.3 Meßtechnische Einrichtungen, Auswertetechniken   184
5.14.1.5   Bestimmung der globalen Clearance mit Radiojodhippuran   184
5.14.1.5.1 Pathophysiologische Grundlagen   184
5.14.1.5.2 Radiopharmazeutika, Radioaktivität   184
5.14.1.5.3 Meßtechnische Einrichtungen, Auswertetechniken   185
5.14.1.5.4 Praktische Hinweise   185
5.14.1.6   Restharnbestimmung   185
5.14.1.6.1 Radiopharmazeutika, Radioaktivität   185

XVI   *Inhalt*

5.14.1.6.2   Meßtechnische Einrichtungen   185
5.14.1.7   Indirekte Radionuklidzystographie zur Refluxprüfung   185
5.14.1.7.1   Pathophysiologische Grundlagen   185
5.14.1.7.2   Radiopharmazeutika, Radioaktivität   185
5.14.1.7.3   Meßtechnische Einrichtung, Auswertetechniken   186
5.14.1.7.4   Praktische Hinweise   186
5.14.1.8   Hodenszintigraphie   186
5.14.1.8.1   Pathophysiologische Grundlagen   186
5.14.1.8.2   Radiopharmazeutika, Radioaktivität   186
5.14.1.8.3   Meßtechnische Einrichtungen, Auswertetechnik   186
5.14.1.8.4   Praktische Hinweise   187
5.14.1.9   Alternative diagnostische Verfahren   187
5.14.2   Einsatzmöglichkeiten   187

5.15   Skelett   194
U. Büll

5.15.1   Verfahren   194
5.15.1.1   Skelettszintigraphie   194
5.15.1.1.1   Pathophysiologische Grundlagen, Determinanten   194
5.15.1.1.2   Radiopharmazeutika, Radioaktivität   194
5.15.1.1.3   Meßtechnische Einrichtungen, Auswertetechniken   195
5.15.1.1.4   Praktische Hinweise   197
5.15.1.2   Retentionsmessungen   198
5.15.1.3   Knochendichtemessungen   200
5.15.1.4   Weitere nuklearmedizinische und alternative diagnostische Verfahren   200
5.15.2   Einsatzmöglichkeiten   201
5.15.3   Skelettszintigraphische Artdiagnostik   201

5.16   Knochenmark   204
D. L. Munz

5.16.1   Verfahren   204
5.16.1.1   Knochenmarkszintigraphie   204
5.16.1.1.1   Pathophysiologische Grundlagen, Determinanten   204
5.16.1.1.2   Radiopharmazeutika, Radioaktivität   205
5.16.1.1.3   Meßtechnische Einrichtungen, Auswertetechniken   205
5.16.1.1.4   Praktische Hinweise   205
5.16.1.2   Ferrokinetische In-vivo-Untersuchung   206
5.16.1.3   Weitere nuklearmedizinische und alternative diagnostische Verfahren   206
5.16.2   Einsatzmöglichkeiten   206

5.17   Große Gefäße, arteriell   208
E. Moser

5.17.1   Verfahren   208
5.17.1.1   Periphere Radionuklidangiographie („Perfusionssequenzszintigraphie")   208

5.17.1.1.1   Pathophysiologische Grundlagen, Determinanten   208
5.17.1.1.2   Radiopharmazeutika, Radionuklide   208
5.17.1.1.3   Meßtechnische Einrichtungen, Auswertetechniken   208
5.17.1.1.4   Praktische Hinweise   209
5.17.1.2   Weitere nuklearmedizinische Verfahren   209
5.17.1.2.1   Angioszintigraphie   209
5.17.1.2.2 ^{201}Tl-Perfusionsszintigraphie   209
5.17.1.2.3   Clearanceverfahren   210
5.17.1.3   Alternative Verfahren   210
5.17.1.3.1   Doppler-Sonographie   210
5.17.1.3.2   Digitale Subtraktionsangiographie (DSA)   210
5.17.1.3.3   Sonographie   210
5.17.2   Einsatzmöglichkeiten   211

5.18   Große Gefäße, venös, einschließlich Thromboseszintigraphie   212
D. L. Munz

5.18.1   Verfahren   212
5.18.1.1   Radionuklidphlebographie   212
5.18.1.1.1   Pathophysiologische Grundlagen, Determinanten   212
5.18.1.1.2   Radiopharmazeutika, Radioaktivität   212
5.18.1.1.3   Meßtechnische Einrichtungen, Auswertetechniken   213
5.18.1.1.4   Praktische Hinweise   213
5.18.1.2   Thromboseszintigraphie   213
5.18.1.2.1   Pathophysiologische Grundlagen, Determinanten   213
5.18.1.2.2   Radiopharmazeutika, Radioaktivität   213
5.18.1.2.3   Meßtechnische Einrichtungen, Auswertetechniken   214
5.18.1.2.4   Strahlenexposition des Patienten   214
5.18.1.3   Fibrinogen-Uptake-Test   214
5.18.1.4   Alternative diagnostische Verfahren   215
5.18.2   Einsatzmöglichkeiten   215

5.19   Blutungsquellen   216
I. Brandhorst und G. Hör

5.19.1   Verfahren   216
5.19.1.1   Szintigraphische Lokalisation von Blutungsquellen   216
5.19.1.1.1   Physiologische Grundlagen, Determinanten   216
5.19.1.1.2   Radiopharmazeutika, Radionuklide   216
5.19.1.1.3   Meßtechnische Einrichtungen, Auswertetechniken   216
5.19.1.1.4   Strahlenexposition   216
5.19.2   Einsatzmöglichkeiten   217

5.20   Gelenkweichteile   220
D. L. Munz

5.20.1   Verfahren   220
5.20.1.1   Gelenkweichteilszintigraphie   220

XVIII   Inhalt

5.20.1.1.1   Pathophysiologische Grundlagen, Determinanten   220
5.20.1.1.2   Radiopharmazeutika, Radioaktivität   220
5.20.1.1.3   Meßtechnische Einrichtungen, Auswertetechniken   220
5.20.1.2   Skelettszintigraphie („Gelenkknochenszintigraphie")   221
5.20.1.3   Weitere nuklearmedizinische und alternative diagnostische Verfahren   221
5.20.2   Einsatzmöglichkeiten   221

5.21   Abszeß, Entzündung   223
          P. Georgi

5.21.1   Verfahren   223
5.21.1.1   Leukozytenszintigraphie   223
5.21.1.1.1   Pathophysiologische Grundlagen   223
5.21.1.1.2   Radiopharmazeutika, Radioaktivität   223
5.21.1.1.3   Meßtechnische Einrichtungen, Auswertetechniken   224
5.21.1.1.4   Praktische Hinweise   224
5.21.1.2   Galliumszintigraphie   224
5.21.1.2.1   Pathophysiologische Grundlagen   224
5.21.1.2.2   Radiopharmazeutika, Radioaktivität   225
5.21.1.2.3   Meßtechnische Einrichtungen   225
5.21.1.2.4   Praktische Hinweise   225
5.21.2   Einsatzmöglichkeiten   225

5.22   Maligne Tumoren   228
          P. Georgi

5.22.1   Verfahren   228
5.22.1.1 ^{67}Ga-Szintigraphie   228
5.22.1.1.1   Pathophysiologische Grundlagen, Determinanten   228
5.22.1.1.2   Radiopharmazeutika, Radioaktivität   228
5.22.1.1.3   Meßtechnische Einrichtungen   228
5.22.1.1.4   Praktische Hinweise   228
5.22.1.2   Spezifische tumoraffine Radiopharmazeutika und Radiopharmaka   229
5.22.1.3   Immunszintigraphie   229
5.22.2   Einsatzmöglichkeiten   232

5.23   Tumormarker in vitro   233
          F. D. Maul, R. P. Baum und G. Hör

5.23.1   Grundlagen   233
5.23.1.1   Pathophysiologische Grundlagen, Determinanten   233
5.23.1.1.1   Direkte Tumormarker   233
5.23.1.1.1.1   Tumorassoziierte Antigene   233
5.23.1.1.1.2   Hormone   234
5.23.1.1.1.3   Enzyme   234
5.23.1.1.1.4   Proteine   234
5.23.1.1.2   Indirekte Tumormarker   234
5.23.1.2   Sekretion bzw. Freisetzung von Tumormarkern   234

5.23.1.3	Antikörper-/Tumorkomplexe 234	
5.23.2	Testverfahren 235	
5.23.2.1	Polyklonale vs. monoklonale Antikörper 235	
5.23.2.2	Praktische Hinweise 235	
5.23.3	Einsatz 235	
5.23.3.1	Kombinierte Bestimmung von Tumormarkern 237	
5.23.3.2	Kombination von Tumormarkerbestimmungen mit anderen abbildenden nuklearmedizinischen Verfahren 237	
5.24	**Intensiv- und Notfallnuklearmedizin 239**	
	U. Büll	
6	**Therapie 241**	
6.1	**Radiojodtherapie von Schilddrüsenerkrankungen 242**	
	H. Langhammer und H. W. Pabst	
6.1.1	Strahlenbiologische und dosimetrische Grundlagen 242	
6.1.2	Praktische Durchführung 243	
6.1.3	Struma maligna 243	
6.1.4	Autonomes Adenom 246	
6.1.5	Euthyreote Struma 247	
6.1.6	Hyperthyreose 249	
6.1.7	Strahlenexposition des Patienten bei der Radiojodtherapie 251	
6.2	**Radiophosphortherapie der Polycythaemia rubra vera 254**	
	R. P. Baum und G. Hör	
6.2.1	Strahlenbiologische, kinetische und dosimetrische Grundlagen 254	
6.2.2	Diagnostik der Polycythaemia rubra vera 255	
6.2.3	Therapie der Polycythaemia rubra vera 256	
6.2.3.1	Dosierung 256	
6.2.3.2	Erfolgskriterien und Therapiekontrolle 256	
6.2.3.3	Kontraindikationen 256	
6.2.3.4	Nebenwirkungen 256	
6.2.3.5	Erkrankungsverlauf 257	
6.2.3.6	Vorteile der ^{32}P-Therapie 257	
6.3	**Therapie von Knochenmetastasen 259**	
	E. Moser	
6.4	**Maligne Phäochromozytome und Neuroblastome 260**	
	G. Hör und F. D. Maul	
6.4.1	Phäochromozytome 260	
6.4.1.1	Voraussetzungen 260	
6.4.1.2	Nuklearmedizinische Diagnostik vor der Therapie 261	

6.4.1.3	Praktische Hinweise	261
6.4.1.4	Strahlenexposition und Nebenwirkungen	261
6.4.2	Neuroblastom	261
6.4.2.1	Nebenwirkungen	262
6.5	**Therapie mit Instillation in Höhlen** 263 **B. Leisner**	
6.5.1	Pathophysiologische Grundlagen	263
6.5.2	Radiopharmaka, Radioaktivität	263
6.5.3	Praktische Hinweise	263
6.5.4	Einsatzmöglichkeiten	264
7	**Ausblick** 265	
	Register 267	

Autorenverzeichnis

Baum, R. P., Dr. med.
Abteilung für Allgemeine Nuklearmedizin
der Universität Frankfurt
Theodor-Stern-Kai
D-6000 Frankfurt/M.

Biersack, H. J., Prof. Dr. med.
Institut für Nuklearmedizin der
Universität Bonn
D-5300 Bonn-Venusberg

Brandhorst, I.,
Abteilung Allgemeine Nuklearmedizin
der Universität Frankfurt
Theodor-Stern-Kai
D-6000 Frankfurt/M.

Büll, U., Prof. Dr. med.
Abteilung Nuklearmedizin der RWTH
Aachen
Pauwelsstraße
D-5100 Aachen

Georgi, P., Prof. Dr. med.
Abteilung für Nuklearmedizin der
Universität Heidelberg
D-6900 Heidelberg

Hör, G., Prof. Dr. med.
Abteilung Allgemeine Nuklearmedizin
der Universität Frankfurt
Theodor-Stern-Kai
D-6000 Frankfurt/M.

Kaul, A., Prof. Dr. phil. nat.
Institut für Strahlenhygiene des BGA
Ingolstädter Landstraße
D-8032 Neuherberg/München

Kirsch, C. M., Dr. med. Dipl. Ing.
Siemens-Gammasonics
Des Plains
USA/Illinois

Kriegel, H., Prof. Dr. rer. nat.
Institut für Nuklearbiologie der GSF
Ingolstädter Landstraße
D-8032 Neuherberg/München

Langhammer, H., Prof. Dr. med.
Nuklearmedizinische Klinik der
TU München
Ismaningerstraße 22
D-8000 München 80

Leisner, B., Prof. Dr. med.
Nuklearmedizinische Abteilung,
Allg. Krankenhaus St. Georg
D-2000 Hamburg

Manegold, K., Dr. phil. nat. Dipl. Phys.
Abteilung Strahlentherapie
der Universität Frankfurt
Theodor-Stern-Kai
D-6000 Frankfurt/M.

Maul, F. D., Dr. med.
Abteilung Allgemeine Nuklearmedizin
der Universität Frankfurt
Theodor-Stern-Kai
D-6000 Frankfurt/M.

Montz, R., Prof. Dr. med.
Abteilung Nuklearmedizin der
Universität Hamburg
D-2000 Hamburg-Eppendorf

Moser, E. A., PD Dr. med. Dr. rer. nat.
Dipl. Phys.
Radiologische Klinik der
Universität München
Klinikum Großhadern
Marchioninistraße 15
D-8000 München 70

Münzing, W., Dr. rer. nat., Dipl. Phys.
Radiologische Klinik der
Universität München
Klinikum Großhadern
Marchioninistraße 15
D-8000 München 70

Munz, D. L., Prof. Dr. med.
Abteilung für Nuklearmedizin der
Universität Göttingen
Robert-Koch-Straße 40
D-3400 Göttingen

Pabst, H. W., Prof. Dr. med.
Nuklearmedizinische Klinik der
TU München
Ismaningerstraße 22
D-8000 München 80

Raithel, E., Dipl. Phys.
Radiologische Klinik der
Universität München
Klinikum Großhadern
Marchioninistraße 15
D-8000 München 70

Roedler, H. D., Prof. Dr. med. habil.
Dr. rer. nat.
Institut für Strahlenhygiene des BGA
Ingolstädter Landstraße
D-8032 Neuherberg/München

Seiderer, H., Dr. med. Dipl. Phys.
Radiologische Klinik der
Universität München
Klinikum Großhadern
Marchioninistraße 15
D-8000 München 70

Sinn, H. J., Prof. Dr.
Institut für Nuklearmedizin
Deutsches Krebsforschungsinstitut
D-6900 Heidelberg

Simrock, A., Dr. med.
Abteilung für Allgemeine Nuklearmedizin
der Universität Frankfurt
Theodor-Stern-Kai
D-6000 Frankfurt/M.

Kleinhans, E., Dr. med. Dipl. Ing.
Abteilung Nuklearmedizin der RWTH
Aachen
Pauwelsstraße
D-5100 Aachen

Standke, R., Dr. med. Dipl. Ing.
Abteilung für Allgemeine Nuklearmedizin
der Universität Frankfurt
Theodor-Stern-Kai
D-6000 Frankfurt/M.

1 Physikalische Grundlagen der Nuklearmedizin

K. Manegold

1.1 Radioaktiver Zerfall

1.1.1 Alphazerfall

Beim Alphazerfall verändert sich der Atomkern, indem er Alphateilchen mit großer kinetischer Energie aussendet. Alphateilchen sind Heliumkerne. Sie bestehen aus 2 Protonen und 2 Neutronen.
Zum Beispiel:

^{226}Ra = ^{224}Rn + Alphateilchen
^{239}Pu = ^{235}U + Alphateilchen

1.1.2 Betazerfall

Ein Atomkern verändert sich beim Betazerfall, indem er 1 Neutron in 1 Proton und 1 Elektron umwandelt. Das entstandene Elektron verläßt den Atomkern und nimmt dabei die bei diesem Prozeß freigesetzte Energie als kinetische Energie mit.

Zum Beispiel: ^{90}Y = ^{90}Zr + Elektron.

Andere Kerne geben beim Betazerfall dem Elektron nur Teile der freigesetzten Energie mit, der Rest der Energie bleibt im Kern zurück. Im Normalfall gibt der Kern diese restliche Energie sofort nach dem Betazerfall als „reine Energie" in Form von elektromagnetischer Strahlung ab. Diese Strahlung nennt man Gammastrahlung.
Zum Beispiel:

^{131}I = ^{131}Xe + (e−) + γ-Strahlung.

Einige sehr seltene Kerne geben die nach einem Betazerfall im Kern zurückgehaltene Energie nicht sofort, sondern verzögert ab. Solche Atomkerne befinden sich nach dem Zerfall in einem sog. metastabilen Energiezustand. Man kann diese durch Betazerfall entstandenen neuen Kerne auf einfache chemische Weise von der betastrahlenden Muttersubstanz abtrennen und erhält dann eine Substanz, die nur Gammastrahlen aussendet. Ein Beispiel hierfür ist das in der Nuklearmedizin benutzte Technetium.

^{99}Mo = ^{99m}Tc + Elektron
^{99m}Tc = ^{99}Tc + γ-Strahlung

Möglich ist auch, daß beim Betazerfall nicht nur 1 Neutron in 1 Proton, sondern bei Protonenüberschuß auch 1 Proton in 1 Neutron umgewandelt werden kann. Dann wird aus dem Kern anstelle eines negativ geladenen Elektrons ein positives Positron emittiert.

1.1.3 Halbwertszeit

Verschiedene Atomkerne zerfallen verschieden schnell. Die Zeit, in der die Hälfte aller anfänglich vorhandenen Atomkerne zerfallen ist, nennt man physikalische Halbwertszeit.

1.2 Strahlenarten und ihre Eigenschaften

Beim radioaktiven Zerfall entstehen verschiedene Strahlenarten.

Alphastrahlen sind doppelt positiv geladene, relativ schwere Teilchen. Beim Durchgang durch Materie geben sie entlang ihrer Bahn ihre Energie sehr dicht durch Ionisation und Anregung ab. Wegen dieser hohen Ionisationsdichte sind Alphateilchen im Körper sehr gefährlich. Für die nuklearmedizinische Diagnostik spielen sie wegen ihrer sehr geringen Reichweite keine Rolle (Abb. 1).

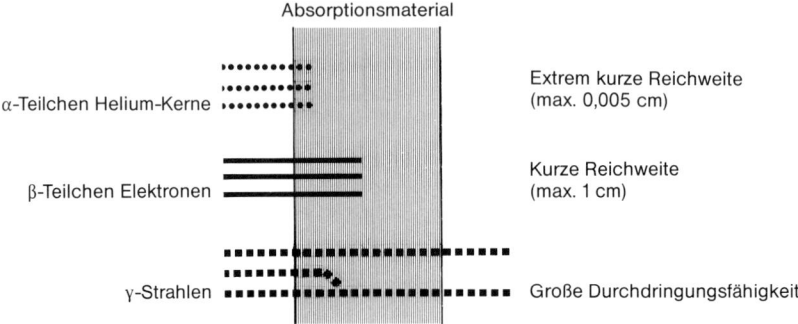

Abb. 1. Strahlenarten und ihre Reichweite

Betastrahlen – also Elektronen – sind gegenüber den Alphateilchen sehr viel leichter und einfach negativ geladen. Auch sie geben ihre Energie entlang ihrer Bahn gleichmäßig in kleinen Portionen ab. Die Energieabgabe pro Wegstrecke ist gegenüber den Alphastrahlen etwa 1000mal geringer, ihre Reichweite entsprechend größer. Für den Strahlenschutz werden Elektronen 10mal geringer gefährlich als Alphastrahlen eingestuft. In der nuklearmedizinischen Diagnostik sind auch die Betastrahlen nicht brauchbar, da ihre Reichweite im Gewebe maximal etwa 1 cm beträgt.

Gammastrahlung ist als elektromagnetische Strahlung fähig, Materie ohne zu große Schwächung zu durchdringen. Sie kann daher außerhalb des Körpers gemessen werden. Beim Durchgang durch Materie gibt Gammastrahlung nicht wie geladene Teilchen ihre Energie gleichmäßig entlang ihrer Bahn ab. Gammastrahlung gibt die Energie durch Prozesse, die statistisch vorkommen, an Elektronen der durchstrahlten Materie weiter. Diese Elektronen übertragen dann die Energie endgültig auf die Materie. Das bedeutet, daß in einer Materieschicht immer nur ein Teil der Gammastrahlen in Wechselwirkung tritt, der Rest durchdringt die Schicht völlig unbeeinflußt. Man kann also außerhalb des Körpers immer einen großen Teil der in einem Organ im Körper ausgesandten Gammastrahlung messen.

Deshalb können die nuklearmedizinischen Untersuchungen nur mit Gammastrahlen durchgeführt werden.

1.3 Dosimetrie bei energiereicher Strahlung: Dosisbegriffe, Dosisgrößen und Dosiseinheiten

1.3.1 Grundgedanken

Beim Umgang mit energiereicher Strahlung müssen Sicherheitsgrenzen für Patient und Personal eingehalten werden. Dazu ist es notwendig, daß einheitliche Größen und Einheiten, sowie Meßverfahren zur Messung der energiereichen Strahlung international festgelegt werden. Nur so lassen sich Messungen an verschiedenen Instituten oder Kliniken miteinander vergleichen. Die Dosimetrie muß also mit entsprechenden Meßverfahren die qualitative Erfassung der energiereichen Strahlung ermöglichen.

1.3.2 Energiedosis

Die biologische Wirkung der energiereichen Strahlung hängt von der absorbierten Energie in einer bestimmten Masse ab.

Man definiert die Energiedosis daher als den Quotienten aus der absorbierten Energie und der Masse in dem bestrahlten Volumen.

$$D = \frac{E}{m}$$

E = absorbierte Energie
D = Energiedosis
m = Masse

Die Einheit für die Energiedosis ergibt sich dann aus den Einheiten für die Energie Joule (J) und für die Masse Kilogramm (kg). Die Energiedosis hat also die Einheit Joule/Kilogramm (J/kg). Es gilt folgende Umrechnung für andere Energieeinheiten

1 Joule = 1 Wattsekunde = 0,239 Kalorien

Die Energiedosis hat die neue spezielle Einheit „Gray"

1 Gy = 1 J/kg

Die alte spezielle Einheit der Energiedosis ist „rad". Dafür gilt die Umrechnung:

1 Gy = 100 rd

Nach der Dosisgröße „Energiedosis" läßt sich dann die Größe „Energiedosisleistung" (DL) folgendermaßen definieren:

$$DL = \frac{D}{t}$$

Für die Energiedosisleistung ergeben sich die neuen speziellen Einheiten Gray pro Sekunde (Gy/s).

Die Energiedosis bzw. Energiedosisleistung ist die zentrale Größe in der gesamten Dosimetrie. Direkt gemessen werden kann die Energiedosis nur über die Erwärmung eines Materials durch die Absorption der energiereichen Strahlung. Bei einer Dosis von 5 Gy (Dosis, die als Ganzkörperdosis beim Menschen mit einer Wahrscheinlichkeit von 50% zum Tode führt) beträgt die Temperaturerhöhung durch die Absorption dieser energiereichen Strahlung nur etwa $1/1000\,°C$. Instrumente zur direkten Messung der Energiedosis werden also zwangsläufig sehr aufwendig, schwierig zu bedienen und nur bei sehr hoher Dosis zu benutzen sein. Für die normalen Routinemessungen sind diese Geräte nicht brauchbar.

1.3.3 Äquivalentdosis

Bei der Betrachtung der biologischen Wirkung zeigt sich, daß die Angabe der Energiedosis allein nicht ausreicht: Die Ionisierungsdichte der Strahlung spielt ebenfalls eine wesentliche Rolle. Es ist für die Schädigung einer Zelle nicht unwesentlich, ob beim Durchgang eines Teilchens entlang seiner Bahn wenige oder sehr viele Ionisierungsvorgänge pro Wegstrecke stattgefunden haben. Eine dicht ionisierende Strahlung wird mit höherer Wahrscheinlichkeit zu einer nicht reparablen Schädigung im Zellkern führen als eine locker ionisierende Strahlung (Tabelle 1).

Tabelle 1. Bewertungsfaktoren

Strahlenart	Ionisationsvermögen	Bewertungsfaktor
Röntgenstrahlung Gammastrahlung Elektronen	Locker ionisierend	1
Alphateilchen	Dicht ionisierend	10
Schwere Rückstoßkerne	Sehr dicht ionisierend	20

Um für den Strahlenschutz sowohl Energiedosis als auch Ionisationsdichte einer Strahlung zu erfassen, wird die „Äquivalentdosis" (H) eingeführt. Sie ist das Produkt aus Energiedosis und Bewertungsfaktor.

$$H = D \cdot q$$

H = Äquivalentdosis
D = Energiedosis
q = Bewertungsfaktor

Der Bewertungsfaktor ist dimensionslos, so daß sich für die Äquivalentdosis die gleiche Dimension ergibt wie für die Energiedosis. Zur Unterscheidung hat man die neue spezielle Einheit „Sievert" eingeführt. Alle Angaben zum Strahlenschutz erfolgen in der Einheit „Sievert", da sie neben der absorbierten Energie noch dem Bewertungsfaktor enthalten. Die alte Einheit der Äquivalentdosis ist „rem". Es gilt die Umrechnung

$$1\ Sv = 100\ rem$$

1.3.4 Ionendosis

Da eine direkte Messung der Energiedosis schwierig ist, muß in der Praxis nach einem möglichst einfachen Meßverfahren für diese energiereiche Strahlung gesucht werden. Ein solches Meßverfahren ist der Nachweis der Ladungen, die bei der Ionisation von Luftmolekülen durch die energiereiche Strahlung entstehen. Elektrische Meßverfahren sind durch Verstärkung fast beliebig empfindlich. Durch die Messung der durch die Ionisation in einem Luftvolumen entstandenen Ladungsträger ergibt sich eine sehr empfindliche Meßmethode zum Nachweis von energiereicher Strahlung, auch für extrem niedrige Dosis- und Dosisleistungswerte im Bereich des Strahlenschutzes.

Unter der Ionendosis versteht man den Quotienten der elektrischen Ladung der Ionen eines Vorzeichens, die in einem mit Luft gefüllten Volumenelement durch energiereiche Strahlung mittelbar oder unmittelbar erzeugt werden und der Masse in diesem Volumenelement.

$$J = \frac{Q}{m} \qquad \begin{aligned} Q &= \text{erzeugte Ladung} \\ J &= \text{Ionendosis} \\ m &= \text{Masse} \end{aligned}$$

Die neue Einheit der Ionendosis ist Coulomb/Kilogramm (C/kg). Die alte spezielle Einheit der Ionendosis ist „Röntgen" (R). Die Umrechnung ergibt

$$1\,R = 2{,}58 \cdot 10^{-4}\,C/kg$$

Als Ionendosisleistung resultiert der Quotient aus Ionendosis (J) und Dauer der Einwirkung (t).

$$j = \frac{J}{t}$$

Die Einheiten sind C/kg pro Sekunde = Ampere/Kilogramm (A/kg).

1.3.5 Der Weg zur Energiedosis und Äquivalentdosis

Das Ziel, die Energie- oder Äquivalentdosis, wird nur schrittweise erreicht. Der 1. Schritt ist die Messung der Ionendosis. Dieser Meßwert muß mit einem Faktor f multipliziert werden, um die Energiedosis zu erhalten. In Tabelle 2 sind die Umrechnungsfaktoren f nach DIN 6827 für Photonen aufgeführt.

Für den Strahlenschutz muß man die erhaltene Energiedosis mit dem Bewertungsfaktor q multiplizieren, um zur Äquivalentdosis zu kommen. In Kurzform die Schritte auf dem Weg zur gesuchten Dosis:
1. Messung der Ionendosis J
2. Multiplikation der Ionendosis mit dem Faktor f ergibt die Energiedosis
   $D = J \cdot f$

1 *Physikalische Grundlagen der Nuklearmedizin*

3. Multiplikation der Energiedosis mit dem Bewertungsfaktor q ergibt die Äquivalentdosis
H = D · q

Tabelle 2. Umrechnungsfaktoren f für Photonen

Röhrenspannung kV	Halbwertsschicht- dicke mm Cu	Faktor f = D/J in rd/R für			
		Luft	Wasser	Muskel	kompakter Knochen
50	0,03	0,87	0,88	0,92	4,2
100	0,18	0,87	0,89	0,93	3,6
150	0,75	0,87	0,92	0,94	2,3
200	1,45	0,87	0,94	0,95	1,6
250	2,35	0,87	0,95	0,95	1,4
300	3,5	0,87	0,96	0,96	1,2
400	4,2	0,87	0,96	0,96	1,1
137 Cs γ	10,8	0,87	0,96	0,96	1,0
60 Co γ	11,0 Pb	0,87	0,96	0,96	0,9

1.3.6 Einheit der Aktivität

Beim radioaktiven Zerfall verändern sich die Atomkerne. Die Anzahl der Umwandlungen oder Zerfälle pro Zeit nennt man Aktivität.

$$\text{Aktivität} = \frac{\text{Zerfälle}}{\text{Zeit}}$$

Die neue Einheit für die Aktivität ist „Becquerel"

1 Bq = 1 Zerfall/Sekunde

Die alte Einheit ist „Curie"

1 Ci = 3,7 · 10^{10} Zerfälle/Sekunde

Also gilt die Umrechnung zwischen alten und neuen Einheiten

1 Ci = 3,7 · 10^{10} Bq

Literatur

[1] Angerstein W, Gursky S, Hegewald H (Hrsg.) (1982) Grundlagen der Strahlenphysik und radiologischen Technik in der Medizin. VEB Thieme, Leipzig

[2] DIN 6814 (1980) Begriffe und Benennungen in der radiologischen Technik. Beuth, Berlin

[3] ICRU Report 33 (1980) Radiation quantities and units. International Commission on Radiation Units and Measurements, Washington

1.4 Physikalische Grundlagen der Kernspinresonanz

M. Seiderer

Das Prinzip der Kernspinresonanz (magnetic resonance) wurde bereits 1946 von Bloch und Purcell entdeckt und wird seit Jahrzehnten als analytische Labormethode ohne Bildgebung angewandt.

Alle Atomkerne mit ungerader Protonen- und/oder Neutronenzahl, darunter auch das Wasserstoffatom, besitzen einen Eigendrehimpuls, auch Kernspin genannt. Da der Atomkern des Wasserstoffs eine positive Ladung trägt und bewegte Ladungen ein Magnetfeld erzeugen, kann der Wasserstoffkern als kleiner Magnet betrachtet werden.

Während im magnetfeldfreien Raum (Abb. 2a) die Atomkerne gemäß einer statistischen Verteilung in alle Raumrichtungen weisen, werden sie beim Anlegen eines äußeren Magnetfeldes (Abb. 2b) aufgrund quantenmechanischer Gesetze parallel oder antiparallel zum Feld ausgerichtet. Mit den beiden Einstellungsmöglichkeiten sind unterschiedliche Energieniveaus der Atomkerne im Magnetfeld gegeben, so daß zum Umklappen eines Kernmagneten ein genau definierter Energiebetrag notwendig ist ($\Delta E = \hbar \cdot \gamma \cdot B$; $\hbar$ = Plancksches Wirkungsquantum, γ = gyromagnetisches Verhältnis) (Abb. 3). Im thermischen Gleichgewicht ist aufgrund der Boltzmann-Verteilung die parallele Einstellung zum Feld energetisch etwas begünstigt. Aus diesem Überschuß an parallel zum Feld eingestellten Atomkernen resultiert makroskopisch eine Magnetisierung des Wasserstoff-Ensembles, die Probe wird magnetisiert.

Wird ein Teil der Kernspins aus der Gleichgewichtslage umgeklappt, so resultiert hieraus eine veränderte Magnetisierung der Probe. Durch Einstrahlung elektromagnetischer Wellen der Energie $\Delta E = \hbar \cdot \omega$ (ω = Frequenz) werden die Kernspins in das jeweils höhere

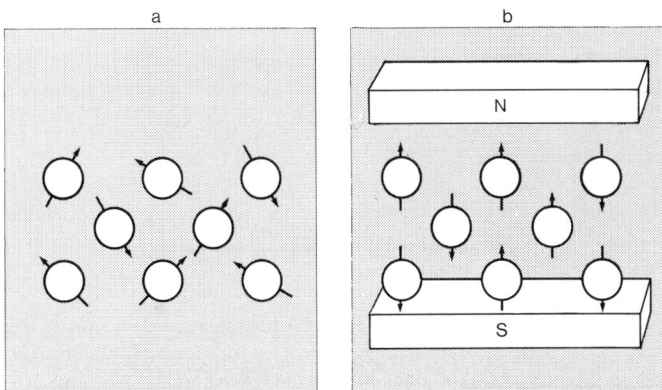

Abb. 2a, b. Kernspinorientierung ohne und mit äußerem Magnetfeld. Parallele und antiparallele Einstellung der Spins im Magnetfeld

1 Physikalische Grundlagen der Nuklearmedizin

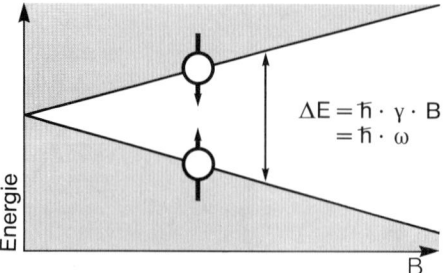

Abb. 3. Energiedifferenz der Kernspins zwischen der parallelen und der antiparallelen Einstellung in einem Magnetfeld B. Ein Umklappen der Kernspins von der niederenergetischen parallelen zur höherenergetischen antiparallelen Einstellung findet nur statt, wenn die Energie der eingestrahlten Hochfrequenzwellen exakt gleich der Energiedifferenz ΔE ist. ΔE wächst linear mit der Magnetfeldstärke B an. ($\hbar$ und γ sind Konstanten)

Energieniveau angehoben (Anregung) (Abb. 4). Ein solches Umklappen tritt nur dann auf, wenn die Energie der elektromagnetischen Strahlung exakt gleich der Energiedifferenz der beiden Energiezustände im Magnetfeld B ist.

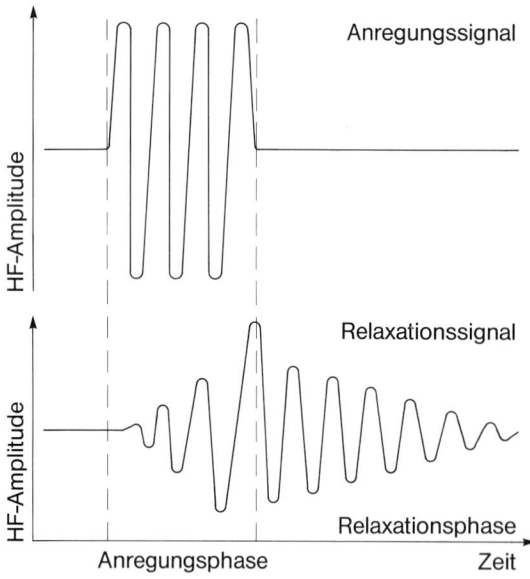

Abb. 4. Grundprinzip eines Kernresonanzexperimentes. Durch das Anregungssignal wird Energie in die Probe eingestrahlt. Dies führt zu einem partiellen Umklappen der Kernspins. Nach Beendigung der Anregung kehren diese in den thermischen Gleichgewichtszustand zurück und senden dabei elektromagnetische Strahlung der Anregungsfrequenz aus (Relaxation). Aus der Analyse dieses Relaxationssignales lassen sich die Wasserstoffionenkonzentration sowie die Relaxationszeiten T_1 und T_2 bestimmen

Nach Abschalten der elektromagnetischen Strahlung (s. Abb. 4) kehrt die Probe durch thermische Ausgleichsprozesse wieder in ihren Gleichgewichtszustand zurück und emittiert ihrerseits die zuvor eingestrahlte und jetzt überschüssige Energie in Form einer Hochfrequenzstrahlung der exakt gleichen Frequenz wie die der Anregungsphase.

Dieser Prozeß wird Relaxation genannt. Aus der zeitlichen Analyse des Relaxationssignales lassen sich 3 Parameter ableiten, die Protonendichte sowie die beiden Relaxationszeiten T_1 und T_2. Während die Intensität des Relaxationssignales der Protonendichte proportional ist, wird der zeitliche Abfall des Resonanzsignales durch die Relaxationsparameter beschrieben, die beide durch die lokale chemische Umgebung der relaxierenden Wasserstoffatome determiniert sind.

T_1 beschreibt die Rückkehr der Magnetisierung nach der Hochfrequenzeinstrahlung in den thermischen Gleichgewichtszustand. T_2 beschreibt den zeitlichen Verlauf des Verlustes der nach Ende des Anregungssignales streng synchronen Kreisbewegung der angeregten Atomkerne.

Im Gegensatz zur Röntgentechnik, bei der nur 1 Parameter, die Strahlenabsorption, zur Bildgebung beiträgt, liefert die Kernspintomographie 3 Parameter. Die Unterschiede der Wasserstoffkonzentration in verschiedenen Weichteilgeweben sind größer als die Unterschiede in der Strahlenabsorption für Röntgenstrahlen. Hieraus resultiert eine der Röntgentechnik überlegene Kontrastauflösung, die in Verbindung mit der Variationsbreite der Relaxationszeiten für verschiedene Gewebe eine überlegene Weichteildifferenzierung verspricht.

Tabelle 3, Seite 12 faßt Definitionen, Bedeutung und Zweck der Kernspinresonanz zusammen.

Literatur

[1] Ganssen A, Loeffler W. Oppelt A (1981) Kernspin-Tomographie. Computertomographie 1:2−10
[2] Habermehl A, Graul EH (1982) Kernspinresonanz-Tomographie. Dtsch. Ärztebl. 79(30):17−28
[3] James AE, Partain CL, Holland GN, Gore JC, Rollo FD, Harms SE, Price RR (1981) Nuclear magnetic resonance imaging: The current state. AJR 138:201−210
[4] Koutcher JA, Burt CT (1984) Principles of nuclear magnetic resonance. J. Nucl. Med. 25:101−111
[5] Oppelt A (1983) Kernmagnetische Resonanz in der Medizin. Phys. Unserer Zeit 14:7−17
[6] Pykett IL (1982) NMR imaging in medicine. Sci. Am. 246(5):78−88

Tabelle 3. Definitionen zur Kernspinresonanz-Tomographie

Begriff	Abkürzung	Bedeutung	Zweck
Gradientenfeld		Im Vergleich zum homogenen Hauptmagnetfeld schwaches, sich linear veränderndes Feld, das dem Hauptmagnetfeld überlagert ist	Ortskodierung der Resonanzfrequenz durch ortsveränderliches Magnetfeld. Je 1 Gradientenfeld für alle 3 Raumachsen
Gyromagnetisches Verhältnis	γ	Physikalische Konstante, definiert als Quotient aus magnetischem Moment und Drehimpuls. Atomkernspezifische Konstante	
Hochfrequenzspule		Spule um das Probenvolumen	Sende- und Empfangsantenne für die hochfrequente elektromagnetische Strahlung
Inversion-Recovery	IR	Anregungspulssequenz, bestehend aus 180°- und 90°-Impuls. (evtl. gefolgt von 180°-Impuls)	Erzeugung T_1-betonter Bilder mit hoher Kontrastauflösung
Magnetisches Moment	μ	Eigenschaft von Atomkernen mit ungerader Protonen- und/oder Neutronenzahl, die zu einer Ausrichtung des Atomkerns in einem äußeren Magnetfeld führt	
Magnetisierung	M	Makroskopische Eigenschaft einer Probe. Vektorsumme der magnetischen Momente	
Präzession		Kreisbewegung der Kernspins in einem externen Magnetfeld. Präzessionsfrequenz durch Larmor-Gleichung gegeben: $\omega = \gamma \cdot B$. ω = Anregungs- und Relaxationsfrequenz	
Relaxation		Ausgleichsprozeß, bei dem energetisch angeregte Atomkerne unter Energieabgabe in den thermischen Gleichgewichtszustand zurückkehren	
Resonanz		Zustand des Energieaustausches zwischen hochfrequenter elektromagnetischer Strahlung und präzedierenden Atomkernen	Auslenkung der Magnetisierung einer Probe aus der Gleichgewichtslage
Spinecho	SE	Anregungspulssequenz bestehend aus 90°- und einem oder mehreren 180°-Impulsen	Erzeugung T_2-betonter Bilder mit hoher Ortsauflösung
Spin-Gitter-Relaxationszeit	T_1	Longitudinale Relaxationszeit: Zeit, die ein Spinsystem benötigt, um nach einer Auslenkung aus der Gleichgewichtsmagnetisierung wieder in diese zurückzukehren. Energieaustausch mit Gitteratomen	Meßparameter der Kernspintomographie
Spin-Spin-Relaxationszeit	T_2	Transversale Relaxationszeit: Zeit für den Zerfall der Quermagnetisierung. Wechselwirkung mit präzedierenden Atomkernen	Meßparameter der Kernspintomographie
Tesla	T	Einheit der magnetischen Induktion (Magnetfeldstärke). 1 Tesla = 10000 Gauß. (Erdmagnetfeld: 0,3–0,7 Gauß)	

1.5 Strahlenexposition

H. D. Roedler und A. Kaul

1.5.1 Patienten

Die Applikation von Radiopharmazeutika für Diagnostik oder Therapie führt beim Patienten zu einer Strahlenexposition von Organen und Geweben. Die Organdosis D wird bestimmt durch

- die applizierte Aktivität A,
- die Verteilung des Radionuklids im Organismus (Verteilungsfaktor F),
- die im Organ pro Zerfall absorbierte Energie E_{abs},
- die effektive Halbwertszeit T_{eff}, die neben der physikalischen Halbwertszeit T_p des Radionuklids von der biologischen Halbwertszeit T_b des Radiopharmazeutikums abhängt:

$$D \sim A, F, E_{abs}, T_{eff}(T_p, T_b)$$

Vermeidung unnötiger Strahlenexposition des Patienten beginnt mit sachgerechter Indikation zur Untersuchung. Ist diese gestellt, so ist in Übereinstimmung mit den Forderungen des Abschnitts 5.1 der „Richtlinie Strahlenschutz in der Medizin" (1) die Dosis durch Einflußnahme auf die sie bestimmenden Faktoren möglichst niedrig zu halten:

Die Höhe der **applizierten Aktivität A** stellt einen Kompromiß dar zwischen der diagnostisch erforderlichen Zählstatistik und der praktikablen bzw. zumutbaren Untersuchungsdauer. Dieser Kompromiß sollte bei jugendlichen Patienten die Applikation geringerer Aktivitäten als bei älteren und/oder schwerkranken Patienten bedeuten.

Die Anreicherung des Radiopharmazeutikums – ausgedrückt durch den **Verteilungsfaktor F** – in Organen, die für die Untersuchung nicht von Interesse sind, läßt sich in einigen Fällen reduzieren, beispielsweise durch Blockierung der Schilddrüse bei der Thrombosediagnostik mit ^{125}I Fibrinogen, bei der Nierensequenzszintigraphie mit ^{131}I Hippuran oder bei der Hirnszintigraphie mit ^{99m}Tc Pertechnetat.

Die im Gewebe **absorbierte Energie E_{abs}** sollte durch Auswahl geeigneter Radionuklide möglichst gering gehalten werden, d. h. die pro Kernumwandlung emittierte Energie sollte extern nachweisbar sein und nur zu einem geringen Anteil im Gewebe absorbiert werden. Daraus ergibt sich die Forderung nach Verwendung von Radionukliden, die weitgehend Gammastrahlung emittieren, insbesondere also von (metastabilen) Isomeren wie ^{99m}Tc; im Gegensatz hierzu ist beispielsweise die Betastrahlung von ^{131}I, als Jodid verabfolgt, die zu einer erheblichen Strahlenexposition der Schilddrüse führt, zwar therapeutisch, jedoch nicht diagnostisch sinnvoll.

Die **effektive Halbwertszeit T_{eff}** des Radiopharmazeutikums läßt sich durch Verwendung von Radionukliden mit kurzer physikalischer Halbwertszeit (z. B. ^{99m}Tc) oder durch Verwendung von Radionuklidverbindungen kurzer biologischer Halbwertszeit (z. B. Orthojodhippursäure) niedrig halten.

1 Physikalische Grundlagen der Nuklearmedizin

Zum Vergleich der medizinisch bedingten mit der aus sonstigen Quellen stammenden Strahlenexposition — beispielsweise mit der natürlichen Strahlenexposition — erweist es sich als zweckmäßig, die Organdosiswerte in einem einzigen Wert, der sog. effektiven Äquivalentdosis (kurz: effektive Dosis), als Summe der mit Faktoren der relativen Strahlenempfindlichkeit gewichteten Organdosen zusammenfassen [2]. Die effektive Dosis stellt eine fiktive Ganzkörperdosis mit gleicher Risikoerwartung wie die jeweilige tatsächlich vorliegende Dosisverteilung dar. In Tabelle 4 sind für die häufigsten nuklearmedizinischen Untersuchungen die Werte der effektiven Dosis in Prozent der jährlichen effektiven Dosis der Bevölkerung durch natürliche Strahlenexposition (2 mSv) gegenübergestellt.

Tabelle 4. Effektive Dosis durch die häufigsten nuklearmedizinischen Untersuchungen in Prozent der jährlichen natürlichen Strahlenexposition von 2 mSv (relative effektive Dosis)

Organ bzw. Methode	Radiopharmazeutikum		Aktivität pro Untersuchung (mCi)	Relative effektive Dosis (%)
Schilling-Test	57 Co	Vit. B 12	0,0005 (0,019 MBq)	1,6
Schilddrüse	99 m Tc	Pertechnetat	1,0 (37 MBq)	21
Nieren	131 I	Hippuran	0,04 (1,5 MBq)	29
Lunge	99 m Tc	Mikrosphären	4,5 (167 MBq)	100
Leber/Milz	99 m Tc	Kolloid	4,5 (167 MBq)	110
Skelett	99 m Tc	Phosphonat	15 (555 MBq)	180
Nieren	99 m Tc	DTPA	10 (370 MBq)	185
Hirn	99 m Tc	DTPA	12,5 (463 MBq)	230
Hirn	99 m Tc	Pertechnetat	12,5 (463 MBq)	230
Herz	99 m Tc	Erythrozyten	20 (740 MBq)	260
	201 Tl	Chlorid	2 (74 MBq)	350

Wendet man den von der Internationalen Strahlenschutzkommission ICRP [2] für die Zwecke des beruflichen Strahlenschutzes vorgeschlagenen Risikokoeffizienten für die Induktion von malignen Neoplasien mit tödlichem Ausgang und von schwerwiegenden vererbbaren Wirkungen, für den ein Zahlenwert von $1{,}65 \cdot 10^{-5}$ mSv^{-1} angegeben wird, auf die Werte der effektiven Dosis in Tabelle 4 an, so erhält man Erwartungswerte des nuklearmedizinischen Strahlenrisikos 7.–4. Ordnung (einige pro $10^7 - 10^4$). Der Wert für die häufigsten Untersuchungen beträgt etwa $5 \cdot 10^{-5}$. Dieses Risiko läßt sich mit einem rechnerischen Verlust an mittlerer Lebenserwartung von etwa 6 h veranschaulichen.

Tabelle 5. Rechnerischer Verlust an Lebenserwartung durch ausgewählte Ursachen als Vielfaches des Verlusts an Lebenserwartung durch eine typische nuklearmedizinische Untersuchung

Ursache	Relativer Verlust an Lebenserwartung
Nuklearmedizinische Untersuchung (3 mSv)	1
Unfall als Fußgänger	150
Haushaltsunfall	380
Alkohol (US-Durchschnitt)	520
Autounfall	830
Zigarettenrauchen (Frauen)	3 200
20% Übergewicht	3 600
Zigarettenrauchen (Männer)	9 000

Tabelle 5 enthält einen Vergleich des rechnerischen Verlusts an Lebenserwartung durch ausgewählte Ursachen, bezogen auf den rechnerischen Verlust an Lebenserwartung von etwa 6 h durch eine typische nuklearmedizinische Untersuchung mit einer effektiven Dosis von 3 mSv.

Bei einer Bewertung dieses rechnerischen Verlusts an Lebenserwartung von etwa 6 h muß jedoch der weit bedeutsamere Gewinn an Lebenserwartung durch die in der Folge der nuklearmedizinischen Diagnostik durchgeführte Therapie berücksichtigt werden. In diesem Sinne kann es auch keine Grenzwerte der Dosis für den Patienten geben (vgl. die Ausführungen zu § 42 StrlSchV in Abschnitt 1.6).

1.5.2 Personal

1.5.2.1 Technische Assistenten

Aus der **diagnostischen** Anwendung flüssiger oder gasförmiger radioaktiver Stoffe resultiert für das Personal keine über den Grenzwert für berufliche Strahlenexposition hinausgehende Körperdosis [3, 4]. Beispielsweise beträgt bei einem angenommenen mittleren Abstand zum Patienten von 1 m während einer nuklearmedizinischen Untersuchung von durchschnittlich 30 min Dauer die Körperdosis des Untersuchers zwischen 0,01 mrem (0,0001 mSv) – z.B. beim Radiojodtest mit ^{131}I – und 0,5 mrem (0,005 mSv) – z.B. bei der Skelettszintigraphie mit ^{99m}Tc. Selbst bei 20 Untersuchungen pro Tag resultiert unter diesen Annahmen eine Jahresdosis von nur 0,05 bei 2,5 rem (0,5–25 mSv). Im Vergleich hierzu beträgt der Grenzwert der jährlichen Körperdosis für beruflich Strahlenexponierte der Kategorien A und B 5 bzw. 1,5 rem (50 bzw. 15 mSv).

1.5.2.2 Ärzte

Beim Umgang mit ^{99m}Tc Generatoreluaten verdient der Arbeitsschritt „Applizieren" besondere Aufmerksamkeit: Um das Risiko einer über den Grenzwert für die Haut der Hände von 60 rem (0,6 Sv) hinausgehenden Strahlenexposition der Fingerkuppe zu vermeiden, sollte dieser Arbeitsvorgang einer Person maximal 400mal im Jahr übertragen werden, bzw. es sollten Möglichkeiten der Dosisreduktion ergriffen werden. Diese bestehen in der

- Verwendung von Leerspritzen zum Aufsuchen von Blutgefäßen (Einsparung von Zeit),
- Verwendung von Spritzen mit kleinem Lumen (Anwendung des quadratischen Abstandsgesetzes),
- Verwendung von bleiabgeschirmten Spritzen.

Grundsätzlich sollte beim Umgang mit Radionuklidgeneratoren und Eluaten die Strahlenexposition der Hände mit geeigneten Dosimetern ständig überwacht werden.

1.5.2.3 Transportpersonal

Zur Strahlenexposition des Transportpersonals von mit radioaktiven Stoffen untersuchten Patienten ist festzustellen, daß es unter Berücksichtigung der oben genannten, für einen halbstündigen Aufenthalt in 1 m Entfernung berechneten Strahlenexposition von 0,01–0,5 mrem (0,001–5 µSv) unwahrscheinlich ist, daß die Dosisgrenzwerte für (nicht beruflich strahlenexponierte) Einzelpersonen der Bevölkerung von 150 mrem (1,5 mSv) überschritten werden. Bei häufigen Transporten nuklearmedizinischer Patienten innerhalb eines Krankenhauses kann es jedoch empfehlenswert sein, das Transportpersonal mit Dosimetern zu überwachen, ohne es zu beruflich Strahlenexponierten zu erklären.

1.5.2.4 Verlegung behandelter Patienten

Bei **therapeutischer** Anwendung von Radiopharmazeutika ist fast immer mit einer nicht zu vernachlässigenden externen Strahlenexposition des Personals zu rechnen. Diese kann durch organisatorische Maßnahmen in zulässigen Grenzen gehalten werden. Genauere Ausführungen hierzu sind in [1, 3, 4] enthalten. An dieser Stelle soll jedoch noch auf die Verlegung eines mit radioaktiven Stoffen behandelten Patienten aus dem Kontrollbereich in einen anderen stationären Bereich eingegangen werden. Eine derartige Verlegung ist in [1] nicht ausdrücklich erwähnt. Sollte sie erforderlich werden, sind folgende Punkte zu beachten:

- Ein fachkundiger Arzt oder eine sonstige fachkundige Person ist hinzuzuziehen, die über Art der Behandlung, verwendete Radionuklide und deren chemische Form, Zeitpunkt der Applikation und Aktivität zum Zeitpunkt der Verlegung zu informieren sind.
- Maßnahmen sind zu treffen, um eine Kontamination der Umwelt durch offene radioaktive Stoffe oder den Verlust der im Körper verbliebenen Strahlen zu vermeiden (z. B. durch Austritt aus dem Punktionskanal oder durch Zerfall des Tumors).
- Ein Kontrollbereich ist vorübergehend einzurichten mit folgenden, durch die StrlSchV vorgegebenen Auflagen:
    - Das Personal ist zu belehren und mit Dosimetern zu überwachen.
    - Es ist die Ortsdosisleistung zu messen.
    - Bei Applikation offener radioaktiver Stoffe sind Kontaminationskontrollen vorzunehmen.
    - Bei Applikation von Drähten ist durch Messung zu prüfen, ob radioaktive Strahler aus dem Ort der Implantation verlorengegangen sind.
    - Die für den Strahlenschutz zuständige Behörde ist über die erfolgte Verlegung und die ergriffenen Maßnahmen zu informieren.

1.5.3 Strahlenexposition von Kontaktpersonen durch nuklearmedizinische Patienten

Durch Patienten der nuklearmedizinischen Diagnostik beträgt die Dosis bis zum vollständigen Zerfall in 1 m Abstand [4]

weniger als 1 mrem (0,01 mSv) für die Diagnostik von
- Schilddrüse (37 MBq (1 mCi) ^{99m}Tc Pertechnetat, 7,4 MBq (0,2 mCi) ^{123}I Jodid),
- Nieren (148 MBq (4 mCi) ^{99m}Tc DTPA, Glucoheptonat; 18,5 MBq (0,5 mCi) ^{131}I Hippuran, 74 MBq (2 mCi) ^{123}I Hippuran)

1–10 mrem (0,01 bis 0,1 mSv) für die Diagnostik von
- Leber–Milz (74 MBq (2 mCi) ^{99m}Tc Kolloid),
- Hirn (444 MBq (12 mCi) ^{99m}Tc Pertechnetat),
- Schilddrüse (18,5 MBq (0,05 mCi) ^{131}I Jodid).

Sie liegt somit stets unter dem Grenzwert für den einzelnen in der Bevölkerung von 150 mrem (1,5 mSv) pro Jahr. Im Gegensatz hierzu betragen die entsprechenden Richtwerte der Dosis nach nuklearmedizinischer Therapie mit Gammastrahler in 1 m Abstand zwischen etwa 1 rem und 20 rem (10 und 200 mSv), so daß hier der Dosisgrenzwert für Personen der allgemeinen Bevölkerung ohne entsprechende Strahlenschutzmaßnahmen grundsätzlich überschritten wäre.

Die Richtlinie „Strahlenschutz in der Medizin" [1] führt hierzu aus:

6.1.2 (2) Patienten, die offene radioaktive Stoffe zu therapeutischen Zwecken erhalten haben, sind nach der Verabreichung mindestens 48 Stunden stationär aufzunehmen, um eine Verschleppung dieser Stoffe zu vermeiden. Die Möglichkeit der Entlassung ist in Ziffer 9 geregelt.

(3) Patienten, die mit offenen radioaktiven Stoffen untersucht oder behandelt werden, sind über die Möglichkeiten der Kontamination zu unterrichten, damit sie von sich aus eine Verschleppung von radioaktiven Stoffen vermeiden.

9.1 Die Entlassung eines Patienten aus stationärer Behandlung nach Applikation offener radioaktiver Stoffe bzw. im Körper verbleibender Strahler ist möglich, wenn die Strahlenexposition für andere Personen, im Abstand von 1 m, 150 mrem (1,5 mSv) im Jahr nicht überschreiten kann. Dies ist der Fall, wenn die Äquivalentdosis $\dot{H}$ (mrem·h^{-1}) am Tage der Entlassung in einer Entfernung von 1 m folgende Werte nicht überschreitet:
^{125}I: 0,07; ^{131}I: 0,5; ^{198}Au: 1,6
Bei ^{131}I und ^{198}Au wird die jährliche Äquivalentdosis von 150 mrem (1,5 mSv) nicht überschritten, wenn die Restaktivität bei ^{131}I 2 mCi (74 MBq) bzw. bei ^{198}Au 5 mCi (185 MBq) beträgt. Wird der Patient voraussichtlich mehr als einmal im Jahr behandelt, so ist dies entsprechend zu berücksichtigen.

Im Abschnitt 9.2.1 der genannten Richtlinie werden die Voraussetzungen der anzeigebedürftigen Ausnahmeregelung für die Entlassung (Dosis in 1 m Abstand weniger als 500 mrem (5 mSv) im Jahr) und der zustimmungsbedürftigen Ausnahmeregelung (Dosis in 1 m Abstand mehr als 500 mrem (5 mSv) im Jahr) erläutert.

Literatur

[1] Bundesminister des Inneren (1979) Richtlinie für den Strahlenschutz bei Verwendung radioaktiver Stoffe und beim Betrieb von Anlagen zur Erzeugung ionisierender Strahlen und Bestrahlungseinrichtungen mit radioaktiven Quellen in der Medizin (Richtlinie Strahlenschutz in der Medizin). Rundschreiben des Bundesministers des Inneren vom 18. 10. 1977, RS II 2 – 515 032/2 GMBl. 1979, Nr. 31

[2] ICRP Publication 26 (1977) Recommendations of the International Commission on Radiological Protection. Pergamon, Oxford

[3] Kaul A (1983) Strahlenexposition von Personal und Umwelt und Strahlenschutzmaßnahmen beim diagnostischen und therapeutischen Umgang mit radioaktiven Stoffen, ISH-Bericht 31/1983. Institut für Strahlenhygiene des Bundesgesundheitsamtes, Neuherberg

[4] Kaul, A., A. Dietl (1983) Strahlendosis im Umfeld von Patienten in der nuklearmedizinischen Diagnostik und Therapie. Institut für Strahlenhygiene des Bundesgesundheitsamtes, STH-Bericht 4/1983. Reimer, Berlin

1.6 Strahlenschutzverordnung

H. D. Roedler und A. Kaul

Die Strahlenschutzgrundsätze des § 28 StrlSchV [1] verpflichten Errichter und Betreiber von Anlagen zur Erzeugung von ionisierenden Strahlen sowie alle Verwender radioaktiver Stoffe und ionisierender Strahlen,

- jede unnötige Strahlenexposition und Kontamination von Personen, Sachgütern oder der Umwelt zu vermeiden und
- jede Strahlenexposition oder Kontamination von Personen, Sachgütern und der Umwelt unter Berücksichtigung des Standes von Wissenschaft und Technik ... so gering wie möglich zu halten.

Damit ist die medizinische Anwendung von ionisierenden Strahlen und radioaktiven Stoffen ebenfalls − als unvermeidbare Strahlenexposition − nicht von dem Grundsatz des „so gering wie möglich" ausgenommen.

§ 42 StrlSchV ermöglicht die Anwendung von radioaktiven Stoffen am Menschen in Ausübung des ärztlichen Berufs, ohne daß die in der StrlSchV angegebenen Vorschriften über Dosisgrenzwerte und die physikalische Strahlenschutzkontrolle dem Patienten gegenüber anzuwenden wären. Diese Ausnahmevorschrift nimmt den Strahlenschutz des Patienten nur scheinbar weniger ernst als den von beruflich strahlenexponierten oder anderen Personen: Es bleibt zwar der Entscheidung des Arztes überlassen, welcher Strahlenexposition er seine Patienten aus diagnostischen oder therapeutischen Gründen aussetzt, die Verpflichtung des Arztes, den Patienten vor ungerechtfertigter Strahlenexposition zu schützen, stellt aber deutlich Satz 2 des § 42 heraus. Danach hat der Arzt die Strahlenschutzgrundsätze des § 28 und, in Übereinstimmung mit den Erkenntnissen von Wissenschaft und Technik, die allgemein gültigen Grundsätze einer gewissenhaften Ausübung der Heilkunde zu beachten. Diese sind dadurch bestimmt, daß nur solche Risiken einer Diagnose oder Therapie hingenommen werden, die angesichts des Leidens des Patienten notwendig und mit Rücksicht auf den zu erwartenden Nutzen der Diagnose oder Therapie zu vertreten sind.

§ 43 StrlSchV regelt die Aufzeichnungen über Patienten. Danach ist in die Patientenunterlagen außer dem Ergebnis der Befragung über frühere medizinische Anwendungen von radioaktiven Stoffen oder ionisierenden Strahlen mindestens aufzunehmen:

- Zeit der Anwendung;
- Art und Zweck der Untersuchung oder Behandlung;
- die dem Patienten verabfolgten Radionuklide nach Art, Aktivität, chemischer Zusammensetzung und Applikationsform;
- bei Therapie Herd- und Organdosis und, so weit wie möglich, die Dosis in anderen Organen und im Gesamtkörper.

§ 41 StrlSchV zielt darauf ab, einen höchstmöglichen Schutz von Probanden zu gewährleisten, an denen radioaktive Stoffe zu Zwecken der medizinischen Forschung angewendet werden sollen. Er stellt damit eine Vorsorgemaßnahme dar:

Dem Grundsatz nach läßt die Bestimmung des § 41 die Anwendung des radioaktiven Stoffs in der medizinischen Forschung nur bei zwingendem Bedürfnis zu, d. h. wenn die bisherigen Forschungsergebnisse und medizinischen Erkenntnisse nicht ausreichen, die Heranziehung radioaktiver Stoffe zur Erreichung des Forschungszwecks notwendig ist und die Risiken, gemessen an der voraussichtlichen Bedeutung der Ergebnisse für die Heilkunde und die medizinische Forschung, ärztlich vertretbar sind.

Vor der Anwendung radioaktiver Stoffe in der medizinischen Forschung ist in einem Antrag an die zuständige Landesbehörde die Erfüllung der in § 41 erhobenen Forderungen — u. a. Auswahl des Radionuklids, applizierte Radioaktivität, Anzahl der Probanden, zu erwartenden Strahlenexposition — nachzuweisen.

Auf die Regelungen für berufliche Strahlenexposition (§ 49 – § 56), für Strahlenschutzbereiche (§ 57 – § 61) und für physikalische Strahlenschutzkontrolle (§ 62 – § 66) wird an dieser Stelle nicht eingegangen. Sie sind uneingeschränkt auch für beruflich Strahlenexponierte im Bereich der medizinischen Strahlenanwendung gültig.

Literatur

[1] Verordnung über den Schutz vor Schäden durch ionisierende Strahlen (Strahlenschutzverordnung – StrlSchV) vom 13. Oktober 1976 (BGBl. I, 2905; berichtigt 1977, BGBl. I, 184 u. 269), zuletzt geändert durch die Erste Verordnung zur Änderung der Strahlenschutzverordnung vom 22. Mai 1981 (BGBl. I, 445)

1.7 Praktischer Strahlenschutz

E. Raithel und W. Münzing

Praktischer Strahlenschutz in der Nuklearmedizin basiert auf Anwendung der in Teil III der Strahlenschutzverordnung (StrlSchV) enthaltenen Schutzvorschriften auf die Gegebenheiten des medizinischen Betriebs. Unnötige Strahlenexpositionen sind zu vermeiden, bei unvermeidbaren Strahlenexpositionen sind alle vernünftigerweise zumutbaren Schutzmaßnahmen zu ergreifen, um die Strahlendosen niedrig zu halten.

1.7.1 Technisch-physikalische Maßnahmen

1.7.1.1 Schutz vor Bestrahlung von außen

Strahlenexpositionen durch externe Strahlenquellen lassen sich in ihrer Größe leicht abschätzen, wenn das betreffende Radionuklid und seine Aktivität bekannt sind. Für Gammastrahler erlaubt die Kenntnis der nuklidspezifischen **Dosisleistungskonstanten** die Berechnung der Strahlungsintensität (Dosisleistung) in beliebigen Abständen, so daß durch entsprechende **Begrenzung der Aufenthaltszeit** das Überschreiten von Expositionsgrenzwerten zuverlässig vermieden werden kann. Bei Gammastrahlenquellen unbekannter Aktivität muß die Dosisleistung durch Messung ermittelt werden. Hierzu sind handliche Dosisleistungsmeßgeräte ab ca. 2 000 DM erhältlich.

Zur Reduzierung der Dosisleistung in der Umgebung von Strahlenquellen werden **Abschirmungen** verwendet, die überwiegend aus Blei gefertigt werden. Die Dicke der Abschirmung richtet sich nach der Energie der Gammastrahlung. Universelle Laborarbeitsplätze für Diagnostik und Therapie haben Wandstärken von 5 cm, und sind auch für höhere Gammaenergien (wie z. B. beim ^{131}I) geeignet. Für den Umgang mit Technetium-99 m, das heute bei über 90% aller Untersuchungen verwendet wird, lassen sich bereits mit 3–6 mm Blei hochwirksame Abschirmungen verwirklichen. Gebräuchlich sind neben Schutzwänden und untergelegten Platten vor allem Bleitöpfe zur Vorratsaufbewahrung der Radiopharmazeutika, Transportbehälter mit Bügelhandgriff für Spritzen sowie Schutzhüllen für Spritzen (vorzugsweise aus Wolfram), die die Hautdosis an den Fingern des Arztes bei der Applikation reduzieren.

Die Vergrößerung des Abstands zur Strahlenquelle stellt dort, wo dies möglich ist, die einfachste Methode einer Dosisreduzierung dar. Da die Intensität der Strahlung mit dem Quadrat des Abstandsverhältnisses abnimmt, ist diese Methode sehr effektiv. So ist es beispielsweise sinnvoll, durch entsprechende Anordnung der Arbeitsplätze für ausreichende Entfernung zu den Patienten mit inkorporiertem Radiopharmazeutikum während der Untersuchungs- und Wartezeiten zu sorgen.

1.7.1.2. Schutz vor Kontamination und Inkorporation

Gelangen radioaktive Stoffe über Mund, Haut oder Atemwege in den menschlichen Körper, so können u. U. schon kleine Aktivitäten zu grenzwertüberschreitenden Organdosen führen. Da nun nuklearmedizinische Untersuchungen typischwerweise mit radioaktiven Stoffen in offener Form, überwiegend in Flüssigkeiten gelöst, durchgeführt werden, muß man damit rechnen, daß Gebrauchsgegenstände, Oberflächen und Fußböden in den Arbeitsbereichen radioaktive Kontaminationen aufweisen. Um Übertragungen auf die Haut mit Inkorporationen zu vermeiden, sind eine Reihe von Schutzmaßnahmen angezeigt (Tabelle 6).

Tabelle 6. Welche Strahlenschutzmaßnahmen für welche Zielgruppe?

Bevölkerung	Personal	Patienten
1. Abgrenzung und Kennzeichnung der Strahlenbereiche 2. Kontrolle der Emissionen (Abwasser, Abluft, Abfälle) 3. Verwendung kurzlebiger Radionuklide	1. Messung der Körperdosen 2. Überwachung der Arbeitsweise und Belehrung 3. Praxisgerechte, schutztechnisch ausgestattete Laborarbeitsplätze, gut belüftete Räume 4. Ausreichend große Patientenmeßräume 5. Einmalhandschuhe als Kontaminationsschutz 6. Kontaminationsmessungen an Personen und Arbeitsgeräten	1. Sorgfältige Indikationsstellung auch unter Einbeziehung alternativer Verfahren 2. Verwendung zeitgemäßer Radiopharmazeutika 3. Korrekte Vorbereitung und Durchführung der Untersuchung, zur Sicherstellung, daß das Untersuchungsziel erreicht wird

Schutzkleidung, die nötigenfalls schnell gewechselt werden kann, und insbesondere **Einmalhandschuhe** aus Latex, sollen bei allen Hantierungen mit den radioaktiven Substanzen unbedingt getragen werden.

Kontaminationsmessungen an Händen, Schuhen und Kleidung sollten mehrmals täglich vorgenommen werden, um Kontaminationen rasch zu entdecken, da beispielsweise nur sofortiges Händewaschen zur vollständigen Entfernung der radioaktiven Verunreinigung von der Haut führt. Als Meßgeräte sind insbesondere solche mit xenongefüllten, großflächigen Zählrohrsonden (100−200 cm^2) geeignet. Kontaminationskontrollen an Fußböden und Arbeitsflächen sind nötig, um unwissentlichen Verschleppungen radioaktiver Stoffe entgegenwirken zu können.

Dekontaminierungsmaßnahmen können durch sachgemäße Reinigung (nicht durch die Putzfrau) und zeitweises Abdecken mit Klebefolie erfolgen. Das verwendete Putzgerät darf nicht außerhalb der Kontrollbereiche benützt werden. Empfohlen wird die Verwendung eines einfachen Wischgeräts mit Stiel, Schwamm und hebelbetätigter Ausdrückvorrichtung in Verbindung mit einem dazugehörigen rechteckigen Putzeimer.

Vermeidung unkontrollierter Abgaben an die Umwelt muß von den Verbrauchern radioaktiver Substanzen sichergestellt werden. Für nuklearmedizinische Therapiestationen sind Abwasserrückhaltevorrichtungen (Abklinganlagen) obligatorisch. Für die bei der in vivo Diagnostik anfallenden radioaktiven Abfälle (Spritzen, Tupfer etc.) ist es zweckmäßig, die Beseitigung durch Abklinglagerung genehmigen zu lassen. Für eine kleinere Abteilung kann ein Lagerraum mit 2 m² Grundfläche ausreichend sein, sofern er ansonsten geeignet ist. Bei den Abfällen aus der Labordiagnostik mit Jod-125 muß man jedoch mit Lagerungszeiten von ca 1 Jahr rechnen, so daß die Ablieferung an eine Landessammelstelle für radioaktive Abfälle nötig werden könnte. Es wird empfohlen, sich hierbei der Hilfe einer autorisierten Firma zu bedienen.

1.7.2 Organisatorische Maßnahmen

Zum praktischen Strahlenschutz tragen eine Reihe einfacher organisatorischer Maßnahmen sehr wirkungsvoll bei, die der Allgemeinheit oft nicht als Strahlenschutzmaßnahmen bewußt sind. Zum überwiegenden Teil sind sie vom Gesetzgeber vorgeschrieben. Die wichtigsten sind:

1.7.2.1 Beschränkung des Umgangs

Das Umgehen mit radioaktiven Stoffen ist nicht jedermann erlaubt. Es bedarf einer von der Aufsichtsbehörde erteilten Umgangsgenehmigung. Der Erwerb ist an den Nachweis der Fachkunde im Strahlenschutz, die medizinische Sachkunde sowie an bauliche Voraussetzungen gebunden. Darüber hinaus wird die Genehmigung nicht allgemein erteilt, sondern auf bestimmte Radionuklide und auch hier auf eine bestimmte Gesamtaktivität beschränkt.

1.7.2.2 Abgrenzung von Bereichen

Durch Ausweisung von Kontrollbereichen läßt sich die unkontrollierte Strahlungsexposition von solchen Personen vermeiden, die mit dem Umgang von radioaktiven Stoffen nichts zu tun haben. Innerhalb der Kontrollbereiche dürfen sich nur Personen aufhalten, die für den Betrieb unentbehrlich sind. Sie müssen im Umgang mit radioaktiven Stoffen unterwiesen sein und bestimmte Verhaltensmaßregeln befolgen, wie z. B. nicht essen, trinken oder rauchen. Zugänge sind durch Schilder (schwarzes Flügelrad auf gelbem Grund mit Zusatz: Kontrollbereich) zu kennzeichnen. Kontrollbereiche werden durch die Aufsichtsbehörde festgelegt.

1.7.2.3 Messung der Personendosis

Die Strahlenbelastung des beruflich strahlenexponierten Personals wird mit Hilfe von Dosimetern überwacht. Vorgeschrieben ist das Tragen von Filmdosimetern. Die Auswertung der Dosimeterfilme erfolgt monatlich durch eine zentrale Auswertestelle, die Überschreitungen von zulässigen Grenzwerten der Aufsichtsbehörde weitermeldet. Der Träger eines solchen Dosimeters kann demnach die erhaltene Dosis nicht persönlich und nicht jederzeit feststellen. Daher werden zusätzlich Stab- oder Füllhalterdosimeter empfohlen, die jederzeit ablesbar sind. Ein Nachteil der Stabdosimeter ist ihr beschränkter Meßbereich, der bei Unachtsamkeit des Trägers durchaus überschritten werden kann.

1.7.2.4 Ortsdosismessung

In der an Kontrollbereiche angrenzenden Umgebung, den sog. Überwachungsbereichen, wird mit Hilfe geeignet empfindlicher Dosisleistungsmeßgeräte die Ortsdosisleistung gemessen. Falls Grenzwerte der StrlSchV überschritten sind, müssen Abhilfemaßnahmen, wie z. B. Abschirmungen getroffen werden. Ein praktisches Beispiel ist die Ortsdosismessung in unmittelbarer Nachbarschaft des Heißlabors.

1.7.2.5 Belehrung der Beschäftigten

Regelmäßige, wenigstens halbjährlich wiederholte Belehrungen der Beschäftigten aktualisieren den Informationsstand der Mitarbeiter und verhindern dadurch Fehler bei der täglichen Arbeit durch Unkenntnis oder Vergeßlichkeit. Besondere, den Strahlenschutz betreffende Vorkommnisse sind bei jeder erneuten Belehrung zu diskutieren, zu protokollieren und die erforderlichen Konsequenzen zur Vermeidung einer Wiederholung zu ziehen.

Literatur

[1] DIN 6814, Teil 5. Begriffe und Benennungen in der radiologischen Technik. Beuth, Berlin
[2] Strahlenschutz für Patienten und Personal in Diagnostik und Therapie mit offenen Radionukliden. Strahlenschutz in Forschung und Praxis, Bd 24 (Hrsg: Börner W), Thieme, Stuttgart 1982

2 Radiopharmazeutik/ Radiopharmazie

H. Kriegel und H. J. Sinn

2.1 Radionuklide

Die für die Nuklearmedizin verwendeten Radionuklide lassen sich hinsichtlich ihrer Verfügbarkeit in 3 Gruppen unterteilen:

1. Reaktorradionuklide (aus gezielten Kernreaktionen mit thermischen oder schnellen Neutronen sowie Spaltprodukten, Tabelle 7);
2. Zyklotronradionuklide (aus Kernreaktionen mit beschleunigten geladenen Teilchen) (Tabelle 8);
3. Generatorradionuklide (kurzlebige Tochternuklide; Mutternuklid aus o. g. Kernreaktionen) (Tabelle 9).

2.1.1 Reaktorradionuklide

Beim Einfang thermischer Neutronen entsteht durch eine (n, γ)-Reaktion ein neues Isotop. Dies ist die zur Erzeugung künstlicher Radionuklide am häufigsten angewandte Kernreaktion.

Bei Verwendung schneller Neutronen entsteht bei einem (n,p.)-Prozeß ein neues Radionuklid. Weitere Radionuklide können durch chemische Aufbereitung der Spaltprodukte einer Kernreaktion gewonnen werden (s. Tabelle 7).

Tabelle 7. Einige Reaktorradionuklide

Radionuklid	Kernreaktion	Neutronenart
^{51}Cr	^{50}Cr (n, γ) ^{51}Cr	Thermische Neutronen (<0,1 eV)
^{99}Mo	^{98}Mo (n, γ) ^{99}Mo	
^{59}Fe	^{59}Co (n, p) ^{59}Fe	Schnelle Neutronen (>1 MeV)
^{43}K	^{43}Ca (n, p) ^{43}K	
^{131}I	^{235}U (n, f) ^{131}I	Kernspaltung
^{99}Mo	^{235}U (n, f) ^{99}Mo	

2.1.2 Zyklotronradionuklide

Bei den Zyklotronradionukliden handelt es sich um neutronenarme Isotope. Protonen, Deuteronen sowie Alphateilchen werden im Zyklotron auf die zur Auslösung einer Kernreaktion erforderliche Energie gebracht. Beim Beschuß stabiler Isotope kommt es zu einer Erhöhung der Kernladung und somit zur Elementumwandlung. Die Zyklotronisotope gehen unter Aussendung von Positronenstrahlung (β^+) oder durch Elektroneneinfang (EC) in ein Nuklid niedriger Ordnungszahl über (s. Tabelle 8).

Tabelle 8. Einige Zyklotronradionuklide

Radionuklid	Phys. HWZ	Strahlung	Herstellung
^{11}C	20,3 min	β+	^{10}B (d, n) ^{11}C
^{13}N	9,9 min	β+	^{12}C (d, n) ^{13}N
^{18}F	109,8 min	β+, EC	^{16}O (^{3}H, n) ^{18}F
^{67}Ga	78,3 h	γ, EC	^{65}Cu (α, 2n) ^{67}Ga
^{123}I	13,3 h	γ, EC	^{121}Sb (α, 2n) ^{123}I
^{201}Tl	73,1 h	γ	^{200}Hg (d, n) ^{201}Tl

2.1.3 Generatorradionuklide

Generatorsysteme erzeugen Radionuklide mit kurzen physikalischen Halbwertszeiten. Kein Aktivitätsverlust durch Anlieferung. Günstige Anwendung in der Nuklearmedizin, da geringere Strahlenbelastung des Patienten. Prinzip: Muttersubstanz ist an einen absorbierenden Stoff gebunden, wobei die Tochtersubstanz als das gewünschte kurzlebige Tochternuklid durch geeignete Eluationsmittel abgetrennt werden kann. In der Regel handelt es sich bei den Tochternukliden um Radioisotope mit metastabilen Zuständen, so daß keine primäre β-Strahlung auftritt (s. Tabelle 9).

Tabelle 9. Einige Generatorradionuklide

Muttersubstanz			1. Tochtersubstanz			2. Tochtersub.	3. Tochtersub.
Radionuklid	Phys. HWZ	Strahlung	Radionuklid	Phys. HWZ	Strahlung		
^{87}Y	80 h	β+, EC	^{87m}Sr	2,8 h	γ	^{87}Sr (stabil)	
^{99}Mo	67 h	β−	^{99m}Tc	6 h	γ	^{99}Tc, β− 2,1·10^5 a	^{99}Ru (stabil)
^{113}Sn	118 d	K, γ	^{113m}In	1,7 h	γ	^{113}In (stabil)	
^{132}Te	75 h	β−, γ	^{132}I	2,3 h	β−, γ	^{132}Xe (stabil)	

2.1.4 Technetiumgeneratoren

Die auf dem Markt befindlichen ^{99}Mo $^{99\,m}$Tc-Generatoren sind, unabhängig von den äußeren Abmessungen, Formen, Farben und Aktivitäten in 4 Typen unterteilbar:
1. Spalt-Molybdän-Generatoren (Abb. 5);
2. Reaktor-Molybdän-Generatoren;
3. Naß-stehende-Generatoren;
4. Trocken-saugende-Generatoren;

Den größten Marktanteil besitzt der Typ 1, da er gegenüber dem Typ 2 Vorteile aufweisen kann:

a) Durch die Verwendung von trägerarmen ^{99}Mo benötigt man nur sehr kleine Chromatographiesäulen, die ihrerseits die Dimensionen der erforderlichen Bleiabschirmungen in erträglichen Grenzen halten.
b) Bedingt durch die kleinen Säulen sind die für eine Eluation erforderlichen Flüssigkeitsvolumina klein (5–10 ml), was wiederum hohe spezifische Aktivitäten an $^{99\,m}$Tc im Eluat bedeutet.
c) Hohe spezifische Aktivitäten im Eluat ermöglichen eine optimale Nutzung der für die jeweiligen Untersuchungen benötigten „Kits", was sich wesentlich auf die Kosten der einzelnen Präparate (Radiopharmazeutika) auswirkt.

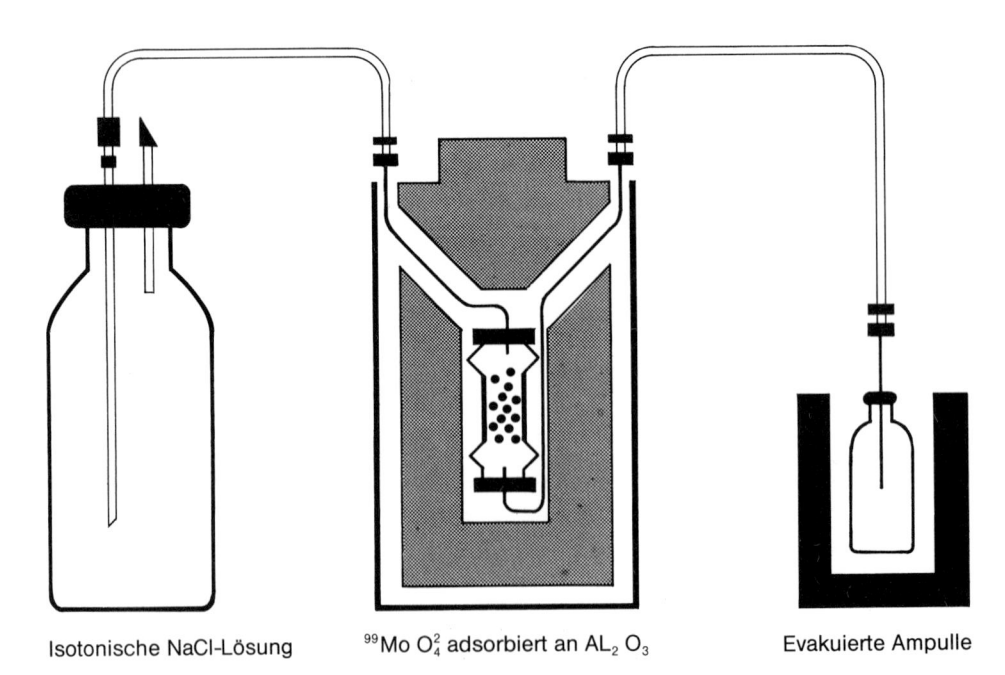

Isotonische NaCl-Lösung ^{99}Mo O_4^{2-} adsorbiert an AL_2O_3 Evakuierte Ampulle

Abb. 5. Prinzip des Spalt-Molybdän-Generators

d) Bedingt durch die hohen Aktivitätskonzentrationen konnte der für die Markierung erforderliche Anteil an Zinn (Sn) wesentlich gesenkt werden; ein Faktor, dessen Bedeutung oft unterschätzt wird, da Sn in die Reihe der Schwermetalle gehört.

Nicht verschwiegen werden sollen jedoch die mit dem „Spalt-Molybdän" verbundenen Nachteile, da sie unter Umständen einen erheblichen negativen Einfluß auf die Qualität der Untersuchungsergebnisse ausüben können.

1. Die geringen Dimensionierungen der Chromatographiesäulen beinhalten trotz der einkalkulierten Sicherheitsreserve das Risiko eines ^{99}Mo-Durchbruchs, der sich besonders negativ bei hochauflösenden Technetiumkollimatoren bemerkbar macht. Diese mögliche Ursache für eine schlechte Bildqualität wird selten als solche erkannt und in der Mehrzahl der Fälle einem „schlechten Markierungskit" zugeschrieben.
2. Im Gegensatz zum „Reaktor-Molybdän" besteht beim „Spalt-Molybdän" die Möglichkeit der Kontamination durch nicht quantitative entfernte andere Spaltprodukte.

Beide Faktoren machen eine Eluatkontrolle unumgänglich. Die Durchführung dieser Kontrolle ist so einfach, daß sie überall vorgenommen werden kann.

Das Fläschchen mit dem Eluat wird einmal mit und einmal ohne die vom Hersteller mitgelieferte Bleiabschirmung in einer Ionisationskammer gemessen. Steigt die mit der Bleiabschirmung gemessene Strahlung über 0,05—0,06% im Vergleich zu der ohne Abschirmung registrierten, so muß das Eluat gereinigt werden. Diese Reinigung erfolgt, indem das Eluat über einen nicht mit ^{99}Mo beschickten „leeren" trocken saugenden Generator gegeben wird. Nach einer einzigen Passage über einen derartigen „Reinigungsgenerator" bewegt sich der Gehalt des Eluats an höher energetischen Kontaminaten i. allg. zwischen 0,04 und 0,06%.

2.1.5 Radiojodmarkierungen

Die verschiedenen Methoden der Radiojodmarkierungen lassen sich in 2 Kategorien einteilen, von denen die 1. nach 2 grundverschiedenen Reaktionsmechanismen erfolgen kann:

1. a) Jodmarkierungen durch Isotopen- bzw. Halogenaustausch mit radioaktiven Jodidionen.
   b) Jodmarkierungen durch Isotopen- bzw. Halogenaustausch mit radioaktiven Jodoniumionen.
2. Jodmarkierungen durch Jodierung von aromatischen Systemen mit radioaktiven Jodoniumionen.

Während die Austauschmarkierungen von Orthojodhippursäure, Amidotrizoesäure, Iodalaminsäure, Iodoxaminsäure, 17-Jod-Heptadecansäure und Lipiodol nach dem Reaktionsmechanismus 1.a ablaufen, sind diejenigen von Metrizamid, Iopamidol, Bromphenolblau, Isopropyl-4Jod-Amphetamin, Meta-Jod-Benzylguanidin dem Typ 1.b zuzuordnen (H. J. Sinn, unveröffentlichte Untersuchungen).

Unter die Kategorie 2 fallen alle direkten Radiojodmarkierungen, von denen die Proteinmarkierungen besonderes Interesse verdienen. Die Zahl der auf diesem Gebiet veröffentlichten Verfahren ist beträchtlich (M. Argentini, 1982).

2.1.6 Andere Markierungen

Außer den ^{99m}Tc- und Radiojodmarkierungen besitzen die Markierungen von zirkulierenden Zellen (Erythrozyten, Leukozyten und Thrombozyten) mit Indiumisotopen und ^{51}Cr eine gewisse Bedeutung, wobei die Verwendung von ^{51}Cr aufgrund geringer Zählausbeute, langer physikalischer Halbwertszeit und der damit verbundenen hohen Strahlenexposition immer mehr zurückgeht.

Zur Zellmarkierung mit ^{111}In finden heute 3 verschiedene Radiopharmazeutika Verwendung:

^{111}In-Acetylacetonat, ^{111}In-Oxinat, ^{111}In-Tropolonat.

Für Effizienz der Markierung und biologische Halbwertszeit der markierten Zellen ist es nicht von großer Bedeutung, welches dieser 3 Radiopharmazeutika benutzt wird. Die jeweils benutzte Zellseparationstechnik, Inkubationszeit, pH-Milieu und Zahl der pro Zelle eingesetzten Indiumatome scheinen hingegen für Vitalität oder Aktivierungszustand der Zellen nach der Markierungsprozedur wesentlich zu sein.

Die einfache und problemlose Herstellung des Indiumacetylacetonkomplexes gestattet im Gegensatz zur Verwendung des Oxins (O-Oxychinolin) als Liganden den Einsatz des kurzlebigen ^{113m}In. Dieses Radioisotop ermöglicht vor allem bei Organtransplantationen Kontrolluntersuchungen in kurzen Zeitintervallen mit markierten Thrombozyten zur Detektion einsetzender Abstoßungsreaktionen.

2.2 Radiopharmazeutika

Radiopharmazeutika sind radioaktive Verbindungen, die für Diagnose und Therapie von menschlichen Erkrankungen verwendet werden; ein Radiopharmazeutikum kann ein radioaktives Isotop, wie z. B. ^{51}Cr oder eine markierte Verbindung, wie z. B. ^{131}I-jodiertes Protein bzw. eine $^{99\,m}$Tc-Komplexverbindung sein. In der Regel haben sie keine pharmakologische Wirkung, da der Anteil der inaktiven Substanzmenge für pharmakodynamische Effekte i. allg. zu gering ist. Radiopharmazeutika müssen steril und pyrogenfrei sein und unterliegen, ähnlich wie Arzneimittel, einer ständigen Qualitätskontrolle.

2.2.1 Markierungsverfahren

Die anzuwendenden Markierungsverfahren werden durch chemische Eigenschaften des Radionuklids und Aufbau des Moleküls der zu markierenden Verbindungen bestimmt. Die am häufigsten vorkommenden Verfahren sind Austauschmarkierung, Biosynthese, chemische Synthese und Fremdmarkierung (Tabelle 10).

Tabelle 10. Methoden zur radioaktiven Markierung

Methoden	Beispiele
Austauschmarkierung	^{14}C-, ^{32}S- und ^{3}H-markierte Verbindungen ^{131}I-markierte Schilddrüsenhormone
Biosynthese	^{75}Se-Selenmethionin ^{60}Co-Cyanocobalamin
Chemische Synthese	^{14}C-markierte Verbindungen ^{75}Se-Selenmethionin
Fremdmarkierung	Alle $^{99\,m}$Tc-Radiopharmazeutika ^{131}I-markierte Proteine ^{131}I-markierte Hormone ^{111}In-Bleomycin

Bei radioaktiven Gasen und anorganischen Salzen verbleibt i. allg. nur die Notwendigkeit einer Aufarbeitung und Reinigung der bestrahlten Proben sowie die Aufbereitung in die geforderte Applikationsform.

2.2.1.1 Austauschmarkierung

Bei dieser Markierung werden ein oder mehrere Atome durch Isotope mit unterschiedlicher Massenzahl des gleichen Elements ausgetauscht. Markierte und Elternmoleküle sind identisch mit Ausnahme der Massenzahl (Isotopieeffekt); biologische und chemische Eigenschaften sind gleich.

Die Geschwindigkeit der Austauschmarkierung ist von Katalysator, Temperatur, Lösungsmittel und pH-Wert des Mediums abhängig. Zur Markierung wird das Radionuklid in möglichst trägerfreier Form und die inaktive Substanz in wägbaren Mengen verwendet. Als Beispiel sei auf die Markierung von Thyroxin oder o-Jodhippursäure hingewiesen [3].

Die Austauschreaktionen sind reversibel und besonders günstig für die Markierung von jodhaltigem Material mit Jodisotopen sowie für die Markierung vieler Substanzen mit Tritium.

2.2.1.2 Biosynthese

Bei der Biosynthese von markierten Naturstoffen, z. B. Glykoside oder Antibiotika, wird das Radionuklid dem Kulturmedium zugesetzt. Das Radioisotop gelangt über Stoffwechselprozesse des Organismus in die Metabolite, die dann chemisch separiert werden können. So läßt sich das Vitamin-B_{12}-Molekül relativ einfach mit ^{57}Co und ^{58}Co als Zusatz im Nährboden mittels Bakterienkulturen gewinnen. Ebenfalls wird das Selenmethionin-^{75}Se durch Kultivierung von Hefe in einem mit Natriumselenit-^{75}Se haltigen Nährmedium biosynthetisch dargestellt.

2.2.1.3 Chemische Synthese

Bei der chemischen Synthese werden komplexe Moleküle aus einfachen, bereits radioaktiv markierten kleineren Molekülen zusammengesetzt. Diese Synthese kann sowohl ein- als auch mehrstufige Vorgänge umfassen. Wird dabei ein vorhandenes Element durch ein Radioisotop des gleichen Elements ersetzt, so bleiben die chemischen, biologischen und immunologischen Eigenschaften der Verbindung, außer dem Isotopieeffekt, erhalten. Hierzu werden vornehmlich Sauerstoff, Wasserstoff, Kohlenstoff und Stickstoff als Radioisotop herangezogen. Auch die Herstellung radioaktiv markierter quecksilberorganischer Verbindungen erfolgt mittels der chemischen Synthese über verschiedene Synthesewege. Über die chemische Synthese informiert eine umfangreiche Literatur [1, 2].

2.2.1.4 Fremdmarkierung

Bei der Fremdmarkierung wird ein Radionuklid oder eine das Radionuklid enthaltene Gruppe in ein Molekül eingebaut, aber nicht ausgetauscht, wobei das Radionuklid im Ausgangsmolekül nicht vorhanden war. Beispiele sind ^{99m}Tc-markiertes Albumin, ^{99m}Tc-DTPA oder auch ^{51}Cr-markierte rote Blutzellen sowie viele jodierte Proteine und Enzyme. Bei Verbindungen dieser Art erfolgt die chemische Bindung durch Komplexbildung, so daß zahlreiche der ^{99m}Tc-markierten und in der nuklearmedizinischen Diagnostik verwendeten Radiopharmazeutika Komplexverbindungen sind. Wichtig für diese Gruppe der markierten Verbindungen ist, daß durch den Einbau eines Fremdatoms die In-vivo-Stabilität der Substanz nicht mehr gegeben und mögliche Veränderungen der chemischen und biologi-

schen Eigenschaften eingetreten sein können. Das bedeutet, daß erst nach Abschluß der Fremdmarkierung von einem Radiopharmazeutikum (oder „Fertigarzneimittel" im Sinne des Arzneimittelgesetzes) gesprochen werden kann.
kommen noch einige Prüfungen hinzu, wie z. B. Nuklidreinheit, radiochemische Reinheit und Aktivität sowie bei Partikelpräparaten die Partikelgröße.

2.2.1.5 Qualitätskontrolle

Die Anwendung eines Radiopharmazeutikums beim Menschen setzt Qualitätsmerkmale voraus, wie sie allgemein für Arzneimittel gelten. Bei radioaktiv markierten Verbindungen kommen noch einige Prüfungen hinzu, wie z. B. Nuklidreinheit, radiochemische Reinheit und Aktivität sowie bei Partikelpräparaten die Partikelgröße.

2.2.1.5.1 Aktivität

Neben der Gesamtaktivität ist sowohl die Aktivitätskonzentration (Aktivität pro Volumeneinheit der Lösung) als auch die spezifische Aktivität (Aktivität pro Masse der markierten Verbindungen) zu prüfen bzw. anzugeben.

2.2.1.5.2 Radiochemische Reinheit

Die radiochemische Reinheit eines Radiopharmazeutikums läßt erkennen, ob die Aktivität in der gewünschten Verbindung vorliegt. Die bei der Markierung entstehenden Nebenprodukte und auch das nicht gebundene Radionuklid sind als radiochemische Verunreinigung zu bezeichnen.

Als Beispiel sei aufgeführt, daß bei ^{99m}Tc-Präparaten sowohl freies Pertechnetat als auch reduziertes, nicht gebundenes Technetium als Verunreinigung auftreten können. Dabei ist das Zinn die eigentliche Ursache insofern, als freies Pertechnetat dann vorhanden ist, wenn die Zinnmenge nicht ausreichend ist. Liegt zuviel Zinn vor, tritt reduziertes, nicht gebundenes Technetium auf, wobei auf die vorhandene Menge an Zinn im Hinblick auf eine weitere unerwünschte Verunreinigung zu achten ist.

Zur Prüfung der radiochemischen Reinheit werden vor allem chromatographische Verfahren benutzt.

2.2.1.5.3 Stabilität

Bei radioaktiv markierten Pharmazeutika – sowohl in fester Form als auch in Lösung – nimmt die chemische und die radiochemische Reinheit im Lauf der Zeit ab. Dieser Verlust der Stabilität der Verbindung beruht, neben möglicher Beeinflussung durch physikochemische Faktoren wie pH-Wert, Temperatur, Sauerstoffzufuhr und Lichteinwirkung, vor allem auf radiolytischen Erscheinungen. Besonders bei Lösungen von markierten organischen Verbindungen kommt es zu einer mehr oder weniger starken Zersetzung, wobei nicht der Zerfall des Radionuklids die entscheidende Rolle spielt, sondern vielmehr die in der Lösung absorbierte Strahlenenergie mit der Folge von Anregungen, Ionisationen und Radikalbildungen in polaren Molekülen, wie z. B. Wasser. Der Verlust der Stabilität ist somit im wesentlichen auf eine indirekte Wirkung der Strahlung zurückzuführen.

Eine Beeinträchtigung der In-vitro-Stabilität durch Mikroorganismen ist bei entsprechender Handhabung der Radiopharmazeutika ausschließbar. Neben der Senkung der spezifischen Aktivität, der Aktivitätskonzentration oder durch Zusatz von sog. Radikalfängern oder Reduktionsmitteln (Stabilisatorsubstanzen) können die autoradiolytischen Vorgänge beträchtlich reduziert werden.

2.2.1.5.4 Biologische Faktoren

Die parenterale Verabreichung von Radiopharmazeutika erfordert Sterilität und Pyrogenfreiheit der markierten Injektionslösungen. Aufgrund der in der Regel kurzen physikalischen Halbwertzeit der markierten Präparate können die geforderten Sterilitätstests nicht zeitgerecht eingehalten werden. Bei Durchführung der Tests ist es erlaubt, die Radiopharmezeutika schon vor Ablauf der Testzeit anzuwenden. Es muß jedoch in einer sog. Nullserie nachgewiesen werden, daß die Herstellung normalerweise steril und pyrogenfrei erfolgt. In jedem Fall müssen die Sterilitätstests durchgeführt werden.

Bei markierten Substanzen, die nicht hitzesterilisierbar sind, kann die Sterilfiltration zur Anwendung kommen. Die Prüfung auf Pyrogenfreiheit erfolgt in der Regel am Kaninchen. Die Dauer dieses Tests beträgt etwa 4 h, so daß er beim größten Teil der Radiopharmazeutika vorgenommen werden kann. Bei markierten Verbindungen, die sehr kurzlebig sind, bietet sich der sog. Limulus-Test an.

Eignungsprüfungen für die nuklearmedizinische Anwendung von radioaktiven Präparaten in bezug auf Organverteilung erfordern grundsätzlich Tierversuche. Bei schwer reproduzierbaren Synthesen ist es von Bedeutung, die Tierversuche zu wiederholen, um somit eine regelmäßige Kontrolle über die gezielte Anwendung der radioaktiven Substanz ausüben zu können.

2.3 Radioaktive Verbindungen

Die in der Nuklearmedizin am häufigsten verwendeten Radionuklide sind ^{99m}Tc und Radiojod. Von den z. Z. als Radiopharmazeutika bekannten Verbindungen entfallen etwa 80% auf Tc-markierte Substanzen und ungefähr 15% auf jodmarkierte. Entsprechend dieser Verteilung soll in Form einer Tabelle (Tab. 11) ein kurzer Überblick über die wichtigsten radiochemischen und pharmakologischen Einzelheiten zur Darstellung der Radiopharmazeutika gegeben werden.

Tabelle 11. Daten zu Halbwertzeit, Biokinetik und klinischer Anwendung

Radio-nuklid	Phys. HWZ	Markierte Verbindung	Biokinetik Pharmakologie	Klinische Anwendung	Bemerkung
^{99m}Tc	6,0 h	Tc-Generatoreluat Na-TcO$_4$	i. v., rasche Verteilung und Anreicherung in der Schild- und Speicheldrüse, Exkretion überwiegend mit dem Urin (30%), Rest mit den Fäzes, Totalexkretion 50% in 3 d und 70% in 8 d	Hirn-, Speicheldrüsen und Schilddrüsenszintigraphie, evtl. Magen	s. 5.5
^{99m}Tc	6,0 h	Tc-Chlorodimethylacetat-anilide + Dinatriumiminodiacetat Tc-HIDA auch Tc-PIPIDA	i. v., in wenigen Minuten starke Anreicherung in der Leber, rasche Leberclearance über Gallenblase und Darm. Plasmaclearance in wenigen Minuten, Urinexkretion 15% in 90 min	Gallenblasen- und Gallenwegeszintigraphie, hepatobiliäre Funktion	s. 5.10
^{99m}Tc	6,0 h	Tc-Diäthylentriaminpentaessigsäure Tc-DTPA	i. v., glomeruläre Filtration, Plasmaclearance HWZ 70 min, biol. HWZ 1–2 h, Urinexkretion 90% in 24 h, keine Plasmaproteinbindung	Nierenfunktion, Hirnszintigraphie, Liquorszintigraphie	s. 5.1
^{99m}Tc	6,0 h	Tc-Dimercaptobernsteinsäure Tc-DMSA	i. v., glomeruläre Filtration und tubuläre Sekretion[1], Plasmaclearance HWZ 10 min, Plasmaproteinbindung. 75% in 6 h, Urinexkretion 37% in 24 h	Statische Nierenszintigraphie, Abschätzung der tubulären Leistung einer Niere im Seitenvergleich (%)	
^{99m}Tc	6,0 h	Tc-Eisenascorbinsäure 10%	i. v., glomeruläre Filtration, tubuläre Sekretion 90% der Gesamtaktivität, Rest 10% wird in der Nierenrinde fixiert, Urinexkretion 75% in 24 h, Plasmaproteinbindung 55%, Erythrozytenbindung	Statische Nierenszintigraphie	s. 5.14

Tabelle 11. Fortsetzung

Radio-nuklid	Phys. HWZ	Markierte Verbindung	Biokinetik Pharmakologie	Klinische Anwendung	Bemerkung
^{99m}Tc	6,0 h	Tc-Gluko-heptonat	i. v., glomeruläre Filtration und tubuläre Sekretion[1], Plasmaclearance HWZ wenige Minuten, Plasmaproteinbindung 50−70%, Urinexkretion 70% in 24 h	Statische Nierenszintigraphie Hirnszintigraphie	s. 5.13 s. 5.1
^{99m}Tc	6,0 h	Tc-makro-aggregierte Albumine Tc-MAA oder Tc-Albumin-Mikro-sphären Tc-HSA-MS	i. v., Tc-MAA 10−99 μm, Tc-HSA-MS 10−35 μm, effektive HWZ in der Lunge von MAA 1,5 h, für MS etwas länger, zur Vermeidung von Antigenreaktionen nicht mehr als 1 mg MAA, Phagozytose im RES. HWZ von MAA und MS hängt vom Grad der Denaturierung ab (pH, Temperatur und Zeit)	Lungenperfusions-szintigraphie	
^{99m}Tc	6,0 h	Tc-Methylen-diphosphonat Tc-MDP, analog wie Tc-Äthan-hydroxydi-phosphonat Tc-HEDP	i. v., Anreicherung im Skelett, vor allem in stoffwechselaktiven Zonen (Gelenke, Frakturen, Knochentumoren und -metastasen, arthritische Prozesse) Plasmaclearance HWZ 3−4 min, Urinexkretion in Abhängigkeit vom Alter (40−80% in 24 h)	Skelett-szintigraphie, Knochentumoren und -metastasen Anreicherungen unterschiedlichen Grades in Weichteilprozessen, Tumoren, frischen Myokardzell-nekrosen	s. 5.15
^{99m}Tc	6,0 h	Tc-Diphos-phono-propan-dicarboxyl-säure Tc-DPD	DPD wie MDP und HEDP, aber höhere Anreicherung im Knochen und günstigerer Knochen-Weichteil-Kontrast	Skelett-szintigraphie	s. 5.15
^{99m}Tc	6,0 h	Tc-Pyro-phosphat	Findet auch Verwendung zur in-vitro- und in-vivo-Markierung von Erythrozyten	Nekroseszintigraphie, Bloodpool-Darstellung, Lokalisation von Blutungsquellen, Radionuklidventriku-lographie	s. 5.9
^{99m}Tc	6,0 h	Tc-Phytat	i. v., unter Anwesenheit von Ca^{2+} im intravasalen Raum Kolloidbildung, Größe der Kolloide unbekannt. (Da relativ geringe Milzspeicherung, besonders geeignet für SPECT-Aufnahmen der Leber)	Leberszintigraphie (auch Milz und Knochenmark), Phagozytose	s. 5.10

Tabelle 11. Fortsetzung

Radio-nuklid	Phys. HWZ	Markierte Verbindung	Biokinetik Pharmakologie	Klinische Anwendung	Bemerkung
^{99m}Tc	6,0 h	Tc-Mikrokolloide	i. v., Inhalation, 90% des Aerosols wird unmittelbar exhaliert, Entfernung der Partikel aus Bronchien durch Phagozytose und Transport	Ventilationsstudien, mukoziliare Clearance, Knochenmarkszintigraphie	s. 5.8
^{121}I ^{123}I ^{125}I ^{131}I	2,1 h 13,3 h 60,1 h 8 d	I-Orthojodhippurat	i. v., glomeruläre Filtration 10–15%, vorherrschend tubuläre Sekretion, Plasmaclearance HWZ 30 min, Aktivität in der Niere erreicht nach 3–5 min ein Maximum, gefolgt von exponentieller Abnahme innerhalb von 10–15 min, keine fäkale Ausscheidung, nur geringe Aktivitätsmenge in der Niere nach 24 h	Nierenclearanceuntersuchungen, Nierenfunktionsszintigraphie	s. 5.14 ^{123}I-Hipp. bei Kindern und Schwangeren, ^{131}I-Hipp. sollte täglich von Radiolysejod gereinigt werden
^{121}I ^{123}I ^{125}I ^{131}I	2,1 h 13,3 h 60,1 d 8 d	Natriumjodid	Oral, i. v.; bei oraler Verabreichung Maximum im Blut innerhalb 3 h (90%), Exkretion über die Niere, Urinexkretion 50% in 24 h, ^{125}I und ^{131}I auch zur Therapie	Schilddrüsentumoren und -funktion, Suche nach dystrophem Gewebe (Zungengrundstruma)	s. 5.5
^{123}I	13,3 h	I-Amphetamin	i. v., regionale Hirnperfusion	Hirnszintigraphie (SPECT)	s. 5.1
^{123}I	13,3 h	I-Heptadekansäure I-Phenylpentadekansäure	i. v., Fettsäuren akkumulieren nur in der gesunden Herzmuskulatur, negativer Szintigraphiekontrast von Infarkten und Ischämien	Myokardiale Stoffwechselszintigraphie	s. 5.9
^{125}I oder ^{131}I	60,1 d 8 d	I-Fibrinogen oder I-Plasmin	i. v., autologes Fibrinogen, hepatitisfreier Spender, alte oder reife Thrombi sind nicht nachzuweisen	Thrombosennachweis (tiefe Unterschenkelvenen)	Sollte aus Gründen zu hoher Strahlenexposition durch ^{123}I ersetzt werden
^{131}I	8 d	I-Bengalrosa Tetraiodotetrachlorofluoreszin	i. v., schnelle Exkretion aus dem Blut über die polygonalen Zellen der Leber und über die Galle ohne Metabolisierung über den Darm ausgeschieden, Plasmaclearance HWZ 8–10 min, max. Leberakkumulation nach 25–30 min	Gallenwegeszintigraphie, Gallenblase kaum sichtbar wegen hoher Backgroundaktivität	s. 5.10 (wird heute nicht mehr verwendet)

Tabelle 11. Fortsetzung

Radio-nuklid	Phys. HWZ	Markierte Verbindung	Biokinetik Pharmakologie	Klinische Anwendung	Bemerkung
^{123}I	13,3 h	Iodoxaminsäure	wie I-Bengalrosa	wie I-Bengalrosa	bei ^{123}I wesentl. reduz. Strahlenexposition
^{131}I	8 d	I-Benzylguanidin	i. v., Anreicherung in Nebennierenmarktumoren und deren Metastasen	Phäochromozytomnachweis und -therapie, Neuroblastom	s. 6.4
^{131}I	8 d	I-19-Iodocholesterol oder I-6β-Iodomethyl-19-Norcholesterol (I-NP-59)	i. v., Anreicherung in der Nebennierenrinde 0,1–0,5% der inj. Aktivität. Anreicherung von I-NP-59 erfolgt rascher als von I-19-Iodocholesterol	Adrenaltumor, Chushing-Syndrom	s. 5.7
^{131}I	8 d	I-radiojodiertes Serumalbumin	i. v., langsamere Ausscheidung, Blutvolumen und Herzminutenvolumen	Bloodpool, Kreislauf, Liquorraum	Hohe Strahlenexposition für den Patienten, sollte durch ^{99m}TcO$_4$ ersetzt werden
^{51}Cr	27,7 d	Cr-EDTA	i. v., intravasale Verteilung, Ausscheidung wie DTPA	Bestimmung der glomerulären Filtrationsrate	s. überholt durch Tc-Präparate
^{18}F	109,8 min 109,8 min	Na F Na F	i. v., biol. HWZ 6 h, Anreicherung nur im Skelett, Zyklotronprodukt, nur ungenügend verfügbar	Knochenszintigraphie	**Vorteile:** wesentl. schnellere Weichteilgewebeclearance als Tc-Verb., keine SD-, Speicheldrüsen- und Magenspeicherung **Nachteile:** selten sind geeignete Scanner oder Kamerasysteme verfügbar, hohe Strahlenexposition
^{67}Ga	75,3 h	Ga-citrat	i. v., nach 48–72 h sind 5% in der Leber, 2% in der Niere und 25% im Knochen und Knochenmark, Ausscheidung über den Darm, der Lokalisationsmechanismus ist nicht geklärt, vermutlich Bindung von Ga-Ionen an intrazelluläre Tumorproteine (Lactoferrin)	Tumorlokalisation: Kopf-Lungen- und Knochentumoren, Hodgkin, Lymphome und Entzündungen	s. 5.20 Einsatz nur bei strenger Indikation wegen hoher Strahlenexposition
^{43}K	22,3 h	KCl	i. v., ähnlich ^{201}Tl	Myokardszintigraphie	s. 5.9

2.3 Radioaktive Verbindungen

Tabelle 11. Fortsetzung

Radio-nuklid	Phys. HWZ	Markierte Verbindung	Biokinetik Pharmakologie	Klinische Anwendung	Bemerkung
^{81}Rb	4,6 h	RbCl	als Zyklotronprodukt nur ungenügend verfügbar	Myokardszintigraphie	s. 5.9
^{111}In	2,8 d	InCl$_3$	i. v., Urinexkretion 18% in 72 h, nur 5% in den Erythrozyten in der Peripherie (ähnlich ^{55}Fe-Citrat durch Bindung an Transferrin), kein freies In im Plasma	Knochenmark Erythropoese	s. 5.16
^{111}In	2,8 d	In-DTPA auch -EDTA	Intrathekale, -lumbale Applikation; In-DTPA hat auch bei einem totalen Liquorstau durch Diffusion einen scheinbaren Abfluß	Liquorszintigraphie	s. 5.2
^{113m}I	1,7 h	In-DTPA auch -EDTA	i. v., Verbreitung im Intravasalraum, glomeruläre Filtration, Urinexkretion 90% in 24 h	Hirn- und Nierenszintigraphie	s. 5.1 s. 5.14
^{113m}I	1,7 h	In-Transferrin	i. v., Plasma-HWZ 2–3 h zeigt ähnliche Tumorspeicherverhältnisse wie ^{67}Ga-Citrat, jedoch weniger ausgeprägt und spezifisch	Blutvolumen und Bloodpool-Bestimmung	
^{111}In ^{113m}I	2,8 h 1,7 h	In-Hitzealbumin, Ery, Leuko, Thrombo	i. v., bolusartig, Sequestration in der Milz innerhalb von 30 min durch Makrophagen und nicht durch Filterfunktion der Milz	Milzszintigraphie: Tumoren, Zysten, Infarkte, Abszesse, bes. Bedeutung bei Restmilzreimplantation, Ostemyelitis-Thrombosen	s. 5.12 Bei Cr und Rb hohe Strahlenexposition, ^{113}In gut geeignet
^{99m}Tc ^{51}Cr ^{81}Rb ^{111}In	6,0 h 27,8 d 4,6 h 2,8 h	Ery Ery Ery Thrombo	Markierung von Blutzellen	Ery: Bloodpool-Darstellung, Überlebenszeit, okkulte gastrointestinale Blutverluste Leuko: Granulozyten: entzündliche Prozesse Lymphozyten: Tumoren frische Gefäßverschlüsse, Transplantatabstoßungen	
^{201}Tl	73,1 h	TlCl$_2$	i. v., ubiquitäre Verteilung im Organismus, Blutclearance ist sehr rasch mit nur 5% in 5 min p. i., biol. HWZ 10 d, Exkretion überwiegend über Niere und Darm, max. myokardiale Anreicherung 2–4% in 5–10 min p. i.	Myokardszintigraphie Malignome (Schilddrüsen-Ca, Bronchial-Ca, Lymphome) Nebenschilddrüsen	s. 5.9

Tabelle 11. Fortsetzung

Radio-nuklid	Phys. HWZ	Markierte Verbindung	Biokinetik Pharmakologie	Klinische Anwendung	Bemerkung
^{124}Xe ^{127}Xe ^{133}Xe auch ^{77}Kr ^{81m}Kr ^{85}Kr	36,4 h 5,3 d 75 min 13 s 10,7 h	Xe gasförmig u. flüssig	Inhalation, in 30 s sind alle Teile der Lunge ausreichend ventiliert; Bestimmung der „washout" Periode (etwas problematisch durch Fettgewebespeicherung)	Ventilationsstudien, zerebrale Durchblutung, regionaler myokardialer Durchfluß (^{133}Xe) Knochenmarkblutdurchfluß	s. 5.8 s. 5.1
^{169}Yb	32 d	Yb-DTPA	i. v., lumbale Punktion für Zisternographie, aufgrund der langsamen HWZ hohe Strahlenbelastung Diffusion	Liquorraumszintigraphie	
^{198}Au	2,7 d	Goldkolloid	Radiochemische Reinheit 2% ^{198}An^{2+}, Teilchengröße 30 mm (RES) und 5 mm (Lymphs.), Phagozytose des RES nach i. v.- und der Lymphknoten nach s. c. Applikation	wird heute in der Diagnostik nicht mehr eingesetzt	zu hohe Strahlenexposition

---

[1] Stapelung in Nierentubuli

Literatur

[1] Argentini M (1982) Labelling with Iodine, A Review of Literature Nov. 1982, Federal Institute for Reactor Research Div. IP, 5303 Wuerenlingen, Switzerland
[2] Evans EA (1979) Principles of radiopharmacology, vol. 1. CRC, Boca Raton, pp 11–25
[3] Schüttle HR (1966) Radioaktive Isotope in der organischen Chemie und Biochemie. VEB Deutscher Verlag der Wissenschaften, Leipzig
[4] Sinn HJ, Maier-Borst W, Elias H (1977). An efficient method for routine production of o-jodohippuric acid labelled with ^{131}I, ^{125}I or ^{123}I Appl Radiat Isot 28:809–812
[5] Bremer KM, Molter M (1985) Radiopharmaceuticals. Grundlagen der Nuklearmedizin. In: Kriegel H (Hrsg.). Handbuch der Nuklearmedizin. G Fischer, Stuttgart New York.

3 Meßgeräte und Auswertegeräte

R. Standke

3.1 Becquerelmeter (Curiemeter)

Das Curiemeter dient der quantitativen Bestimmung der Absolutaktivitäten von Radiopharmazeutika bei der Vorbereitung von radioaktiven Präparaten zur oralen und intravenösen Applikation.

Die Messung erfolgt nach dem **Ionisationskammerprinzip.** In einer mit Gas (Argon) gefüllten Kammer entstehen durch die einfallende radioaktive Strahlung Ladungsträgerpaare. Zur Ableitung dieser Ladungsträger dient ein elektrisches Feld zwischen dem Außenmantel der Kammer und einer Innenelektrode. Der sich zwischen den Elektroden einstellende mittlere Kammerstrom ist bei konstanten Verhältnissen ein Maß für die Strahlungsleistung. Nach Kalibrierung mit einem Eichpräparat erfolgt die Anzeige der Aktivität des zu messenden Präparats digital direkt in Einheiten von Becquerel (Bq) bzw. von Curie (Ci).

Bei manchen Ausführungen ermöglicht die Trennung von Ionisationskammer und Anzeigegerät eine zusätzliche Bleiabschirmung der Meßkammer, damit die Messung unter optimalen Strahlenschutzbedingungen durchgeführt werden kann. Die Anpassung des Curiemeters an die unterschiedlichen Dosiskonstanten der verschiedenen Radionuklide erfolgt meist durch sogenannte Isotopentasten mit fest eingestellter Empfindlichkeit.

3.2 Szintillationsmeßsonde

Die Szintillationsmeßsonde ist ein hochempfindlicher Detektor mit Energieauflösung für die in der nuklearmedizinischen In-vivo-Diagnostik verwendete Gammastrahlung.

Meßprinzip: Durch die Energie eines im **Natriumjodidkristall** (NaJ) absorbierten Gammaquants wird ein Lichtblitz (Szintillation) erzeugt, dessen Intensität der Gammaenergie proportional ist. Dieser Lichtblitz fällt auf die Photokathode des Sekundärelektronenvervielfachers (Photomultiplier) und setzt Elektronen frei, deren Anzahl wiederum proportional der Lichtintensität ist (Abb. 6). Da die Anzahl der Elektronen, verursacht durch einen

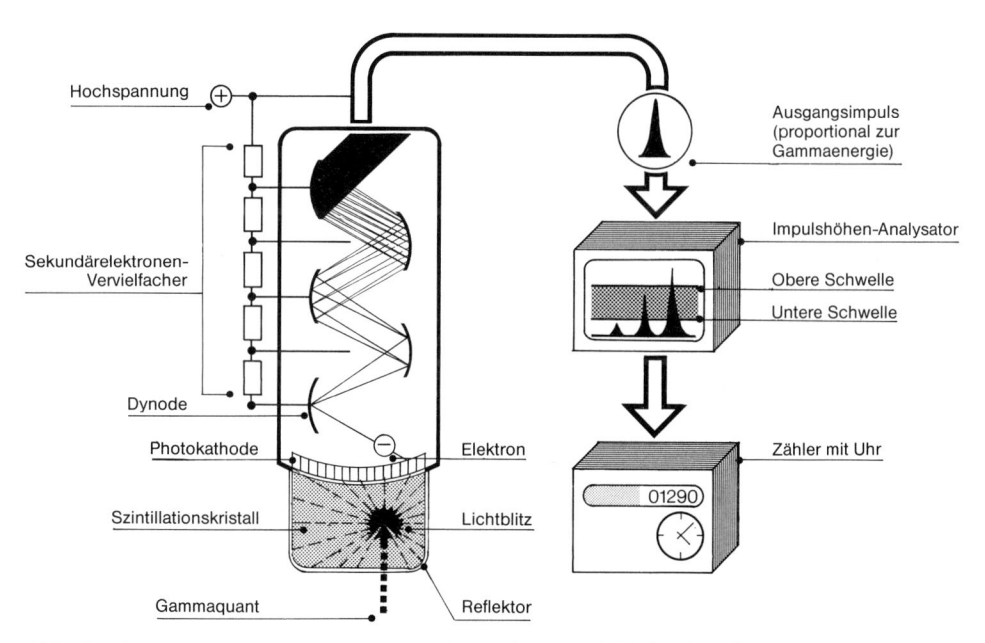

Abb. 6. Schematischer Aufbau einer Szintillationsmeßsonde mit Meßelektronik

einzelnen Gammastrahl, zur direkten Messung zu gering ist, muß sie vervielfacht werden. Dieser Prozeß findet im **Sekundärelektronenvervielfacher** statt. Dies ist eine Röhre mit einer Anzahl von Dynoden, die jeweils auf einem höheren Spannungspotential als die vorhergehende liegen. In diesem elektrischen Spannungsfeld werden die aus der Photokathode austretenden Elektronen beschleunigt. Beim Aufprall auf die 1. Dynode entstehen für jedes Elektron 2 oder mehr Elektronen (Sekundärelektronen). Diese größere Anzahl von Elektronen wird auf die 2. Dynode zu beschleunigt, wobei sich ihre Anzahl beim Aufprall weiter vermehrt. Danach wiederholt sich derselbe Vorgang für jede nachfolgende Dynode. An die Auffanganode gelangt schließlich eine Elektronenlawine, die über eine nachgeschaltete Meßelektronik als Ausgangsimpuls registriert wird. Unter konstanten

Bedingungen (Arbeitsspannung des Sekundärelektronenvervielfachers) ist die Höhe des Ausgangsimpulses proportional zum Energieverlust der Gammastrahlung.

Die Meßelektronik besteht neben der Hochspannungserzeugung und einem Verstärker aus einem **Impulshöhenanalysator** und einem Zähler mit Zeituhr. Die Aufgabe des Impulshöhenanalysators besteht in der Elimination von Impulsen, die geringer als eine einstellbare untere Schwelle sind (Integralmessung). Das bedeutet also eine Diskriminierung von Gammaquanten geringerer Energie als die des zu messenden Radionuklids (z. B. Unterdrückung von Streustrahlung). Weiterhin ist es möglich, mit Hilfe einer oberen Schwelle höherenergetische Impulse zu eliminieren (Differentialmessung). Im Zähler mit Zeituhr werden die den Impulshöhenanalysator passierenden Impulse pro Zeiteinheit gezählt. Die Anzeige des Meßergebnisses kann erfolgen:

a) auf einem **Scaler** digital als Impulse pro vorgewähltes Zeitintervall,
b) kontinuierlich auf einem **Ratemeter** als Impulse pro min, angezeigt von einem Zeigerinstrument oder einem Kurvenschreiber.

Der **Ein- bzw. Mehrkanalfunktionsmeßplatz** gestattet die Durchführung von Zeit-Aktivitäts-Messungen, die den zeitlichen Verlauf einer Aktivitätsanreicherung oder Aktivitätsabnahme in einem festen Volumen des Organismus wiedergeben.

Der Einkanalfunktionsmeßplatz besteht aus einer Szintillationsmeßsonde mit Meßelektronik. Die Sonde wird vor der Messung mit Hilfe eines Stativs über das zu untersuchende Volumen positioniert. Mit Ausnahme der Stirnfläche des Szintillationskristalls ist die Sonde zur Unterdrückung der Umgebungsstrahlung von einer Bleiabschirmung umgeben. Die geometrische Einengung des vom Detektor erfaßten Strahlenareals erfolgt durch den dem Kristall vorgesetzten **Kollimator** (das ist eine Bleiabschirmung mit einer oder mehreren auf die Stirnfläche des Szintillationskristalls gerichteten Bohrungen). Das Meßergebnis wird in der Regel auf einem Kurvenschreiber ausgegeben oder/und zum Zwecke der Weiterverarbeitung an einen angeschlossenen Computer übergeben.

Sollen gleichzeitig über mehreren diskreten Arealen Zeit-Aktivitäts-Messungen durchgeführt werden, dann werden Mehrkanalfunktionsmeßplätze eingesetzt, die aus mehreren Einkanalmeßplätzen mit gemeinsamer Spannungsversorgung bestehen.

3.3 Bohrlochmeßplatz, Probenwechsler (Beta, Gamma)

Der **Bohrlochmeßplatz** wird zur Messung radioaktiver Proben mit geringer Aktivitätskonzentration benötigt. Die Messung ermöglicht zusätzlich eine Energiediskriminierung.

Das Meßprinzip entspricht dem der Szintillationsmeßsonde. Der Szintillationskristall besitzt in diesem Fall eine zentrale Bohrung, in die der Meßbehälter mit der Probe eingebracht wird. Die Probe ist dann allseitig vom Detektor umschlossen, was in einer sehr hohen Meßeffektivität resultiert. Zur Senkung des Umgebungseinflusses ist eine starke Bleiabschirmung notwendig. Absolute Aktivitäten können durch den Vergleich mit einem Eichstandard (Nuklid mit ähnlicher Gammaenergie, ähnlichem Volumen und bekannter Aktivität) ermittelt werden. Hierbei muß jedoch die Abhängigkeit zwischen Empfindlichkeit und Probenvolumen beachtet werden.

Der **Handprobenwechsler** erfordert ein manuelles Beschicken des Bohrlochs, das in der Regel ein maximales Fassungsvermögen von ca. 20 ml besitzt.

Der automatische **Probenwechsler** befördert nacheinander Probenbehälter, die sich in Kassetten (Racks) oder auf einem Transportband befinden, in das Bohrloch, führt die Messung nach einem zu Beginn eingestellten Programm durch und transportiert die Proben anschließend weiter. Die Meßergebnisse können entweder als Impulsraten auf einem Drucker ausgedruckt oder über einen eingebauten Mikroprozessor (bzw. angeschlossenen Computer) mit Standardmessungen verglichen und verrechnet werden.

Radionuklide, die β-Strahlen emittieren, lassen sich mit guter Empfindlichkeit nachweisen, wenn die Probe direkt mit einer Szintillatorlösung vermischt wird. Beim β-Zerfall entstehen Szintillationen in der Flüssigkeit, die schließlich analog der Szintillationsmeßsonde registriert werden.

3.4 Scanner

Der Scanner dient der Registrierung der räumlichen Aktivitätsverteilung im Körper des Patienten mit zweidimensionaler Darstellung (Szintigramm).

Der Scanner (Abtaster) besteht analog dem Einkanalfunktionsmeßplatz aus einer kollimierten Szintillationsmeßsonde, die jedoch zeilenweise über das zu untersuchende Areal bewegt wird. Die Abtastbewegung erfolgt mäander- oder kammförmig (mit schnellem registrierfreiem Rücklauf). Abtastgeschwindigkeit, Scanfeld und Zeilenabstand sind variabel. Die Wiedergabeeinheit ist mechanisch mit dem Detektor gekoppelt und wird von der Meßelektronik angesteuert. Als Registriermöglichkeit existieren Strichdrucker oder Fotoaufzeichnung. Der Strichdrucker markiert jeden registrierten Gammaquant durch einen Strich auf einem Papierbogen, so daß die Strichdichte ein Maß der regional gemessenen Impulsrate darstellt. Übersteuerungen verhindert ein zwischengeschalteter Untersetzer, Untergrundaktivität kann als Prozentsatz des voreingestellten Maximalwerts unterdrückt werden (background cut off). Zur Kontrastverstärkung besteht die Möglichkeit der farbigen Darstellung. Hierbei werden vom Untersucher den Farben bestimmte Impulsratenbereiche zugeordnet. Bei der Fotoaufzeichnung steuert die gemessene Impulsrate die Helligkeit einer Lichtquelle, die wiederum Röntgenfilm oder Fotopapier belichtet. Die resultierende Filmschwärzung entspricht dann der registrierten Aktivität.

Der grundsätzliche Nachteil des Scanners besteht im relativ langsamen Bildaufbau. Zur Beschleunigung des Bildaufbaus können gleichzeitig 2 (Doppelkopf-) oder mehrere (Mehrkopfscanner) Szintillationsmeßsonden eingesetzt werden.

3.5 Multikristallkamera

Die Multikristallkamera (oder Autofluoroskop) gestattet die Erfassung der räumlichen und zeitlichen Aktivitätsverteilung im Körper des Patienten bei jedoch beschränkter räumlicher Auflösung. Sie ist geeignet für hohe Impulsraten und Nuklide mittlerer Energien und wegen des kleinen Gesichtsfelds in der Regel nur für kleine Organe (z. B. Herz).

Die Multikristallkamera besitzt eine rechteckig angeordnete Matrix von 14 mal 21 optisch gegeneinander isolierten Szintillationskristallen hinter einem 294kanaligen Kollimator. Jeder Kristall ist durch Lichtleiter mit einem Zeilen- und Spalten-Sekundärelektronenvervielfacher verbunden. Diese zeigen bei simultaner Registrierung die Position des Absorptionsereignisses an. Die Darstellung erfolgt auf einem Oszillographenschirm. Darüber hinaus können die Impulse auf einen Computer übertragen werden.

Die räumliche Auflösung der Multikristallkamera kann durch den Einsatz einer bewegten Patientenliege verbessert werden (Scan-Kamera).

3.6 Gammakamera (s. a. Abschn. 3.2 Sonde)

Die Gammakamera ist ein universell einsetzbarer Detektor zur gleichzeitigen Registrierung der räumlichen und zeitlichen Aktivitätsverteilung im Körper des Patienten mit guter räumlicher Auflösung.

Im Gegensatz zu Systemen mit bewegtem Detektor erfaßt die Gammakamera den gesamten Bildbereich gleichzeitig. Ihr Meßkopf, der mittels eines Stativs über dem Patienten positioniert wird, besteht aus einem Kollimator und einem großen Szintillationskristall von 25–42 cm Durchmesser. Eine flächendeckende Anzahl von Sekundärelektronenvervielfachern ist über ein Lichtleitsystem mit dem Kristall verbunden. Die aus dem abzubildenden Organ emittierten Gammaquanten erzeugen nach Absorption im Szintillationskristall Lichtblitze, die ihrerseits von den Sekundärelektronenvervielfachern geortet und in elektrische Impulse umgewandelt werden. Die Höhe dieser Ausgangsimpulse hängt von der registrierten Lichtintensität ab. Die dem Absorptionsereignis am nächsten positionierten Sekundärelektronenvervielfacher geben somit den höchsten Ausgangsimpuls ab. Gleichzeitig liefern die übrigen entfernungsabhängig geringere Impulshöhen. Diese Signalverteilung wird zur Bestimmung der Absorptionskoordinaten in einem schnellen Analogrechner (Lokalisationsmatrix in Abb. 7) benutzt. Die Summe sämtlicher Ausgangsimpulse (z-Signal) vermittelt eine Aussage über die Energie der absorbierten Gammaquanten. Das z-Signal steuert nach Passieren eines Impulshöhenanalysators mit Energiefenster ein Oszilloskop, auf dem kurzzeitig ein entsprechend den Absorptionskoordinaten positionierter Lichtpunkt erzeugt wird. Das Oszilloskop tastet jedoch nur hell, wenn das z-Signal innerhalb eines

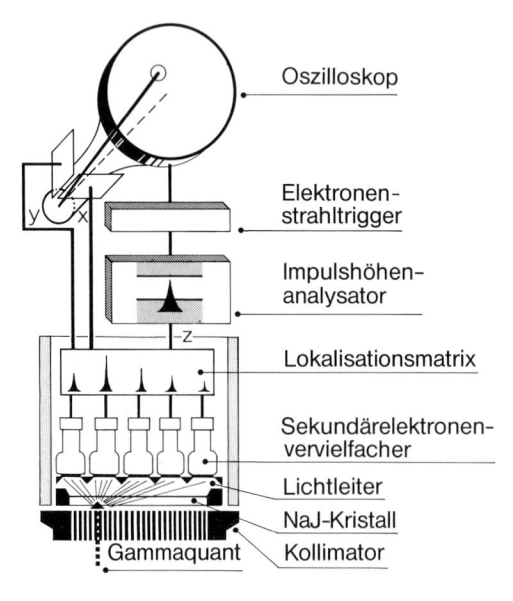

Abb. 7. Schematischer Aufbau einer Gammakamera

vorgegebenen Energieintervalls gelegen hat. Die Lichtpunkte auf dem Oszilloskop werden auf Polaroid- oder Röntgenfilm aufgezeichnet und ergeben, über die Meßzeit aufsummiert, das Szintigramm. Röntgenfilmmultiformatkameras gestatten die Abbildung mehrerer Szintigramme auf einem Film und damit die Aufnahme von schnellen Szintigrammsequenzen. Die Gammakamerasignale können schließlich auch an eine spezielle Meßwertverarbeitungsanlage übergeben werden.

Der **Kollimator** ist für die Gammakamera das Analogon eines Objektivs, das die räumliche Aktivitätsverteilung auf dem Szintillationskristall abbildet. Der Kollimator ist eine den Kristall abdeckende Bleischeibe mit einer großen Anzahl von auf die Kristallfläche gerichteten Bohrungen. Diese Bohrungen gestatten jeweils von einem Punkt der Aktivitätsverteilung nur einem eng abgegrenzten Strahlenbündel den Durchgang. Mit steigendem Bohrungsdurchmesser wächst die Unschärfe des abgebildeten Punkts. Gleichzeitig steigt jedoch die Anzahl der die Bohrung passierenden Gammaquanten und damit die Meßempfindlichkeit. Darüber hinaus bestimmen die Richtungen der Bohrungen die geometrische Abbildung (Abb. 8).

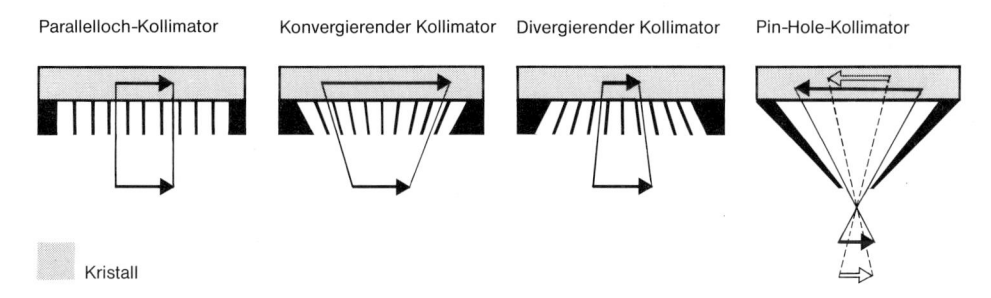

Abb. 8. Abbildungseigenschaften verschiedener Kollimatoren der Gammakamera

Zur korrekten Wiedergabe der Aktivitätsverteilung im Organ tragen somit wesentlich bei:

- das Energiefenster bzw. das hiermit vorgewählte Energieintervall (z. B. durch Ausschluß von Quanten, die durch Streuung Energieverluste hatten),
- der Kollimator (z. B. durch Ausschluß von Quanten mit regelrechter Energie, aber schräger Einfallrichtung).

Sonderbauten: Die **mobile Gammakamera** besitzt einen kleineren und leichteren Detektor. Ihr Einsatzgebiet ist die Bedside-Diagnostik auf der Intensivstation oder im Operationssaal. Die **Ganzkörperkamera** gestattet die Aufnahmen von Ganzkörperszintigrammen, indem sich entweder der Detektor über den liegenden Patienten bewegt oder der Patient auf einer Liege unter dem Meßkopf durchgefahren wird. Der Detektor der **ECT-Gammakamera** (Emissionscomputertomographie) rotiert um den Patienten. Dabei werden Szintigramme aus unterschiedlichen Ansichten aufgenommen, die schließlich die Rekonstruktion von Schichtbildern ermöglichen.

3.7 Emissionscomputertomograph (ECT)

C. M. Kirsch

Definition:
Der ECT ist ein Gerät zur Aufnahme von Daten, die es gestatten, schichtweise Abbildungen einer Radionuklidverteilung zu erzeugen.

Bei tomographischen Verfahren wird grundsätzlich zwischen 2 Arten unterschieden:

a) Teilwinkeltomographie (limited angle tomography) und
b) Vollwinkeltomographie (full angle tomography).

Diese Einteilung gilt in der Nuklearmedizin unabhängig von den benutzten Radionukliden. Eine weitere Unterteilung kann in Abhängigkeit von den verwandten Radionukliden getroffen werden. Man unterscheidet:

a) „single-photon-emission-computed-tomography" (SPECT), die mit den üblichen Einzelphotonen aussendenden Radionukliden wie ^{99m}Tc, ^{201}Tl oder ^{123}J durchgeführt wird, und
b) „positron-emission-tomography" (PET) mit positronenemittierenden Radionukliden, z. B. ^{11}C, ^{13}N, ^{15}O, ^{18}F.

3.7.1 Teilwinkeltomograph

Zur Teilwinkeltomographie ist im Prinzip kein gesondertes Meßwerterfassungsgerät notwendig, sondern es reicht aus, vorhandene Gammakameras mit speziellen Kollimatoren auszurüsten. Bekannt ist der „Seven-pinhole-Kollimator". Hierbei werden auf dem Kristall einer Gammakamera 7 Bilder aus begrenzten Betrachtungswinkeln gleichzeitig aufgenommen. Aus diesen 7 Bildern ist es möglich, mit Hilfe geeigneter Rechenprogramme Schichtbilder in nur einer Schnittebene in definiertem Abstand von der Körperoberfläche zu rekonstruieren.

Die Teilwinkeltomographie wurde kurzzeitig stark favorisiert, da zu bereits vorhandenen Geräten lediglich ein zusätzlicher Kollimator mit Programm erworben werden mußte. Wegen grundsätzlicher, systembedingter Nachteile (z. B. variable Tiefenauflösung) blieb die Verbreitung jedoch beschränkt.

3.7.2 Vollwinkeltomograph

Voraussetzung für die Vollwinkeltomographie ist eine Datenakquisition über einen Winkelbogen von $\geq 180°$. Es werden Instrumente benötigt, die eine größere (>10) Anzahl von Projektionen aufnehmen. Bei der Realisation der Vollwinkeltomographie wurden zuerst spezielle Geräte entwickelt, die ausschließlich für die Tomographie geeignet sind und dabei einzelne Schichten (Single-Slice-Maschinen) aufnehmen. Diese Geräte sind auf hohe Empfindlichkeit oder hohe räumliche Auflösung optimiert. Das im Moment bekannteste Instrument dieser Art ist der „dynamische SPECT" (Tomomatic 64^R) zur nichtinvasiven Messung des regionalen zerebralen Blutflusses in 3 Schichten nach Inhalation von Xenon-133 Gas.

Als Vollwinkeltomograph hat inzwischen die rotierende Gammakamera eine weitere Verbreitung gefunden. Die Geräte können mit 1 oder 2 Kamerameßköpfen ausgerüstet sein (Abb. 9).

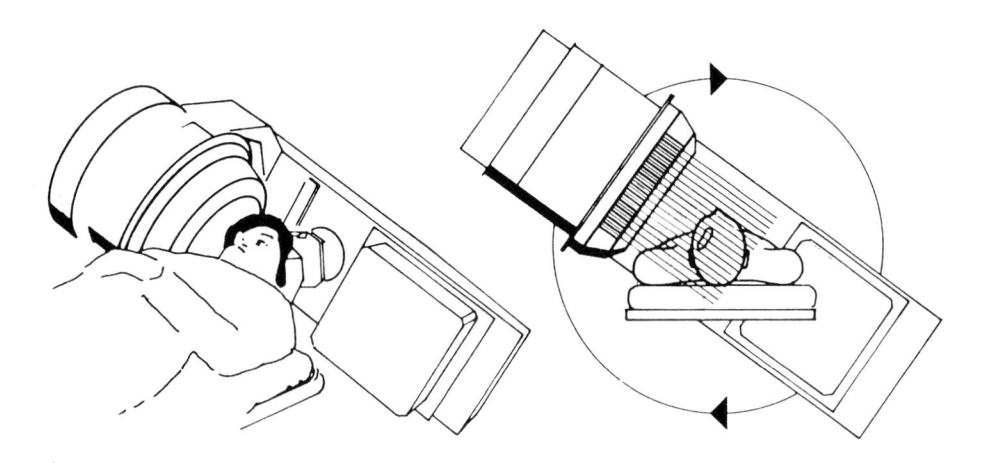

Abb. 9. Darstellung eines SPECT-Vollwinkeltomographen mit rotierender Gammakamera

Der Patient wird auf einer Liege derart positioniert, daß das zu untersuchende Organ (z. B. Herz) von dem Gesichtsfeld der Kamera insgesamt erfaßt wird. Die Kamerarotation beschreibt dann z. B. einen Kreisbogen von mindestens 180°, meist 360°, währenddessen die „Projektionsbilder" aufgenommen werden. Üblich sind ca. 30 Bilder pro 180°. Aus der Serie von Projektionsbildern, meist in Form von 64 mal 64 Matrizen, werden dann mit Hilfe der „gefilterten Rückprojektionen" die transversalen Schichten rekonstruiert.

Gegenüber den „Single-slice-Maschinen" bringt die rotierende Gammakamera einige Schwierigkeiten, aber auch Vorteile. Die Probleme liegen in der Kameratechnologie, die eine Korrektur der Homogenitätsfehler und Rotationsabweichungen erforderlich macht, sowie eine engmaschige Überwachung dieser Parameter (Qualitätskontrolle). Auch ist bezüglich der Empfindlichkeit und räumlichen Auflösung die rotierende Gammakamera manchen Spezialgeräten unterlegen.

Der große Vorteil jedoch liegt in der Aufnahme von Projektionsbildern, die die Rekonstruktion von konsekutiven transversalen Schichten gestatten (Multi-slice-Maschinen). Aus diesem „Würfel" von Daten ist es dann möglich, sagittale, frontale und ggf. auch schräge Schichten zu errechnen. Ein weiterer, nicht zu unterschätzender Vorteil der rotierenden Gammakamera besteht darin, daß damit auch konventionelle nuklearmedizinische Untersuchungen durchgeführt werden können.

Für die Untersuchung mit Positronenstrahlern werden spezielle Positronenemissionstomographen eingesetzt. Da beim Zerfall dieser Radionuklide 2 Photonen von 511 keV in entgegengesetzter Richtung emittiert werden, benötigt man 2 gegenüberliegende Meßköpfe, die mittels einer Koinzidenzauswertung 2 Photonen einem einzigen Zerfall zuordnen. Die Meßköpfe können um den Patienten rotieren wie bei der rotierenden Gammakamera, oder es kann eine ringförmige Anordnung von feststehenden Einzeldetektoren verwandt werden. Aus den so gewonnenen Daten werden dann die transversalen Schichten in üblicher Weise rekonstruiert.

3.8 Kernspintomograph

M. Seiderer

Die Kernspintomographie basiert auf dem Zusammenwirken statischer Magnetfelder, zeitlich veränderlicher Magnetfelder sowie elektromagnetischer Felder. Den schematischen Aufbau eines Kernspintomographen zeigt Abb. 10. Während die Feldspulen ein homogenes statisches Magnetfeld erzeugen, das der Ausrichtung der Kernspins dient, werden durch die Gradientenspulen zeitlich veränderliche Magnetfelder erzeugt, mit denen die räumliche Zuordnung der Bildkoordinaten realisiert wird. Über die Hochfrequenzspule, die als Sende- und Empfangsantenne wirkt, wird einerseits das hochfrequente Anregungssignal in den Körper eingestrahlt und andererseits das Relaxationssignal empfangen.

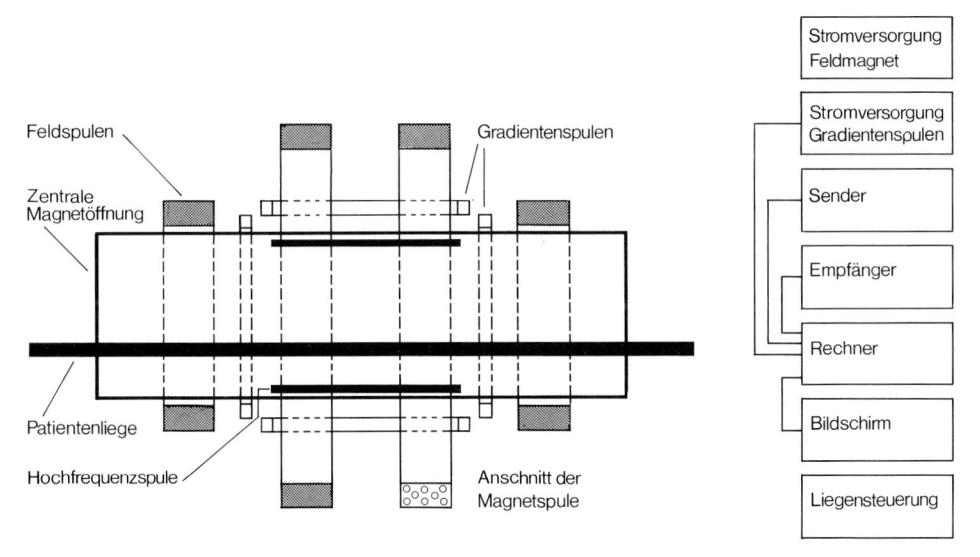

Abb. 10. Schematischer Aufbau eines Kernspintomographen. Bei supraleitenden Magneten ist die Stromversorgung des Feldmagneten nur zur initialen Erzeugung eines Magnetfelds notwendig

Das Prinzip der räumlichen Zuordnung eines Probenvolumens erläutert Abb. 11. Wie erwähnt (1.4), tritt ein Umklappen der Kernmagnete nur dann auf, wenn die Energie der Hochfrequenzstrahlung exakt der Energiedifferenz der beiden Kernspineinstellungen im Magnetfeld entspricht. Diese wiederum ist streng proportional dem externen Magnetfeld, in dem sich die Probe befindet. Überlagert man dem homogenen Magnetfeld der Feldspulen ein schwaches, sich linear in Richtung der Patientenlängsachse veränderndes Gradientenfeld (z-Richtung), so entspricht jedem Ort der z-Achse eine andere Magnetfeldstärke und somit eine andere Resonanzfrequenz. Die Resonanzbedingung ist somit nur in einer Ebene senkrecht zur z-Achse erfüllt. Alle Volumenelemente links und rechts dieser Ebene werden aufgrund des zu großen oder zu kleinen Magnetfeldes nicht angeregt und senden somit auch

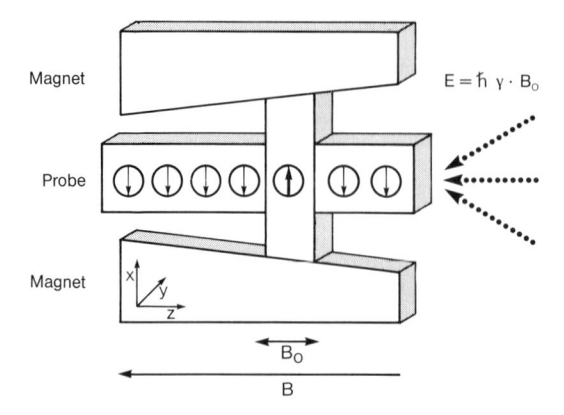

Abb. 11. Prinzip der räumlichen Zuordnung eines Probenvolumens zu den Bildkoordinaten. Durch eine Überlagerung des homogenen statischen Magnetfeldes mit ortsabhängigen Gradientenfeldern ist eine ortsselektive Anregung eines Probenvolumens möglich

kein Resonanzsignal aus. Legt man zusätzlich Gradientenfelder in x- und y-Richtung an, so kann die Volumenauswahl auf ein punktförmiges Volumenelement eingegrenzt werden. Für die Praxis wird aus zeitlichen Gründen keine selektive Anwahl einzelner Volumenelemente, sondern eine räumliche Zuordnung über nur 2 Gradientenfelder durchgeführt. Durch die Messung multipler Projektionen mit anschließender zweidimensionaler Fourier-Transformation, ähnlich dem computertomographischen Verfahren, gelingt ein wesentlich schnellerer Bildaufbau.

Mit der Kernspintomographie können wie mit der SPECT Schichtbilder beliebiger Orientierung ohne Umlagerung des Patienten gewonnen werden. Mit Ausnahme der Patientenliege enthält ein Kernspintomograph keine mechanisch bewegten Teile.

Um eine verzerrungsarme Darstellung des Körpers zu erhalten, muß das durch die Feldspulen erzeugte statische Magnetfeld eine möglichst hohe Homogenität über dem Untersuchungsvolumen aufweisen (derzeit kleiner als 40 ppm über 50 cm Kugelvolumen). Für die Erzeugung der statischen Magnetfelder werden fast ausschließlich 2 verschiedene Magnettypen benutzt, der normalleitende Widerstandsmagnet sowie der supraleitende Kryomagnet.

Während der resistive Magnet durch eine hohe Verlustleistung in den Spulen erhebliche Mengen elektrischer Energie in Wärme umwandelt, benötigt der Kryomagnet nach einer initialen Einspeicherung eines elektrischen Stroms für die weitere Aufrechterhaltung des Magnetfeldes keine Stromzufuhr mehr. Dagegen ist zur Aufrechterhaltung der Supraleitung eine permanente Kühlung mit flüssigem Stickstoff und flüssigem Helium auf $-269°C$ ($4°K$) notwendig. Ein Vorteil der supraleitenden Magneten ist deren größere Magnetfeldhomogenität sowie die Möglichkeit der Erzeugung von Magnetfeldern, die weit über der Grenze liegen, die für eine optimale Bildgebung als notwendig erachtet wird. Kernspintomographie wird derzeit bei Magnetfeldstärken zwischen 0,02 Tesla und 2,0 Tesla durchgeführt. Die Grenze für resistive Magneten liegt bei ca. 0,3 Tesla. Bei einer Feldstärke von 0,14 T erhält man eine Protonenresonanzfrequenz von 6 MHz. Das räumliche Auflösungsvermögen beträgt für den Schädelbereich ca. 1 mm, für den Stammbereich ca. 2 mm.

Die Kernspintomographie arbeitet ohne ionisierende Strahlung, die Energie der elektromagnetischen Wellen liegt um den Faktor 10^{12} unter der von ^{99m}Tc. Untersuchungen an Zellkulturen sowie bezüglich einer möglichen Chromosomenschädigung sind bisher ausnahmslos negativ verlaufen [1].

Aufgrund der von einem starken Magnetfeld ausgehenden Kraftwirkung müssen jedoch bestimmte Patientengruppen von Untersuchungen mit Kernspintomographen ausgeschlossen werden. Hierunter fallen Patienten mit Herzschrittmacher (Möglichkeit der Dysfunktion) und Patienten mit magnetisierbaren metallischen Fremdkörpern (Granatsplitter, Aneurysma-Clips).

Die allgemeine klinisch-diagnostische Bedeutung des Verfahrens liegt in der kombiniert morphologisch-funktionellen Bildgebung (Volumetrie, Flußmessung, Gewebedifferenzierung).

Literatur

[1] Saunders RD (1982) Biologic effects of NMR clinical imaging
   Appl. Radiol. Sept./Oct.

3.9 Computer als Auswerteeinheit

3.9.1 Hardware und Betriebssoftware

R. Standke

Die quantitative Auswertung von Szintigrammsequenzen erfordert deren Registrierung mit einem Auswertecomputer (Abb. 12).

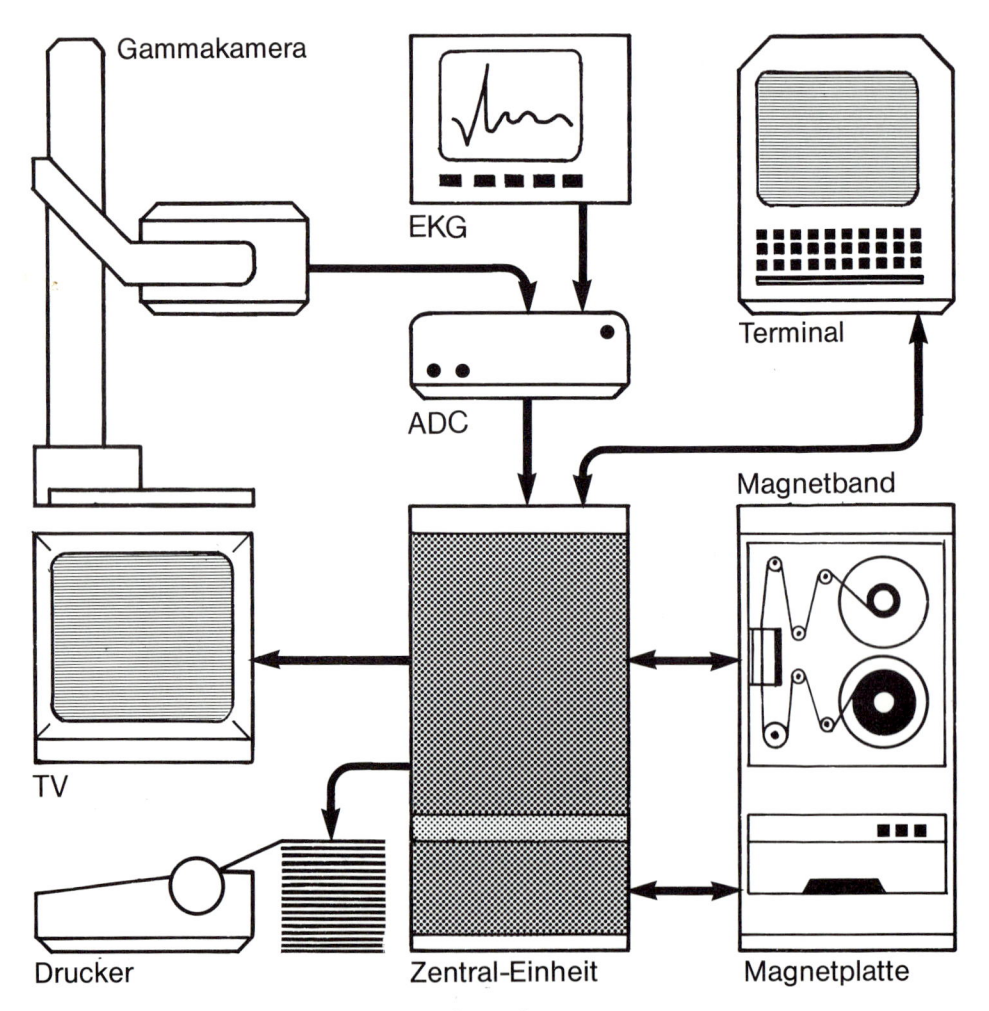

Abb. 12. Aufbau eines nuklearmedizinischen Gammakameracomputersystems

Zur Transformation eines analogen Gammakameraszintigramms in eine **Computermatrix** wird über das Gesichtsfeld der Gammakamera ein Raster gelegt, dessen kleinste Einheit eine Speicherzelle des Computers darstellt (**Bildelement oder Pixel**). Die Ortsadressierung dieser Speicherzellen entspricht den Ortskoordinaten der Gammakameraimpulse, die hier jedoch digitalisiert, d. h. je nach Matrixgröße ganzzahlig unterteilt werden. In den Zellen der Computermatrix werden somit die regionalen Impulsraten während eines festgelegten Zeitintervalls gespeichert, die vorher mit einem **Analogdigitalconverter** (ADC) transformiert worden sind.

Die **Zentraleinheit** setzt sich zusammen aus Zentralspeicher, Rechenwerk und Kontrolleinheit. Der **Zentralspeicher** enthält Tausende von Zellen (**bit**), denen jeweils der Wert „1" oder „0" zugewiesen werden kann. Die Zusammenfassung von 8 bit heißt **byte.** Zwei byte ergeben ein **word.** Das Computer-word (od. byte) bildet eine Speicherzelle, die mit Daten (Zahlen oder Buchstaben) oder Befehlen (Programme) belegt werden kann. Das **Rechenwerk** führt sämtliche mathematischen Berechnungen durch. Die **Kontrolleinheit** bezieht Befehle aus dem Zentralspeicher und führt die geforderten Aktionen aus.

Zur permanenten Speicherung von Daten und Programmen besitzt das Auswertecomputersystem sog. **Massenspeicher,** die in einer Magnetplatte und einem digitalen Magnetband bestehen können. Auf der **Magnetplatte** befinden sich sämtliche Programme (Betriebssystem), aber auch vorgegebene Räume zur Abspeicherung von Computermatrizen (Daten-Files). Während auf der Magnetplatte der Computer zu jedem Punkt eine nahezu gleich kurze Zugriffszeit besitzt, können auf dem **Magnetband** Daten und Programme nur sequentiell abgespeichert werden. Das Magnetband eignet sich deshalb ausschließlich für die Langzeitarchivierung von Patientendaten und Programmen.

Die Kommunikation mit dem Benutzer ermöglicht ein **Terminal,** das aus einem Bildschirm mit Schreibmaschinentastatur besteht. Text kann auf einem **Drucker** ausgegeben werden, Ergebnisse und Computerszintigramme werden auf einem **Schwarz-weiß-** oder **Farbmonitor** dargestellt. Die Farben bzw. die Grauwerte entsprechen hierbei den gespeicherten Impulszahlen.

Die elektronische Datenverarbeitung eröffnet der Nuklearmedizin u. a. die folgenden Möglichkeiten:

- Aufnahmen von Szintigrammsequenzen mit synchroner Registrierung eines physiologischen Signals (EKG, Phonokardiogramm, Spirometer etc.);
- Steuerung der Aufnahme durch ein physiologisches Signal (Gating, Triggern);
- Abgrenzung einzelner Bezirke in den Szintigrammen (region of interest, ROI) und numerische Bestimmung des Impulsrateninhalts in diesen Regionen;
- Erzeugung und Analyse von Zeit-Aktivitäts-Funktionen (Impulsrateninhalt einer ROI als Funktion der Zeit);
- Bildbearbeitung: Bildglättung und -filterung zur Verbesserung statistisch verrauschter Szintigramme, Bildaddition und -subtraktion zur Erzeugung von Funktionsszintigrammen etc.

Zur Datenaufnahme (Akquisition) können 2 Verfahren eingesetzt werden. Angaben dazu finden sich in Tabelle 12.

Tabelle 12. Verfahren zur Datenaufnahme mit einem nuklearmedizinischen Computersystem

	Listmodus	Bildmodus
Wirkungsweise	Serielle Abspeicherung der Gammakameradaten als Ortskoordinatenpaare mit zusätzlicher Registrierung von Zeitmarken und einem physiologischen Signal	Direkte Speicherung der Gammakameradaten in Bildmatrizen während eines bestimmten Zeitinkrements
Vorteil	Zeitinkremente und Matrizendimension für die Bildsequenz nachträglich frei wählbar	Wesentlich geringerer Speicherplatzbedarf, Bildsequenz ist unmittelbar nach Beendigung der Aufnahme vorhanden
Nachteil	Sehr hoher Speicherplatzbedarf, zusätzliche Rechenzeit zur Erzeugung der Bildsequenz	Festgelegte Zeitinkremente und Matrizendimension

3.9.2 Prinzipien der Auswertung

E. Kleinhans

Voraussetzung für die numerische Auswertung (Quantifizierung) szintigraphischer Untersuchungen ist die Speicherung in einem Rechnersystem in Form von Bildmatrizen (s. dort). Daraus ergibt sich zum einen die Möglichkeit einer späteren Optimierung der Bildgüte durch mathematische Manipulationen an Bildern (z. B. Glättung), zum anderen lassen sich durch geeignete Verfahren Zahlenwerte (Funktionsparameter) aus der oft nur schwer überschaubaren Informationsfülle berechnen. Wesentliche Ziele der Quantifizierung sind:

- In der statischen Szintigraphie:
  - Vergleich von Aktivitätsanreicherungen in verschiedenen Verteilungsräumen, z. B. Knochen/Weichteil-Speicherung im Skelettszintigramm.
  - Intraindividueller Vergleich organspezifischer Anreicherungen, z. B. bei Verlaufskontrollen oder vor und nach therapeutischen Maßnahmen.
  - Interindividueller Vergleich organspezifischer Anreicherungen in einem Patientenkollektiv. Hierzu ist die Normierung der Organspeicherung auf eine Bezugsgröße (z. B. Untergrundaktivität, injizierte Aktivität) erforderlich.

- In der Funktionsszintigraphie:
  - Erstellung von Zeitaktivitätskurven: Der zeitliche Verlauf der Aktivitätsverteilung in einem Organ oder einem anderen Verteilungsraum wird als Kurve (über der Zeit) dargestellt (Tracerkinetik).
  - Untergrundkorrektur: Störende Untergrundaktivität, d. h. Strahlung aus dem vor und hinter dem untersuchten Organ liegenden Gewebe wird durch Subtraktion eines konstanten bzw. aktuellen Zahlenwerts beseitigt.

– Bestimmung von Funktionsparametern: Dies sind Größen, die eine Organfunktion, wie z. B. Nierenclearance oder Auswurffraktion, zahlenmäßig beschreiben.
– Erstellung parametrischer Bilder: Funktionsparameter werden, genau wie bei der globalen Bestimmung der Organfunktion, für jeden einzelnen Punkt der Bildmatrix (Pixel) gesondert berechnet. Anstelle des ursprünglichen Bildpunkts wird das Ergebnis der Berechnung als Farb- oder Helligkeitswert dargestellt. Das so entstandene parametrische Bild gibt die räumliche Verteilung der Organfunktion wieder.

3.9.2.1 ROI-Technik

Jede numerische Auswertung beginnt mit der Abgrenzung von interessierenden Bildbereichen: regions of interest (ROI). Dies sind in der Regel untersuchtes Organ und eine repräsentative Untergrundregion. Eine ROI läßt sich am besten mit einer idealen Meßsonde vergleichen, deren Sichtfeld (theoretisch) von beliebiger Größe und Form sein kann. Nach der Festlegung einer ROI wird die Zählrate (Counts/Zeiteinheit) in dem interessierenden Bereich des aktuellen Bilds ermittelt. Zusätzlich wird meist noch die Aktivitätsdichte (Counts/Anzahl ROI-Punkte) berechnet.

Zwei ROI-Typen werden unterschieden:

– regelmäßig begrenzte ROI (Rechteck-ROI),
– unregelmäßig begrenzte ROI (irreguläre oder krummlinig begrenzte ROI)

Regelmäßig begrenzte ROIs lassen sich rasch und bequem durch Markierung von 2 Eckpunkten festlegen. Sie eignen sich jedoch nur zur Abgrenzung kleiner, fokaler Anreicherungen (z. B. in der Skelettszintigraphie) oder großer Untergrundbereiche (z. B. in der Jodhippurannierenszintigraphie). Bei allen anderen Anwendungen sind unregelmäßig begrenzte ROIs vorteilhafter, da sie eine genaue Abgrenzung von Organen oder anderen Strukturen erlauben. Je nach Anforderungen an die Genauigkeit und Reproduzierbarkeit der Organabgrenzung werden folgende Methoden angewendet:

- Manuelle Abgrenzung mit Lichtgriffel (Lightpen) oder Joystick;
- Halbautomatische Abgrenzung durch ein Computerprogramm, wobei der Bediener vorher Hilfskriterien festlegen kann, z. B. Stützpunkte oder Hilfslinien, an denen sich das Konturfindungsprogramm orientiert. Während des Programmablaufs kann der Bediener den Abgrenzungsprozeß interaktiv beeinflussen, etwa durch Änderung eines voreingestellten numerischen Randkriteriums;
- Vollautomatische Abgrenzung durch ein komplexes, organspezifisches Computerprogramm ohne Bedienerinteraktion.

Halb- und vollautomatisch arbeitende Programme wurden entwickelt, um individuelle Einflüsse weitgehend auszuschalten, die bei der manuellen Abgrenzung das Untersuchungsergebnis, je nach Übung und Erfahrung des jeweiligen Untersuchers, verfälschen können (Interobserver-Streuung). Die Tabelle 13 gibt einen Überblick über Anwendungsmöglichkeiten, Vor- und Nachteile der verschiedenen ROI-Methoden.

Tabelle 13. Abgrenzungsmethode der ROI-Technik: Anwendungen, Vor- und Nachteile

ROI-Typ	Abgrenzung	Anwendung	Vorteile	Nachteile
Regelmäßig begrenzt	Manuelle Markierung oder Koordinaten von 2 Eckpunkten	Skelettszintigramm; große Untergrund-ROI; universell bei reduzierter Genauigkeit (Überblick)	Sehr schnell, bequem	Unbefriedigende Annäherung an Bildstrukturen
Unregelmäßig begrenzt	Manuelles Umfahren mit Lichtgriffel oder Joystick	Universell	Universell anwendbar, absolute Zuverlässigkeit (auch bei Artefakten), größtmögl. Flexibilität	Langsam, hohe Interobserverstreuung, schlechte Reproduzierbarkeit
	Halbautomatisch (Vorgabe von Abgrenzungskriterien, Bedienerinteraktion)	Universell, jedoch Programm-Modifikationen bei einigen Anwendungen erforderlich; Herzdiagnostik, Nierenclearance, Hirnperfusion	Sehr schnell, breites Anwendungsspektrum, hohe Zuverlässigkeit, sehr flexibel, gute Reproduzierbarkeit	Interobserver-Streuung, eingeschränkte Reproduzierbarkeit
	Vollautomatisch (keine Bedienerinteraktion)	Bisher nur in der Herzdiagnostik implementiert	Absolute Reproduzierbarkeit, keine Interobserverstreuung, keine Bedienung erforderlich (schnell)	Nur bei einer Untersuchung anwendbar, hoher Programmieraufwand, eingeschränkte Zuverlässigkeit, wenig flexibel

3.9.2.2 Glättungsverfahren

Glättung (smoothing) ist die Anwendung einer mathematischen Operation auf alle Einzelpunkte eines Bilds oder einer Kurve. Ziel ist die Unterdrückung störender statistischer Schwankungen (Rauschen). Geglättete Bilder sind deshalb kontrastärmer und „weicher" als ihre Originale, insbesondere erscheinen Randkonturen in solchen Bildern glatter.

Die in der Praxis wichtigsten Glättungsverfahren sind:

- 9-Punkt-Glättung von Bildern
- 3-Punkt-Glättung von Kurven

Bei der 3-Punkt-Glättung werden jeweils 3 benachbarte Kurvenpunkte mit einem Gewichtungsfaktor multipliziert und der mittlere der 3 Punkte durch die Summe dieser Produkte ersetzt:

$Pi' = a \cdot (Pi-1) + b \cdot Pi + c \cdot (Pi+1)$ (für $i = 2$ bis $n-1$)

Bei geeigneter Wahl der Gewichtungsfaktoren, z. B. $a = 1/4$, $b = 1/2$ und $c = 1/4$, bleibt das Kurvenintegral, d. h. die Fläche unter der Kurve, unverändert. Analog erfolgt die 9-Punkt-Glättung mit einem zentralen Punkt (Gewichtungsfaktor z. B. $1/2$) und seinen 8 Nachbarpunkten (Gewichtungsfaktor z. B. jeweils $1/16$).

Neben diesen einfachen und schnellen Glättungsverfahren gibt es eine Reihe komplexerer Verfahren auf systemtheoretischer oder statistischer Basis (z. B. Wiener-Filter, Median-

Filter), die in der täglichen Praxis vor allem wegen ihrer relativ langen Rechenzeiten nur von untergeordneter Bedeutung sind.

3.9.2.3 Kurvenbearbeitung

Unter Kurvenbearbeitung werden mathematische Operationen an Zeit-Aktivitäts-Kurven zusammengefaßt. Sie dienen in der Regel der Eliminierung des statistischen Rauschens: darüber hinaus können bestimmte Kurvencharakteristika, wie z. B. überlagerte Schwingungen, hervorgehoben werden. Einen Überblick über die gebräuchlichsten Methoden gibt Tabelle 14. Als Kurvenfitting (Anpassung) werden Rechenverfahren bezeichnet, bei denen die Konstanten einer adäquaten Modellkurve (z. B. A und B der analytischen Kurve $f(t) = A \cdot \exp(-B \cdot t)$ so lange variiert werden, bis die Abweichungen der jeweils berechneten Kurve von der tatsächlichen Kurve ein vorgegebenes Minimum unterschreiten (Iteration). Für die gebräuchlichsten Fits gibt es schnelle, nichtiterative Rechenverfahren.

Tabelle 14. Zwei Beispiele für gebräuchliche Kurvenfitverfahren

Methode	Beschreibung	Anwendung
Glättung	Siehe dort	Universell
Gamma-Fit	Annäherung der realen Zeitaktivitätskurve durch eine Modellkurve (Gamma-Funktion: $G(t) = K \cdot t \cdot a \cdot \exp(-t/b)$), die einem idealen Bolusverhalten entspricht	Perfusionsstudien (erste Boluspassage)
Cosinus-Fit	Annäherung der realen Zeitaktivitätskurve durch eine Cosinusschwingung der Form: $f(t) = A \cdot \cos(wt + f)$	Herzdiagnostik

3.9.2.4 Untergrundkorrektur

Die Abschätzung der Strahlung aus dem vor und hinter dem untersuchten Organ liegenden Gewebe (UG: Untergrund) ist ein grundsätzlich nur näherungsweise lösbares Problem, da diese Strahlung nicht isoliert registriert werden kann. Die Genauigkeit des Untersuchungsergebnisses wird jedoch um so mehr durch UG-Aktivität beeinflußt, je ungünstiger das Anreicherungsverhältnis von Zielorgan zum Untergrund ist.

Bei zeitlichen Änderungen der UG-Aktivität während der Untersuchung, wie z. B. bei der 1. Boluspassage durch den linken Ventrikel, muß jedes Einzelbild der Sequenz korrigiert werden. Dieses zeitaufwendige Verfahren kann dadurch ersetzt werden, daß eine Zeit-Aktivitäts-Kurve über einer UG-ROI (s. Abb. 13, parakardiale UG-ROI in einer First-Pass-Studie des linken Ventrikels) erstellt und von der Organ-Zeit-Aktivitäts-Kurve subtrahiert wird.

Bei der Radionuklidventrikulographie nach Gleichverteilung ändert sich die UG-Aktivität mit der Kontraktionsphase, wenn die parakardiale UG-ROI parallel zur endsystolischen,

Abb. 13. Parametrisches Schlagvolumenbild einer Äquilibrium-Radionuklidventrikulographie (45 Grad LAO): Die dem Schlagvolumen entsprechenden Aktivitätsschwankungen sind als Helligkeitswerte abgebildet. Deutlich erkennbar (schwarz) sind der kleinere rechte Ventrikel (links) und der größere linke Ventrikel (rechts) sowie das (hellere) Septum (dazwischen)

also innerhalb der enddiastolischen Ventrikelkontur liegt. In diesem Falle dient die UG-Aktivität zum endsystolischen Zeitpunkt nur zur Korrektur.

Gebräuchliche Methoden der UG-Korrektur sind:

- Homogene UG-Korrektur: Sie ist die einfachste und am häufigsten angewendete Methode. Ein Bereich im Szintigramm, der die gesamte UG-Aktivität am besten repräsentiert, wird mit einer ROI markiert. Die Aktivitätsdichte (Zählrate/Pixels) wird von der Aktivitätsdichte im Zielorgan subtrahiert.
- Interpolative UG-Korrektur: Ausgehend von einer inhomogenen Verteilung der UG-Aktivität, die sich jedoch nur stetig (linear), z. B. von einem Organrand zum gegenüberliegenden hin ändert, wird die UG-Aktivität jeweils an 2 gegenüberliegenden Randpunkten des Organs bestimmt und dazwischen linear interpoliert. Diese Methode hat sich in der Myokardszintigraphie mit 201-Thallium bewährt.

- Parabolische UG-Korrektur: Primär wird eine homogene UG-Verteilung vorausgesetzt. Dabei wird die räumliche Tiefe des untersuchten Organs (in der Regel des Herzens) berücksichtigt. Das Gewebevolumen vor und hinter dem Herzen, welches zur UG-Strahlung beiträgt, nimmt vom Ventrikelzentrum zu den Rändern hin zu. Dies geht durch eine parabolische Gewichtung der UG-Aktivität in das Korrekturverfahren ein.

3.9.2.5 Parametrische Bilder (functional imaging)

Ein parametrisches Bild ist eine rein rechnerisch erzeugte Darstellung von pixelweise berechneten Funktionsparametern.

Im einfachsten Falle werden lediglich 2 Bilder Pixel für Pixel subtrahiert, etwa das endsystolische vom enddiastolischen Bild bei einer Herzfunktionsstudie. Das so entstandene Schlagvolumenbild stellt das ausgeworfene Blutvolumen als Aktivitätsdifferenz räumlich dar. Wesentlich aufwendiger ist die Erstellung sog. Amplituden- und Phasenbilder: Hierbei wird über jedem Pixel eine Zeitaktivitätskurve abgeleitet (bei einer 64 mal 64 Matrix 4096 einzelne Kurven!). Die dabei auftretenden hohen statistischen Intensitätsschwankungen müssen unterdrückt werden, um zuverlässige Werte für die Amplitude A der Aktivitätsschwankung und den Phasenwinkel F, der dem Kontraktionsbeginn entspricht, zu erhalten.

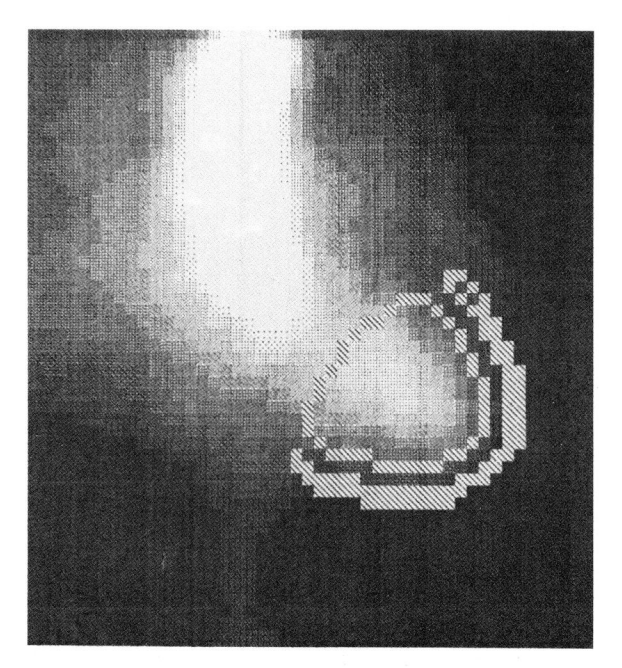

Abb. 14. Halbautomatisch erzeugte ROI über dem linken Ventrikel in einer First-pass-Studie (30 Grad RAO). Parallel dazu in konstantem Abstand und von konstanter Breite eine hufeisenförmige Untergrundregion

Hierzu hat sich die Entwicklung einer Fourier-Reihe[1] bewährt, bei der nur Amplitude und Phasenwinkel der Grundschwingung bestimmt werden. Die so berechneten Zahlenwerte für A und F werden nach geeigneter Skalierung an entsprechender Stelle im Phasen- und Amplitudenbild (Abb. 14) als Helligkeitswerte abgelegt. Da die Vorhöfe nicht gleichzeitig mit den Ventrikeln kontrahieren, stellen sie sich im Phasenbild in einer anderen Helligkeitsstufe dar und können damit von den Ventrikeln unterschieden werden. Der zeitliche Ablauf der Ventrikelkontraktion läßt sich ebenfalls als Ausdruck der Erregungsausbreitung veranschaulichen.

Weitere Anwendungen parametrischer Bilder sind die Darstellung von Transitzeiten oder Anstiegsgeschwindigkeiten in Perfusionsstudien.

---

[1] Die Fourier-Reihe (harmonische Analyse) beschreibt eine periodische Zeitkurve als eine trigonometrische Summe der Form:
$f(t) = A0/2 + A1 \cdot \sin(wt + F1) + A2 \cdot \sin(2wt + F2) + \ldots + An \cdot \sin(nwt + Fn) + \ldots$ d. h. die Kurve wird als Summe einer Grundschwingung ($A1 \cdot \sin(wt + F1)$) und den vielfachen Frequenzen dieser Grundschwingung ($A2 \cdot \sin(2wt + F2) \ldots An \cdot \sin(nwt + Fn)$) dargestellt. Die Konstanten $A1$ bis An (Fourier-Koeffizienten) geben an, welchen Beitrag die einzelnen Frequenzen an der analysierten Kurve haben (Frequenzspektrum). Statistisches Rauschen fällt erst bei höheren Frequenzen (etwa ab $n > 10$) ins Gewicht

4 Meßprinzipien

R. Standke

Der nuklearmedizinischen Diagnostik liegt die Indikatormethode zugrunde. Indikator ist eine in den jeweiligen Stoffwechsel eingebrachte radioaktive Substanz in nicht pharmakologisch wirksamer Dosis, deren räumliche Verteilung im Körper aufgrund ihrer Gammastrahlung an der Körperoberfläche des Patienten gemessen wird. Die z. Z. in der Nuklearmedizin am häufigsten benutzten diagnostischen Prinzipien finden sich in Tabelle 15.

Tabelle 15. Diagnostische Prinzipien in der Nuklearmedizin

	Physikalische Verteilungsvorgänge	Kapillarblokkade	Aktiver Transport	Phagozytose	Metabolismus
Diagnostisches Prinzip	Gleichmäßige Verteilung eines in den Verteilungsraum eingebrachten Indikators	Partielle Embolisierung durch markierte Partikel	Zelluläre Konzentrationsänderung einer Substanz gegen ein Konzentrationsgefälle	Aufnahme markierter Kolloide durch das retikuloendotheliale System	Verfolgung des metabolischen Wegs eines Indikators
Beispiel	Darstellung des Liquorraums	Perfusion der Lunge	Thyreoidale Jodaufnahme	Darstellung von Leber, Milz und Knochenmark	Myokarddarstellung mit markierten Fettsäuren

4.1 Ein- und Mehrkanalfunktionsmessung

Die **Funktionsmessung** besteht in der Registrierung der zeitlichen Aktivitätsänderung in einem Organ oder einem nach anatomischer Einteilung wichtigen Teilbereich.

Die Zeit-Aktivitäts-Messung gibt Aufschluß über die regionale Indikator- oder Tracerkinetik und damit die Möglichkeit der quantitativen Erfassung der Dynamik biologischer Vorgänge.

Das untersuchte Volumen bleibt während der Messung relativ zum Detektor ortsfest. Die Durchführung einer Zeit-Aktivitäts-Messung in einem einzelnen Volumen heißt **Einkanal-**, die gleichzeitige Messung in mehreren Volumina heißt **Mehrkanalfunktionsmessung** (Tabelle 16). Jeder einzelne Kanal erfordert apparativ eine Szintillationsmeßsonde mit zugehöriger Meßelektronik und Registriermöglichkeit (Kurvenschreiber). Der Ein- bzw. Mehrkanalfunktionsmeßplatz kann auch durch eine Gammakamera mit angeschlossenem Computer ersetzt werden (s. a. 3.1.4 Funktionsszintigraphie). Der „Kanal" wird dann geometrisch durch die Definition einer region of interest im Computerszintigramm abgegrenzt (s. 3.9.2.1).

Beispiel (seitengetrennte Nierenfunktionsanalyse): Eine harnpflichtige, radioaktiv markierte Substanz wird intravenös appliziert. Die Zeit-Aktivitäts-Funktionen beider Nieren vermitteln quantitative Information bezüglich Anflutung, Sekretion und Exkretion. Ein zusätzlicher 3. Kanal gestattet die Registrierung der zeitlichen Aktivitätsänderung des „Ganzkörpers" unter Abschirmung von Nieren und Blase und damit die Bestimmung der Gesamtclearanceleistung.

Tabelle 16. Ein- und Mehrkanalfunktionsmessungen

Diagnostik	Meßgeräte	Durchführung der Messung
Radiojodtest	Einkanalmeßplatz	2 h nach Radiojodapplikation Messung der Schilddrüsenaktivität, nach 24 und 48 h erneute Messung
Jodidclearance	Einkanalmeßplatz	Kontinuierliche Messung der zeitlichen Aktivitätsänderung über der Schilddrüse über 20 min, beginnend mit der Injektion
Radioisotopennephrographie	Zweikanalmeßplatz	Kontinuierliche Messung der zeitlichen Aktivitätsfunktion der Nieren über 30 min, beginnend mit der Injektion
+ Clearance	Teilkörperabgeschirmter Vierkanalmeßpl. + Bohrloch	+ Messung der Ganzkörperaktivität und Bestimmung der Plasmaaktivität

4.2 Szintigraphie in der langsamen Funktionsphase (statische Szintigraphie)

Das **statische Szintigramm** besteht in einer zweidimensionalen Aufzeichnung der räumlichen Verteilung einer radioaktiven Substanz innerhalb des Körpers oder bestimmter Organe zu einem bestimmten Zeitpunkt nach der Radionuklidapplikation bei Vernachlässigung der zeitlichen Änderung der Aktivität (Tabelle 17).

Die durch einen funktionellen Ablauf bedingte selektive Anreicherung eines Radiopharmazeutikums in einem Organ wird zu dessen Darstellung benutzt. Dieses ermöglicht zusätzlich zur funktionellen Aussage eine morphologische Diagnostik (**Lokalisationsuntersuchung**). Die statische Szintigraphie kann nur in der langsamen Funktionsphase eingesetzt werden, da die zeitliche Aktivitätsänderung während der Aufnahme des Szintigramms vernachlässigbar sein muß.

Man unterscheidet zwischen Defekten mit **positivem** (Darstellung einer Anreicherung infolge der Indikatoraffinität) oder **negativem Kontrast** (Anreicherungsdefekt, beruhend auf Fehlen oder Verlust der Affinität).

Die Aufnahme des statischen Szintigramms erfolgt durch eine Gammakamera zumeist in verschiedenen Ansichten. Die Szintigraphie sollte in einem Zeitintervall maximalen Kontra-

Tabelle 17. Statische Szintigraphie (Sz.)

Diagnostik	Meßgeräte	Durchführung der Messung (p. i. post injectionem)
Statische Hirnszintigraphie	Gammakamera	2–3 h p. i. Aufnahmen in mehreren Ansichten
Liquorraumsz.	Gammakamera	2, 6, 24 und 48 h p. i. Aufnahmen in mehreren Ansichten
Schilddrüsenszintigraphie	Gammakamera (Scanner)	20 min p. i. Aufnahme in anteriorer Ansicht
Nebennierensz.	Gammakamera (Scanner)	3, 5 und 7 Tage p. i. Aufnahmen in mehreren Ansichten
Lungenperfusionssz.	Gammakamera	3 min. p. i. Aufnahmen in mehreren Ansichten
Myokardsz.	Gammakamera	15 min p. i. Aufnahmen in mehreren Ansichten (bei Belastungsuntersuchungen zusätzliche Aufnahmen nach 3 h)
Lebersz.	Gammakamera	30 min p. i. Aufnahmen in mehreren Ansichten
Lymphsz.	Gammakamera	3 h p. i. Aufnahmen der entsprechenden Regionen
Skelettsz.	Gammakamera ggf. + Ganzkörperzusatz	2–4 h p. i. Aufnahmen in verschiedenen Ansichten oder/und Ganzkörperszintigramm von dorsal und ventral
Knochenmarksz.	Gammakamera	30 min p. i. Aufnahmen in mehreren Ansichten
Gelenksz.	Gammakamera	30 min p. i. Aufnahmen der Gelenke
Galliumtumorsz.	Scanner, Gammakamera ggf. + Ganzkörperzusatz	48 h p. i. Ganzkörperszintigramm oder Aufnahmen in mehreren Ansichten

stes zwischen der diagnostisch interessanten Region und deren Umgebung durchgeführt werden.

Beispiel (Knochenszintigraphie):
Die Knochenszintigraphie gehört zur positiven Szintigraphie. Knochengeschwülste und Knochenmetastasen führen in ihrer Umgebung in der Regel zu einer erhöhten Speicherung knochenaffiner Radiopharmazeutika. Dieses Verhalten wird durch die statische Szintigraphie 2−4 h nach i. v. Injektion als Anreicherungseffekt dargestellt.

4.3 Szintigraphie der mittelschnellen und schnellen Funktionsphase (Sequenzszintigraphie)

Die **Sequenzszintigraphie** besteht in der Aufnahme von Szintigrammen in schneller (oder mittelschneller) Folge mit dem Ziel, zeitliche Veränderungen der räumlichen Aktivitätsverteilung innerhalb des Körpers zu erfassen. Die regionale Tracerkinetik kann auf diese Weise qualitativ beurteilt werden (Tabelle 18).

Die Durchführung der Sequenzszintigraphie erfordert wegen der Notwendigkeit kurzer Aufnahmezeiten ein Szintigraphiegerät mit stehendem Strahlungsdetektor (Gammakamera oder Multikristallkamera).

Beispiel (Hirnsequenzszintigraphie):
Nach bolusförmiger intravenöser Injektion eines anfangs vorwiegend intravasal verbleibenden Radiopharmazeutikums erfolgt die Aufnahme einer schnellen Sequenz von beispielsweise 4 Szintigrammen mit Aufnahmezeiten von jeweils 3 s. Die sequentielle bildliche Darstellung des Aktivitätsdurchlaufs durch das intrakranielle Gefäßsystem ermöglicht eine qualitative Beurteilung der Hirndurchblutung.

Tabelle 18. Sequenzszintigraphie

Diagnostik	Meßgeräte	Durchführung der Messung
Dynamische Hirnszintigraphie	Gammakamera + Multiformatdokumentation	Unmittelbar bei Radionuklidanflutung 4 Bilder zu jeweils 3 s
Speicheldrüsensz.	Gammakamera	Direkt nach Applikation über 60 min alle 10 min 1 Bild zu 2 min
Lungenventilationssz.	Gammakamera	Direkt nach Inhalation Serienaufnahmen in der single breath-, Äquilibrium- und Auswaschphase (bei gasförmigen Radionukliden)
Gallenwegssequenzsz.	Gammakamera	Direkt nach Applikation über 60 min alle 10 min eine Aufnahme zu jeweils 2 min
Nierensequenzsz.	Gammakamera + Multiformatdokumentation	Perfusionsphase: Direkt nach Applikation 16 Bilder zu 3 s Parenchymphase, intrarenaler Transport, Exkretions- und Eliminationsphase: Nach 5 min 1 Aufnahme zu 500 000 cts, danach Aufnahmen 10 min, 15 min und 20 min p.i. nach der Zeit der 5 min-Aufnahme
Skelettsz. (Perfusion)	Gammakamera + Multiformatdokumentation	Direkt nach Applikation 9 Bilder zu je 4 s Blutpoolphase: zwischen 1–5 min 2 Bilder zu je 500 000 cts
Phleboszintigr.	Gammakamera + Multiformatdokumentation	Direkt nach Injektion Szintigrammsequenz mit Bildern zu 2–4 s
Durchblutung der großen arteriellen Gefäße	Gammakamera + Multiformatdokumentation	Unmittelbar nach Radionuklidapplikation 16 Bilder zu jeweils 2 s

Hinweis: Die Multiformatdokumentation kann durch die Aufnahme und anschließende Darstellung mit Hilfe eines nuklearmedizinischen Computersystems ersetzt werden

4.4 Funktionsszintigraphie

Die **Funktionsszintigraphie** ist die Kombination von Funktionsmessung (Abschn. 4.1) und Sequenzszintigraphie. Diese Kombination wird ermöglicht durch die quantitative Auswertung der Sequenzszintigraphie mit Hilfe eines Auswertecomputers (Tabelle 19).

Die Durchführung erfordert wie bei der Sequenzszintigraphie eine Gamma- oder Multikristallkamera, die an ein nuklearmedizinisches Computersystem angeschlossen sein muß. Die Sequenz von Computerszintigrammen ermöglicht die Erfassung lokaler Zeit-Aktivitäts-Funktionen über definierten Regionen.

Im Gegensatz zur Szintillationsmeßsonde, die relativ blind vor der Aufnahme positioniert werden muß, erfolgt die Organ- oder Teilbereichsabgrenzung nach der Aufnahme im Computerszintigramm (Region-of-interest-Technik).

Beispiel (Quantitative hepatobiliäre Sequenzszintigraphie):
Die nuklearmedizinische Darstellung des hepatobiliären Transports erfolgt durch ein Radiopharmazeutikum, das schnell aus den Leberzellen in die Gallenkapillaren ausge-

Tabelle 19. Funktionsszintigraphie

Diagnostik	Meßgeräte	Durchführung der Messung
Hirnperfusion	Gammakamera + Computer	Direkt nach Injektion 100 Bilder zu 0,5 s Ableitung von Zeit-Aktivitätskurven über den Hemisphären
Schilddrüsen-Tc-Uptake	Gammakamera + Computer	20 min p. i Aufnahme der Schilddrüse und der Leerspritze Uptake durch Vergleich der Impulsraten in der untergrundkorrigierten Schilddrüse und Leerspritze
Ventilationssz. der Lunge	Gammakamera + Computer	Direkt nach Inhalation 30 Bilder zu je 20 s Funktionskurven über verschiedene Lungenarealen
Radionuklidventrikulographie: Erste Passage –	Gammakamera od. Multikristallkamera	Direkt nach Bolusinjektion Aufnahme über mindestens 30 s Zeit-Aktivitäts-Funktionen über den Ventrikeln Radionuklidventrikulogramm während der Rechts- bzw. Linksherzphase, Pumpfunktion
Äquilibrium –	Gammakamera + Computer +EKG-Trigger	15 min nach Radionuklidapplikation herzphasengerechte Summation aufeinanderfolgender Herzaktionen über 5 min Globale und regionale Zeit-Aktivitäts-Funktionen des linken (und rechten) Ventrikels zur Analyse der Ventrikelwandbewegung und Pumpfunktion
Quantitative Myokardszintigr.	Gammakamera + Computer	15 min und 3 h p. i. Myokardszintigramme in verschiedenen Ansichten Vergleich des regionalen Myokarduptakes zwischen Früh- und Spätszintigramm in den jeweiligen Ansichten
Nierenperfusion	Gammakamera + Computer	Direkt nach Bolusinjektion 60 Bilder zu je 1 s Zeit-Aktivitäts-Funktionen über den Nieren und der Aorta
Nierenfunktionsszintigraphie + Clearance	Gammakamera + Computer + Bohrloch	An die Perfusion anschließend 30 Bilder zu je 1 min Zeit-Aktivitäts-Funktionen über den Nieren und dem Teilkörper Messung der Plasmaaktivitätskonzentration

schieden wird. Nach der Speicherung einer Szintigrammsequenz über 40 min in einem Computersystem werden Zeit-Aktivitäts-Funktionen über Leberparenchym, Gallenblase und Dünndarm erzeugt (Abb. 15). Die Analyse dieser Kurven ermöglicht eine Beurteilung der Aufnahmerate des Leberparenchyms und der Ausscheidungsfunktion. Die visuelle Auswertung der Szintigrammsequenz vermittelt dabei gleichzeitig eine Aussage über Morphologie und Abflußverhältnisse des Gallensystems.

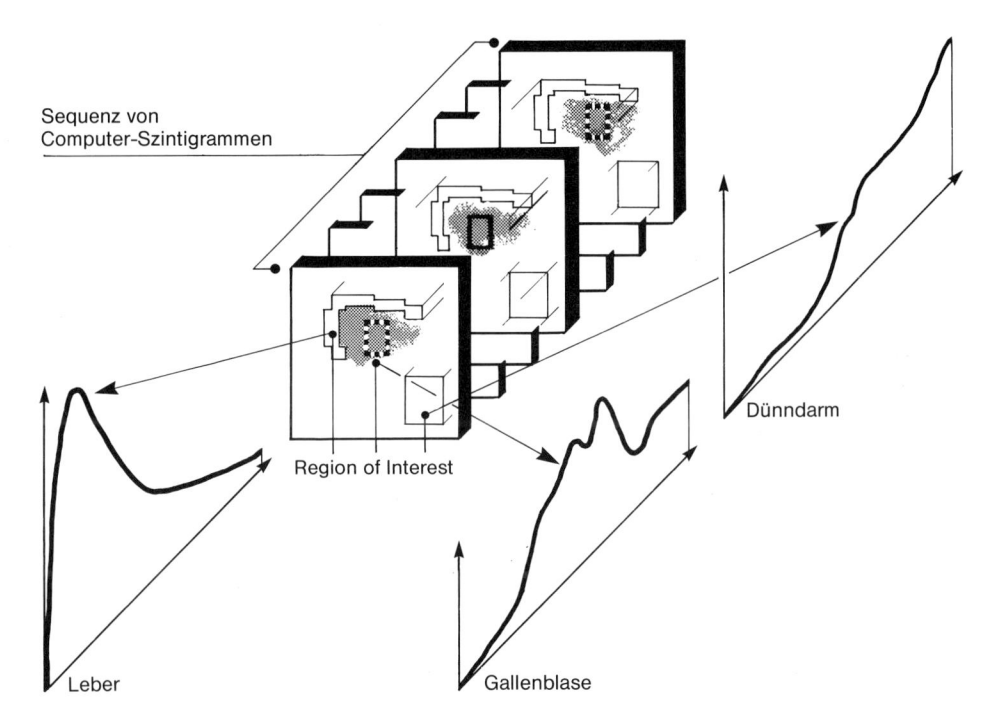

Abb. 15. Hepatobiliäre Sequenzszintigraphie: Ableitung von Funktionskurven aus den Computerszintigrammen

4.5 Spezielle Prinzipien der Herzaufnahmetechniken (erste Passage, ÄRNV)

Die Szintigraphie der Funktion des linken und rechten Herzventrikels basiert auf der radioaktiven Markierung der Herzbinnenräume mittels eines intravasal verbleibenden Radioindikators. Eine einen Herzzyklus umfassende Szintigrammsequenz (Radionuklidventrikulogramm) erfaßt dann das dynamische Verhalten der Ventrikel. Das Radionuklidventrikulogramm bildet die Grundlage einer weiterführenden qualitativen und quantitativen Auswertung.

Da wegen der Kürze des Herzzyklus nur geringe Aufnahmezeiten für jedes einzelne Szintigramm zur Verfügung stehen, müssen besondere Techniken zur künstlichen Verlängerung der Aufnahmezeit eingesetzt werden. Ausgehend von der Periodizität der Herzaktion erfolgt die Aufnahmezeitverlängerung durch die herzphasengerechte Summation mehrerer Herzaktionen.

Erste Passage: Die erste Herz-Kreislauf-Passage eines Aktivitätsbolus wird als schnelle Computerszintigrammsequenz (40 ms/Bild) registriert. Die Auswertung erbringt über der Herzregion eine doppelgipflige Zeit-Aktivitäts-Funktion (Abb. 16), deren 1. Maximum dem Bolusdurchgang durch den rechten Ventrikel und deren 2. Maximum der Passage durch den linken Ventrikel entspricht. Die der Kurve überlagerten Aktivitätsschwankungen sind durch die Ventrikelvolumenänderungen während der Herzaktion bedingt. Hier entsprechen die relativen Maxima der Enddiastole, die relativen Minima der Endsystole. Ein Aufsummieren der Szintigramme zu den Zeiten der Maxima ergibt ein enddiastolisches Ventrikelszintigramm mit relativ guter Zählratenstatistik. Ein entsprechendes endsystolisches Ventrikelszintigramm entsteht durch die Summation der Minima. In gleicher Weise können auch die den Maxima bzw. Minima folgenden Bilder und deren Nachfolger summiert werden. Das Resultat besteht dann in einem Radionuklidventrikulogramm eines mittleren Herzzyklus. Erfolgt die Summation der Einzelszintigramme während des Zeitintervalls, in dem sich der Aktivitätsbolus im rechten Ventrikel befindet, so erhält man ein Radionuklidventrikulogramm des rechten Ventrikels, die Summation während des 2. Gipfels der Herz-Zeit-Aktivitäts-Funktion resultiert im Radionuklidventrikulogramm des linken Ventrikels.

Äquilibrium-Radionuklidventrikulographie (ÄRNV) oder multiple getriggerte Akquisition (MUGA). Nach der gleichförmigen Verteilung des Radionuklids im Blut erfordert die dann geringe Aktivitätskonzentration eine phasengerechte Summation von mehreren hundert Herzzyklen. Als Marke für die herzphasengerechte Summation dient die zeitlich mit der Enddiastole korrelierende R-Zacke des gleichzeitig registrierten Patienten-EKG (EKG-Triggern/-Gating). Abbildung 17 zeigt schematisch das Prinzip der multipel getriggerten Radionuklidventrikulographie (MUGA). Zur Aufnahme eines beispielsweise 16teiligen Radionuklidventrikulogramms werden im Arbeitsspeicher des Computers 16 „leere" Computerszintigrammplätze bereitgestellt. Die Aufnahmezeit für jedes einzelne Szintigramm errechnet sich aus der Dauer eines zuvor bestimmten mittleren Herzzyklus, dividiert durch 16. Gestartet von der R-Zacke des Patienten-EKG werden während dieses Zeitintervalls

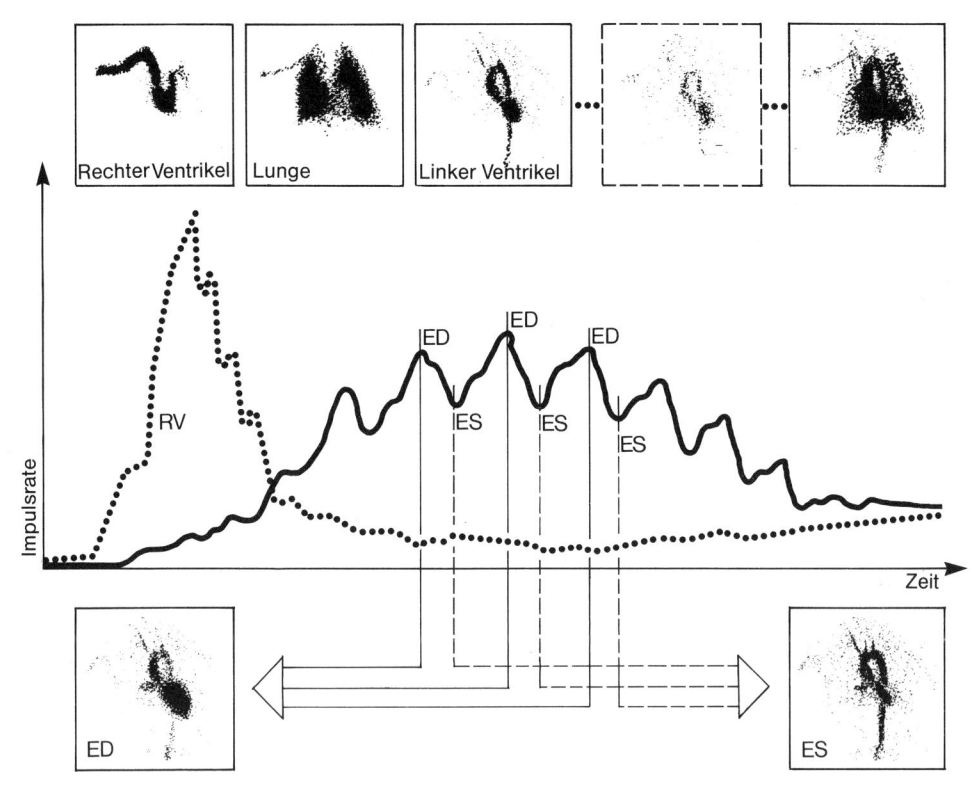

4.5 Spezielle Prinzipien der Herzaufnahmetechniken (erste Passage, ÄRNV) 73

Abb. 16. Erste Passage eines Aktivitätsbolus durch das Herz (ED Enddiastole, ES Endsystole, RV rechter, LV linker Ventrikel)

Gammakameraimpulse in das 1. Computerszintigramm eingezählt, danach in das 2., 3. usw., so lange, bis erneut die R-Zacke des folgenden Herzschlags registriert wird. Danach wiederholt sich dieser Vorgang etliche hundert Male.

Die räumliche und zeitliche Auflösung des Radionuklidventrikulogramms wird durch den vom Computer bereitgestellten Speicherplatz begrenzt: Die Bereitstellung von beispielsweise 64 536 Speicherzellen erlaubt sowohl die Aufnahme einer Szintigrammsequenz in MUGA-Technik mit einer zeitlichen Auflösung von 16 Bildern bei einer räumlichen Auflösung von 64 mal 64 Bildelementen, als auch die Akquisition von 64 Bildern von jeweils 32 mal 32 Bildelementen.

Die Summation von Herzzyklen unterschiedlicher Länge kann bei der MUGA zu Fehlern führen. Diesem Problem kann begegnet werden durch:

a Aufnahme im Listmodus (s. Abschn. 3.9.1) und anschließende Verarbeitung zu Ventrikulogrammen unter ausschließlicher Benutzung von Herzaktionen bestimmter zeitlicher Länge.
b Direkte EKG-getriggerte Speicherung im Bildmodus mit Arrhythmiefilterung, das ist die Elimination von Herzaktionen, die auf einen Herzzyklus folgen, der entweder um einen

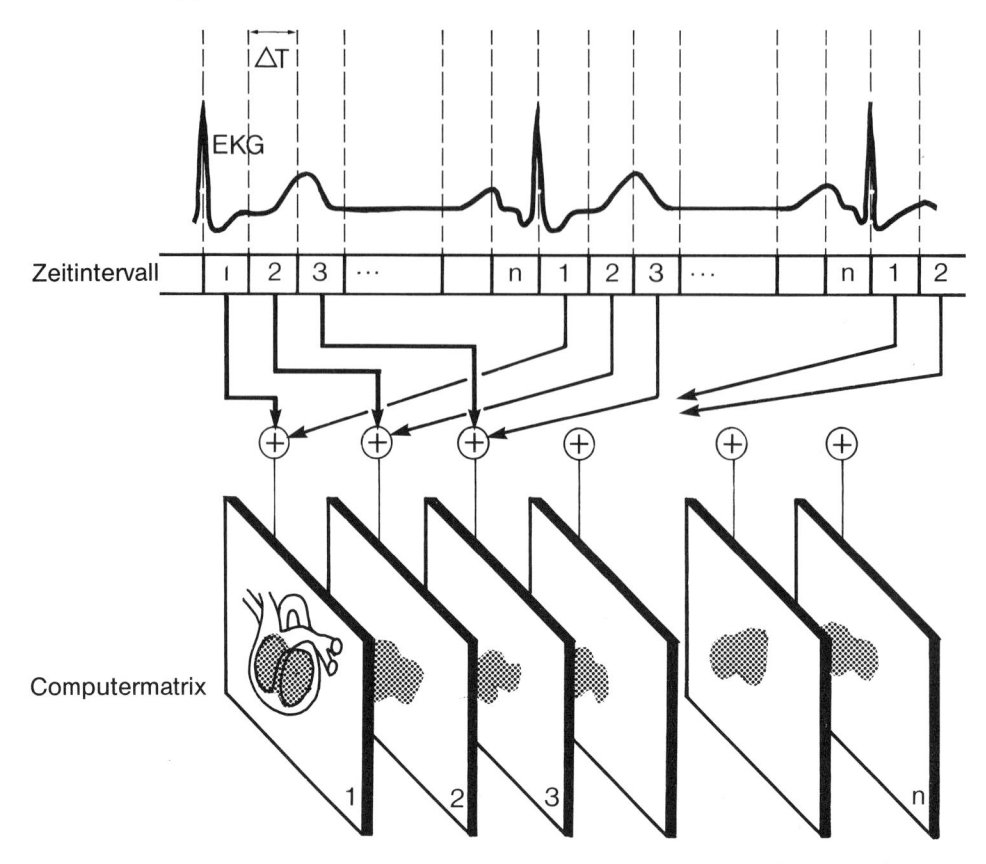

Abb. 17. Schematische Darstellung der multipel getriggerten Akquisition (MUGA) zur herzphasengerechten Überlagerung mehrerer hundert Herzaktionen durch die R-Zacke des Patienten-EKG

bestimmten Prozentsatz zu kurz oder zu lang ist. Anschließend muß eine Korrektur sämtlicher Computerszintigramme des Ventrikulogramms auf gleiche Aufnahmezeit erfolgen.

Literatur

[1] Emrich D (1979) Nuklearmedizin – Funktionsdiagnostik und Therapie. Thieme, Stuttgart
[2] Hermann HJ (1982) Nuklearmedizin. Urban & Schwarzenberg, München Wien Baltimore
[3] Kriegel H (Vol-Ed.): (1985) Grundlagen der Nuklearmedizin, Bd. 1/1. In: Pabst HW, Adam WE, Hör G, Kriegel H, Delf K (Hrsg.) Handbuch der Nuklearmedizin, G Fischer, Stuttgart–New York
[4] Liebermann DE (1977) Computer methods: The fundamentals of digital nuclear medicine. Mosby, St Louis
[5] Nudelman S, Patton DD (1980) Imaging for medicine, vol 1. Plenum, New York London
[6] Sorenson JA, Phelps ME (1980) Physics in nuclear medicine. Grune & Stratton, New York London Toronto

4.6 Emissionscomputertomographie

C. M. Kirsch

Die Emissionscomputertomographie ist die Erzeugung schichtweiser Abbildungen einer Radionuklidverteilung mit Hilfe eines Computers (Tabelle 20) (s. S. 50).

In der Nuklearmedizin wird – ähnlich wie in der Röntgendiagnostik – ein dreidimensionales Objekt in planarer Gammakamera-Aufnahmetechnik auf 2 Dimensionen reduziert. Hierbei können Strukturüberlagerungen die Interpretation sehr erschweren. Durch die Anwendung tomographischer Abbildungstechniken sind die Überlagerungen auflösbar (Abb. 18a, b).

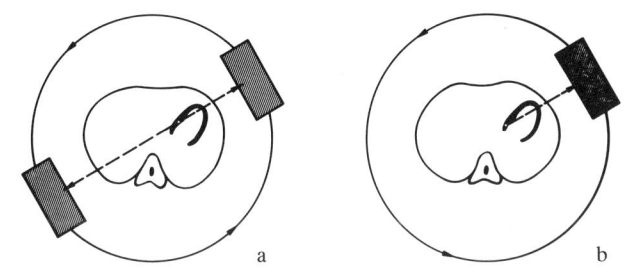

Abb. 18a, b. Prinzip 1. der PET: Bei einem radioaktiven Zerfall werden 2 Photonen in entgegengesetzter Richtung ausgesandt, man benötigt 2 Detektoren (a); und 2. der SPECT mit einem Detektor (b)

Tabelle 20.

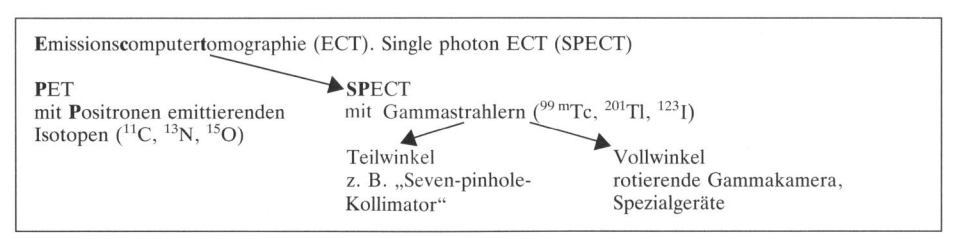

Emissionscomputertomographie (ECT). Single photon ECT (SPECT)		
PET mit **P**ositronen emittierenden Isotopen (^{11}C, ^{13}N, ^{15}O)	**SPECT** mit Gammastrahlern (^{99m}Tc, ^{201}Tl, ^{123}I)	
	Teilwinkel z. B. „Seven-pinhole-Kollimator"	Vollwinkel rotierende Gammakamera, Spezialgeräte

4.6.1 Positronenemissionscomputertomographie (PET)

Der Vorteil von positronenemittierenden Radionukliden liegt in der Verwendung von Elementen, die üblicherweise in der Physiologie vorkommen, wie z. B. Kohlenstoff, Stickstoff, Sauerstoff. Die positronenemittierenden Isotope dieser Elemente (^{15}O$_2$, ^{11}C, ^{13}N$_2$) haben jedoch eine sehr kurze Halbwertszeit (Größenordnung min), so daß es notwendig ist, diese Elemente am Untersuchungsort zu erzeugen. Hierbei ist ein Zyklotron erforderlich; eine Anlage, die technisch sehr aufwendig und damit auch sehr kostenintensiv ist. Positronen-Emissionscomputertomographien sind nur in einigen Zentren der Welt durchführbar.

4.6.2 Single-Photon-Emissionscomputertomographie (SPECT)

Bei der SPECT werden Radionuklide verwandt, die beim Zerfall 1 Photon aussenden. Dies sind Isotope, wie sie üblicherweise bei den nuklearmedizinischen Untersuchungen benutzt werden, wie ^{99m}Technetium, ^{201}Thallium oder ^{123}Iod.

4.6.3 Bildrekonstruktion

Beiden Verfahren, PET und SPECT, ist gemeinsam, daß aus Projektionen ein transaxiales Bild errechnet wird. Die Projektionen werden über einen Kreisbogen von 180°, meist jedoch 360° aufgenommen (Abb. 19a, b).

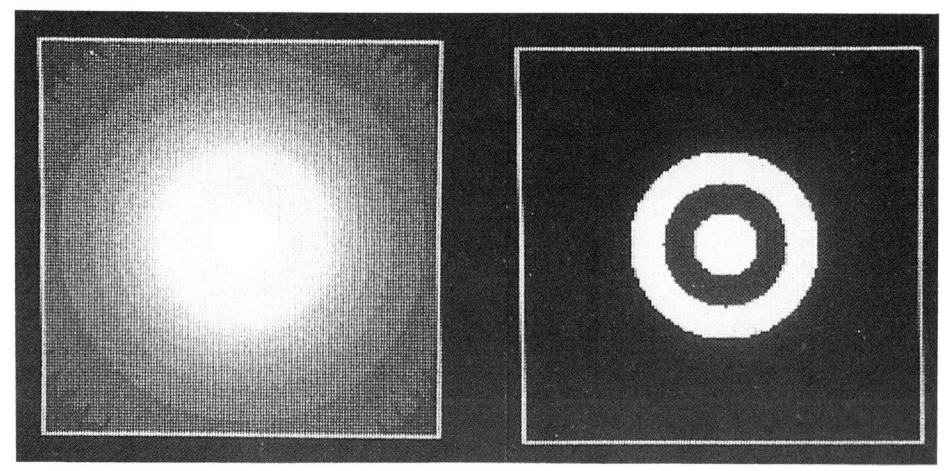

Abb. 19a, b. Tomographische Rekonstruktion: Ergebnisse einer Rückprojektion a) ohne vorherige Filterung der Projektionsdaten, b) mit Filterung

Um aus diesen Projektionen das transaxiale Bild zu erhalten, könnte man den Projektionsprozeß umkehren, d. h. die Daten entsprechend dem Projektionswinkel „zurückprojizieren". Daraus resultiert jedoch ein unscharfes Bild (s. Abb. 19a), das nicht interpretiert werden kann. Wie aus der Abb. 19a zu ersehen ist, nimmt die Unschärfe mit dem Radius von jedem Bildpunkt ab, d. h. die Verwischungsfunktion ist 1/r. Durch die Verwendung eines Filters besteht nun die Möglichkeit, diese Verwischung rückgängig zu machen (s. Abb. 19b), womit man ein benutzbares Bild der transaxialen Schicht erhält. Bestimmte mathematische Gegebenheiten gestatten es nicht, zuerst ein unscharfes Bild zu rekonstruieren, das dann gefiltert wird, sondern man muß die Projektionen vorbehandeln, d. h.

filtern. Dieses Verfahren ist als „gefilterte Rückprojektion" („filtered backprojection") bekannt. Es ist von allen Rekonstruktionsverfahren das schnellste, sowohl unter dem Gesichtspunkt des Rechenaufwandes als auch aufgrund der Tatsache, daß zu Beginn der Rekonstruktion noch nicht alle Projektionen vorliegen müssen. Man kann mit der Rekonstruktion sofort nach der Akquisition der ersten Projektion beginnen.

Moderne Rechner in der Nuklearmedizin gestatten eine Weiterverarbeitung fast parallel zur Datenaufnahme (on fly).

4.6.4 Bildgebende Eigenschaften

In der Emissionscomputertomographie werden die aus der planaren Aufnahmetechnik bekannten Parameter räumlich definiert.

Die Ortsauflösung wird sowohl in der tomographischen Ebene als auch zwischen den Schichten gemessen. Sie wird – wie in der planaren Technik – in Form von Halbwertbreite („full width at half maximum" FWHM) und Zehntelbreite („full width at tenth maximum" FWTM) einer abgebildeten Linienquelle angegeben.

Die Empfindlichkeit eines tomographischen Systems wird auf Radionuklidkonzentrationen bezogen (MBq/ml). Die Einheit ist „Ereignisse pro Sekunde pro MBq/ml" (cts s^{-1}/ MBq ml^{-1}). Empfindlichkeiten sind jedoch nur vergleichbar, wenn die Auflösungseigenschaften eines Geräts bekannt sind, da das Meßvolumen entsprechend variiert.

Im allgemeinen werden Geräte angestrebt, die eine möglichst hohe räumliche Auflösung mit einer großen Empfindlichkeit verbinden. Nach den Gesetzen der Physik stellt jedoch jedes Gerät einen Kompromiß zwischen diesen Forderungen dar. Man kann davon ausgehen, daß die Auflösung beim Patienten zwischen 1,0 und 2,0 cm liegt (beim positiven Kontrast $\sim 1,0$ cm, beim negativen $\sim 2,0$ cm) (s. 4.2.).

4.6.5 Spezielle Probleme der ECT

Im Gegensatz zur Transmissions(Röntgen)-CT (TCT), bei der sich die Strahlungsquelle (Röhre) außerhalb des Patienten befindet, wird bei Emissions-CT die Strahlungsquelle mit dem Radiopharmazeutikum dem Patienten inkorporiert. Im Falle der TCT wird die Schwächung der Strahlung bei Durchtritt durch den Patienten gemessen und als Bild dargestellt. Bei der ECT ist jedoch die Verteilung der Radioaktivität von Interesse. Die Dämpfung der Strahlung im Körper ist ein unerwünschter, unvermeidlicher Effekt. Um die Menge, d. h. die Konzentration der Aktivität im Körper exakt zu bestimmen, muß eine Dämpfungskorrektur („attenuation correction") durchgeführt werden. Verfahren hierfür sind derzeit noch Gegenstand aktueller Forschung.

Bei der PET wird zur Lösung dieser Problematik zuerst eine Transmissionsaufnahme bei 511 keV Energie durchgeführt, die bei der Rekonstruktion der Emissionsaufnahme zur Dämpfungskorrektur verwandt wird. Grundsätzlich wäre ein solches Vorgehen für die SPECT auch denkbar, jedoch ist zum einen die Variation des Dämpfungskoeffizienten bei ca. 100 keV ungleich größer als bei 500 keV und zum anderen ist das Problem der Streustrahlung im Falle der PET weniger schwierig zu lösen als bei SPECT.

4.6.6 Qualitätskontrolle

Mehr als bei der planaren Aufnahmetechnik ist eine engmaschige Überwachung der Systemparameter eines SPECT-Systems notwendig. Wegen der weiten Verbreitung soll hier nur auf rotierende Gammakamerasysteme eingegangen werden.

Sehr hohe Anforderungen werden an die Homogenität des Meßkopfs gestellt. Um kreisförmige Artefakte (sog. „Ringartefakte") zu vermeiden, ist es notwendig, die Homogenitätsschwankungen auf < 1% zu korrigieren. Neben der elektronischen Korrektur in der Gammakamera ist eine 2. Korrektur in dem Rekonstruktionsprogramm dringend empfehlenswert. Hierbei wird jedes Projektionsbild mit einer „Korrekturmatrix" multipliziert, die die verbleibenden Homogenitätsbilder ausgleicht. Diese „Korrekturmatrix" wird aus einem statischen Bild errechnet, das bei einer 64 mal 64 Matrix ca. 30–50 Millionen Counts umfaßt. Hierzu wird ein mit Wasser gefüllter Bottich, der eine Aktivität von ca. 15 mCi (555 MBq) ^{99m}Tc oder des entsprechenden Isotops enthält, auf eine Gammakamera gestellt und das statische Bild aufgenommen. ^{57}Co Flachquellen oder auch wassergefüllte Flachquellen sind wegen ihrer a priori Inhomogenität (ca. ± 5%) weniger geeignet.

Eine weitere Korrektur muß für das Zentrum der Rotation durchgeführt werden. Mechanische Schwankungen bei der Rotation, ebenso wie ein unzureichender Abgleich der Analog-/Digitalwandler, können zu einem Auflösungsverlust führen, wenn das rechnerische Zentrum der Rotation von dem tatsächlichen abweicht. Um diese Korrektur bzw. den Abgleich durchzuführen, müssen entsprechende Programme des Herstellers zur Verfügung stehen.

Eine 3. Einstellung beinhaltet, die Gammakamera parallel zur Längsachse des Patienten auszurichten. Dies ist mit einer Wasserwaage leicht zu erreichen.

Die Homogenitätsaufnahmen sollten einmal wöchentlich durchgeführt werden, die Kontrolle des Zentrums der Rotation bei üblichen Inspektionen der Gammakamera bzw. des Systems und die Parallelität vor jeder Untersuchung.

Grundsätzlich sollte die rotierende Gammakamera so eng wie möglich am Patienten vorbeigeführt werden, d.h. der Radius der Rotation soll so klein wie möglich gewählt werden, um Auflösungsverluste zu vermeiden.

Literatur

[1] Bühl U, Kirsch CM, Roedler MD (1983) Die Single-Photon-Emissions-Computertomographie (SPECT). Prinzipien, Ergebnisse, Ausblick. Fortschr. Röntgenstr. 138, 391–402

4.7 Meßprinzipien der Kernspinresonanz

M. Seiderer

Der Inhalt der mit dem Kernspintomographen erzeugten Schichtbilder wird generell durch alle bildbestimmenden Parameter, die Wasserstoffdichte(N(H)) und die Relaxationszeiten T_1 sowie T_2 beeinflußt. Durch Auswahl geeigneter Meßverfahren können Bilddarstellungen erreicht werden, bei denen einer der 3 Parameter in seinem Einfluß auf das Bild stark dominiert. Jedoch ist es grundsätzlich nicht möglich, den Einfluß der anderen Parameter auf den Bildinhalt gänzlich auszuschließen. Die so erzeugten Bilder werden als Spindichte-, T_1- oder T_2-betonte Bilder bezeichnet. Eine Separierung der 3 Parameter gelingt durch mehrfache Messung der gleichen Schicht mit unterschiedlichen Meßsequenzen. Durch mathematische Aufarbeitung lassen sich 2 der Parameter eliminieren, so daß ein rein rechnerisch erstelltes Bild erzeugt wird, in dem entweder die Wasserstoffdichte oder die Relaxationszeiten T_1 oder T_2 dargestellt sind (berechnete Bilder). Vor der Beschreibung der verschiedenen Pulssequenzen sei noch auf zwei für die Kernspintomographie sehr wichtige Begriffe eingegangen. Dies sind der 90°-Impuls und der 180°-Impuls. Beim 90°-Impuls kippt die eingestrahlte Hochfrequenz die Gleichgewichtsmagnetisierung der Probe, die im Ruhezustand in z-Richtung weist, um 90° aus dieser Richtung heraus, so daß die Magnetisierung nach Ende des 90°-Impulses in x-y-Richtung liegt. Der 180°-Impuls lenkt die Magnetisierung um 180° aus, so daß diese bei einer Ausgangslage in z-Richtung wieder in der z-Achse, aber mit umgekehrter Orientierung liegt. Alle angewendeten Meßsequenzen setzen sich aus Folgen dieser 90°- und 180°-Impulse zusammen. Für die beiden am häufigsten benutzten Pulssequenzen, das Spinecho-Verfahren und das Inversion-Recovery-Verfahren, ist die Abhängigkeit der Signalintensität von der Zeit und den Sequenzparametern sowie die zeitliche Abfolge der 90°- und 180°-Impulse in Abb. 20 dargestellt. Aus der Formel für die Signalintensität ist für beide Verfahren ersichtlich, daß die Signalintensität sowohl von allen 3 Gewebeparametern (N(H), T_1, T_2) als auch von den frei wählbaren Impulsparametern (T_R, T_E, und T_I) abhängt.

Während die mit dem Spinecho-Verfahren gewonnenen Bilder hauptsächlich durch die Wasserstoffdichte und die Relaxationszeit T_2 beeinflußt werden, wird der Bildinhalt der mit der Inversion-Recovery-Technik erzeugten Bilder hauptsächlich durch die Wasserstoffdichte und die Relaxationszeit T_1 bestimmt. Vergleicht man beide Verfahren bezüglich ihrer räumlichen und ihrer Kontrastauflösung, so bietet das Spinecho-Verfahren die bessere räumliche Auflösung, während das Inversion-Recovery-Verfahren in der Kontrastauflösung überlegen ist.

Wie bereits erwähnt, werden kernspintomograhische Bilder aus multiplen Projektionen erzeugt. Dies hat zur Folge, daß für jede der Projektionen, die in Abbildung 20 wiedergegebenen Impulsfolgen so oft hintereinander in die Probe eingestrahlt werden müssen, wie Projektionen für den Bildaufbau erforderlich sind. Da die erforderliche Anzahl von Projektionen der eindimensionalen Anzahl der Bildmatrix identisch ist und die in der Praxis erforderlichen Repetitionszeiten zur Wiederholung der einzelnen Pulsfolgen im Bereich von 1 s liegen, resultiert hieraus eine Mindestaufnahmezeit von ca. 4 min für ein Bild (Matrix 256 · 256). Analysiert man die Pulsfolgen für das Spinecho- und das Inversion-Recovery-

Spin-Echo-Technik

$I_R = N(H) \cdot e^{-T_E/T_2} \cdot (1 - e^{-T_R/T_1})$

Inversion-Recovery-Technik

$I_R = N(H) \cdot e^{-T_E/T_2} \cdot (1 - 2 \cdot e^{-T_I/T_1})$

I = Signalintensität
N(H) = Protonendichte
T_R = Relaxationszeit
T_E = Echozeit

T_I = Inversionszeit
T_1 = Spin-Gitter-Relaxationszeit
T_2 = Spin-Spin-Relaxationszeit

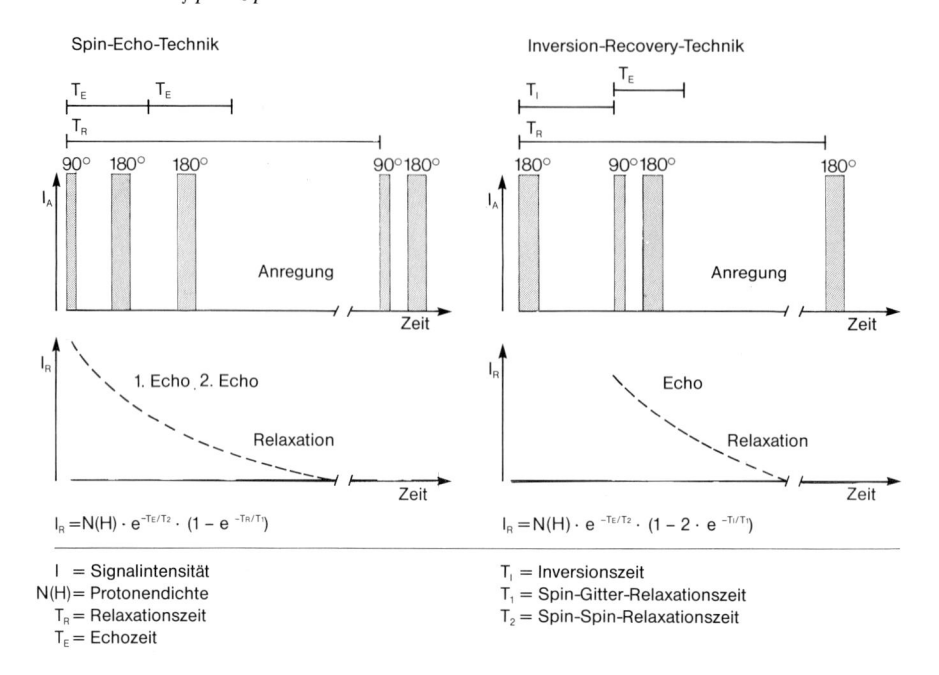

Abb. 20. Schematische Darstellung der Pulsabfolgen von 90°- und 180°-Impulsen für die Spinecho- und die Inversion-Recovery-Technik. Die Zahl der Pulsfolgen und somit die Meßzeit ergibt sich aus der linearen Matrixpunktzahl n (Meßzeit = n · T_R). Aus einer Intensitätsanalyse der Signalechos wird der Bildinhalt rekonstruiert. Die Spinechotechnik liefert T_2-betonte Bilder, die Inversion-Recovery-Technik T_1-betonte Bilder

Verfahren, so ergibt sich, das die T_I- und T_E-Zeiten mit typischen Werten von 400 ms und 50 ms weitaus kleiner sind als die T_R-Zeit von 1 s. Dies hat zur Folge, daß nach Aussendung der einzelnen Impulse innerhalb einer Impulsfolge bis zur Wiederholung der ganzen Impulsfolge für eine neue Projektion Wartezeiten entstehen, die speziell beim Spinecho-Verfahren ein Vielfaches der eigentlichen Meßzeit (Zeit vom 90°-Impuls bis zum Empfang des Spinechos (T_E)) betragen.

Eine wesentliche Reduktion der Aufnahmezeit pro Schicht läßt sich durch sog. Vielschichttechniken erreichen. Hier werden mehrere Schichten sukzessive, aber simultan bearbeitet. Während in der einen Schicht nach der Aussendung und dem Empfang des Resonanzsignals (T_E) eine Pause bis zur Aussendung des nächsten Impulszugs eingehalten werden muß (T_R), können bereits in einer angrenzenden Schicht in den Impulspausen der ersten Schicht weitere Impulse ausgesandt und empfangen werden. Das Verfahren ist in Abb. 21 schematisch dargestellt. Es wird zwar nicht die Gesamtmeßzeit erniedrigt, jedoch kann durch gleichzeitige Bearbeitung multipler Schichten die Zeit pro Schicht deutlich reduziert werden. Die maximale Anzahl von Schichten, die derzeit bei in der Praxis sinnvollen Meßsequenzen bearbeitet werden kann, liegt um ca. 15 für die Spinechotechnik (4 für die Inversion-Recovery-Technik).

4.7 Meßprinzipien der Kernspinresonanz

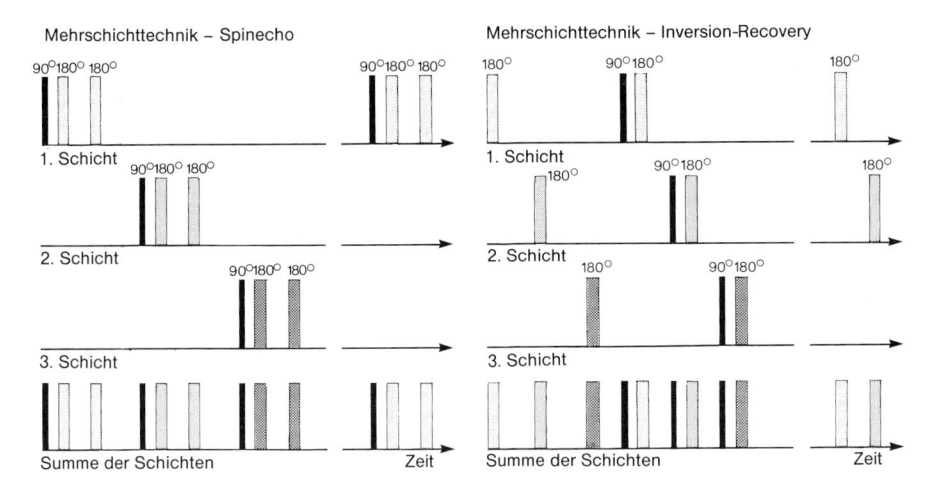

Abb. 21. Impulsabfolge für Mehrschichttechniken für das Spinecho- und das Inversion-Recovery-Verfahren, dargestellt am Beispiel dreier Schichten. Sequentielle Abarbeitung multipler Schichten in den physikalisch bedingten Signalpausen. In der Praxis liegt die maximale Schichtanzahl für die Spinechotechnik bei ca. 15 Schichten, für die Inversion-Recovery-Technik bei ca. 4 Schichten

Aufgrund der relativ langen Meßzeiten erfordert die Abbildung von Organsystemen, die der Atembewegung unterliegen oder eine Eigenbewegung zeigen wie das Herz, getriggerte Aufnahmetechniken (Abb. 22).

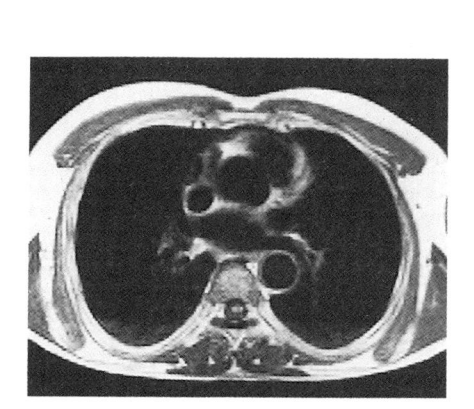

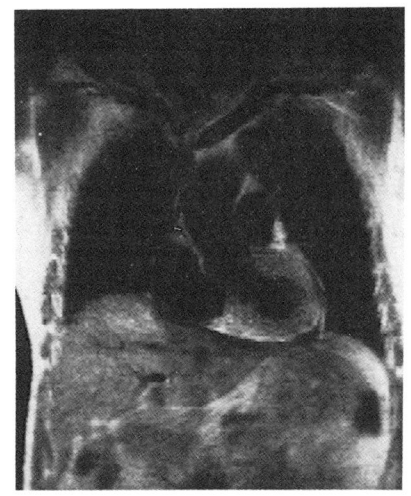

Abb. 22. Transversale und frontale Schicht durch das Herz in Spinechotechnik ($T_R = 800$ ms, $T_E = 35$ ms, Schichtdicke = 10 mm, Magnetfeldstärke = 0,35 T). Differenzierbarkeit von Myokard, Gefäßwänden, Blut und Lunge ohne Kontrastmittel

5 Klinik

5.1 Hirn

U. Büll

5.1.1 Verfahren

5.1.1.1 Hirnszintigraphie [zerebrale Serienszintigraphie (ZSS), computerassistierte Radionuklidangiographie (CARNA)]

Die Hirnszintigraphie ist ein Verfahren zur Erfassung von Seitendifferenzen der Perfusion (Radionuklidangiographie) und der Integrität der Blut-Hirn-Schranke (spätstatische Aufnahmen).

5.1.1.1.1 Pathophysiologische Grundlagen, Determinanten

Die Anflutung der Radioaktivität über die Halsschlagadern in den Bereich der Hemisphären ist normalerweise seitengleich. Zur regionalen Verminderung tragen sowohl Gefäßverschlüsse als auch zerebrale Substanzdefekte bei. Andererseits führen Wegstreckenverlängerungen (z.B. Schleifenbildungen in der Karotis, Kollateralversorgungen oder auch Bypass-Operationen) zur Verzögerung des intrakraniellen Anstroms. Da beide Befunde (Verzögerung und Verminderung) „Krankheitswert" haben, sind für Screening- Untersuchungen die Verfahren vorzuziehen, die beide Parameter erfassen. Für solche Betrachtungen und Berechnungen limitierend sind verminderte Pumpfunktionsleistung des linken Ventrikels und schlechte Injektionstechnik (Bolusqualität).

Unmittelbar nach Ende der Durchströmungsphase angefertigte statische Szintigramme (frühstatische Aufnahme) illustrieren die regionale intrakranielle Blutpoolgröße. Bei Tumoren (Schema) und einer Luxusperfusion im Rahmen eines Gefäßprozesses ist der regionale Blutpool vergrößert.

Ab 60 min nach der Injektion wird die Integrität der Blut-Hirn-Schranke geprüft, die im Normalfall intakt ist. Eine vermehrte intrakranielle Speicherung, z.B. von Pertechnetationen, zeigt eine Störung dieser Schranke an, wie sie ganz unspezifisch bei zahlreichen umschriebenen Prozessen (intrakranielle Tumoren, Gefäßverschlüsse, intrazerebrale Blutungen, Entzündungen) vorkommt. Von Interesse ist, daß sich dieser Zusammenbruch der Schranke bei Gefäßverschlüssen auf den Zeitraum zwischen 4. und 28. Tag nach dem Ereignis beschränkt. Bei Tumoren jedoch ist die Störung permanent (Ausnahme Gliom Grad II (WHO)). Andererseits laufen die meisten transitorischen ischämischen Attacken ohne Blut-Hirn-Schranken-Störung ab.

5.1.1.1.2 Radiopharmazeutika

Zur Hirnszintigraphie werden ausschließlich ^{99m}Tc-markierte Verbindungen eingesetzt (^{99m}Tc-DTPA bzw. ^{99m}Tc-Glucoheptonat):

- Pro Patient werden zwischen 370 und 560 MBq (10 und 15 mCi) i.v. verabreicht. Bei Kindern erfolgt die Berechnung nach dem Körpergewicht 75 MBq (etwa 2 mCi) pro 10 kg Körpergewicht).
- Die Szintigraphie wird sofort (Funktionsszintigraphie) und 5–10 min (frühstatische Aufnahmen) nach der i.v. Applikation durchgeführt.

Ab 60 min p.i. sind in der Regel die Bildkontraste für die spätstatische Szintigraphie hoch genug. Bei der Suche nach gering speichernden intrakraniellen Tumoren (z.B. Metastasen) können weitere Aufnahmen (2–3 h p.i.) angeschlossen werden.

5.1.1.1.3 Meßtechnische Einrichtungen, Auswertetechniken

Die Hirnszintigraphie erfolgt mit der Gammakamera. Es erweist sich als günstig, wenn der Patient dazu sitzt (Stirn und Nase oder Hinterhaupt anliegend). Zur Dokumentation der angiographischen Phase werden, vom Zeitpunkt des Erscheinens der Radioaktivität in den Halsschlagadern an, 4–5 Einzelbilder angefertigt. Früh- und spätstatische Aufnahmen umfassen meist je 4 Projektionen.

Die Bewertung der Radionuklidangiographie kann computerassistiert erfolgen (CARNA). Hierzu wird der 1. Durchstrom der Radioaktivität für etwa 40 s in Einzelbildern von 0,5–0,25 s Dauer in einem Auswerterechner festgehalten. Mittels ROI (die den anatomischen Gegebenheiten, irreguläre ROI, folgen müssen) werden die beiden Hemisphären eingegrenzt. Aus den zahlreichen Parametern, die aus den Zeit-Radioaktivitäts-Kurven zu errechnen sind, hat sich die relative Perfusionsleistung am besten bewährt. Mit diesem Wert wird ausgedrückt, welche Radioaktivität in der einen Hemisphäre enthalten ist, wenn die andere das Radioaktivitätsmaximum aufweist. Die Berechnung erfolgt durch eine konstante Rechts-links-Division. Die Werte für ein großes Normkollektiv betragen $1,00 \pm 0,12$ (Normbereich 0,88–1,12). Dieser Parameter ist empfindlich gegenüber einer Perfusionsverminderung und/oder Perfusionsverzögerung (im Seitenvergleich). Seine hohe Sensitivität (Tabelle 21) ist durch diese kombinierte Bewertung bedingt. Eine Trennung von Verminderung und Verzögerung ist jedoch nicht möglich.

Zusätzlich können die Bilder der Durchströmphase auch visuell beurteilt werden. In der Tumordiagnostik genügt in der Regel diese Form der Bewertung (s. Tabelle 21).

5.1.1.1.4 Praktische Hinweise

- Bei Verwendung von ^{99m}Tc-DTPA oder -Glucoheptonat ist eine Blockade der Schilddrüse wegen der festen Bindung des Radiopharmazeutikums nicht mehr nötig (Gegensatz: ^{99m}Tc-Pertechnetat).
- Die Untersuchung dauert in der 1. Phase (Radionuklidangiographie, frühstatische Aufnahme) etwa 10 min, während der Patient den Kopf völlig ruhighalten muß. Bevorzugt sollte die Untersuchung im Sitzen durchgeführt werden.
- Bei Schwerkranken oder Gelähmten ist die Untersuchung auch im Bett möglich.
- Die Strahlenexposition für die Gonaden beträgt bei Verwendung von ^{99m}Tc-DTPA 1,9 µGy/MBq (7 mrad/mCi).

86   5 Klinik

5.1.1.2   Durchblutungsmessung

Mit der Bestimmung der regionalen Hirndurchblutung (rCBF) soll der individuelle Schweregrad einer zerebrovaskulären Erkrankung bestimmt werden.

5.1.1.2.1   Pathophysiologische Grundlagen, Determinanten

Verwendet werden lipophile Substanzen (z.B. Xenon, Amphetamine, Oxime), wobei Anflutung oder Abstrom (Xenon) oder Verteilung nach dem Anstrom gemessen bzw. dargestellt werden. Für fettlösliche Substanzen existiert keine Blut-Hirn-Schranke.

Der Verteilungskoeffizient λ für ^{133}Xe wurde experimentell bestimmt und bildet die Grundlage der Quantifizierung. Die Werte ergeben sich in ml/100 g pro min. Das Prinzip der Messung beruht auf der Tatsache, daß nach dem Austritt von Xenon ins Hirngewebe nachfolgendes, nichtradioaktives Blut zum Wash-out führt. Bei Registrierung der Zeit-Aktivitäts-Kurve über einzelnen Hirnbereichen läßt sich einfach erkennen, daß in gut durchbluteten Gebieten ein schnellerer Kurvenabfall sichtbar wird als in ischämischen.

Bei Amphetaminen (z.B. ^{123}I-Amphetamin) handelt es sich um einen schnellen Einstrom (Austritt des lipophilen Tracers aus dem Blut) mit einer folgenden kurzen statischen Phase, so daß zumindest in den ersten 30 min p.i. die Verteilung von ^{123}I-Amphetamin mit der Verteilung der Hirndurchblutung kongruent ist. Exakte Methoden zur Quantifizierung des rCBF mit dieser Substanz sind bisher noch nicht gefunden (Abb. 23).

Neuerdings existieren ^{99m}Tc-markierte, lipophile Verbindungen (Oxime, z.B. Hexamethylpropylenaminoxim: HMPAO), die nach dem Austritt ihre Struktur ändern. Sie zeigen die regionale Hirndurchblutung bis zu 6 Stunden p.i. ohne wesentliche Veränderung an. Von beiden Substanzen werden weniger als 10% der verabreichten Menge intrazerebral

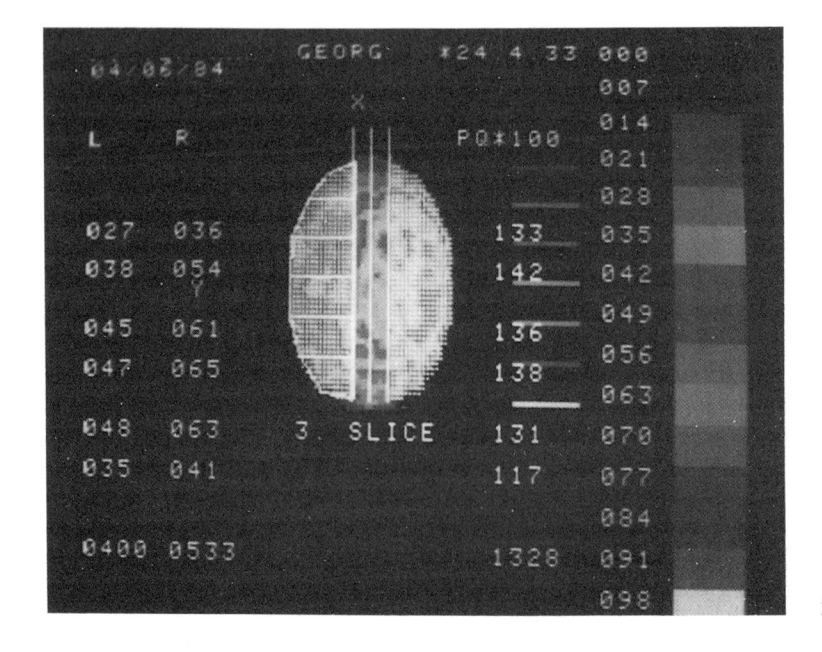

23a

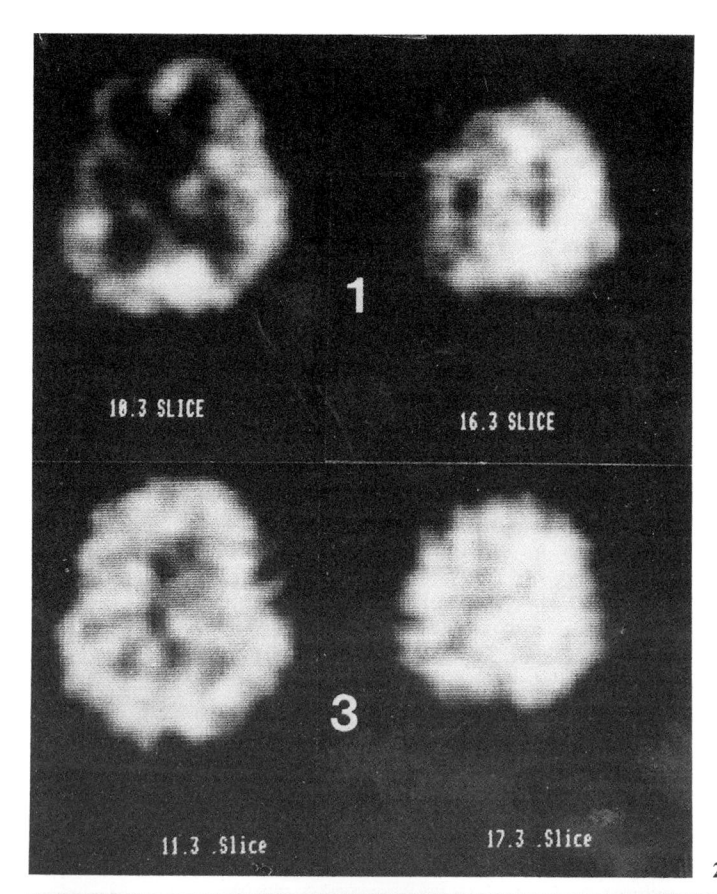

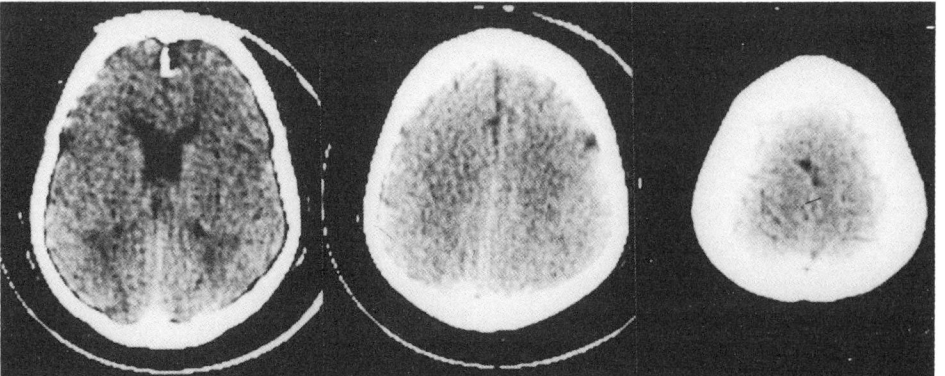

Abb. 23 a–c. 56jähriger Patient mit rezidivierenden transienten ischämischen Attacken (TIA). Untersuchung mit der 133-Xe-SPECT (a) und Bestimmung der regionalen zerebralen Durchblutung mittels Aufteilung einer Schicht in 12 Einzelregionen (L Links, R Rechts). Die Zahlen unter diesen Buchstaben bedeuten ml/100 g · min PQ · 100 = Perfusionsquotient (Seitenverhältnis rechts : links). Nachweis einer Seitendifferenz um 30% bei Niederflußwerten in der linken Hemisphäre (normal sind Werte größer 54 ml/100 g · min). Darstellung mittels ^{123}I-Amphetamin-SPECT (b) zum Zeitpunkt 13–27 min p.i. (1) sowie 5 h p.i. (3). Die rechte Hälfte des Bildes entspricht der Xenon-Schicht (a). Nur bei der frühen Aufnahme (1) gleicher Befund wie bei a. Im Röntgen-CT (c) kein entsprechendes Korrelat

88   5 Klinik

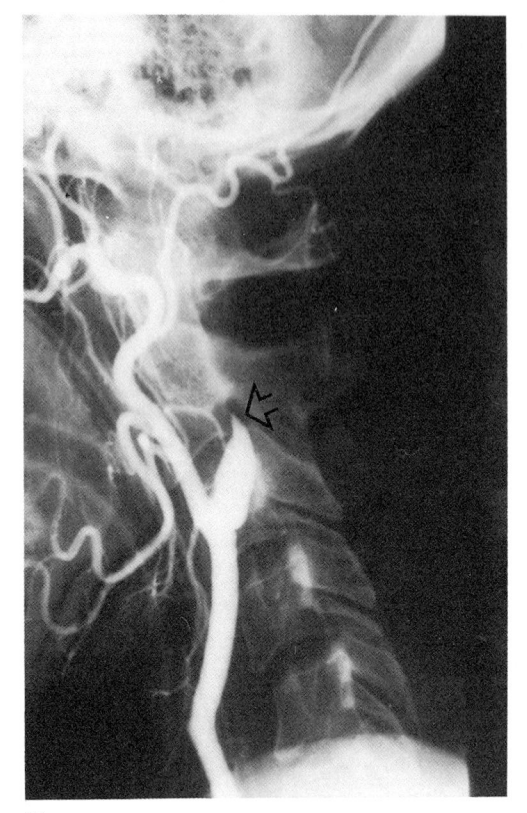

24a

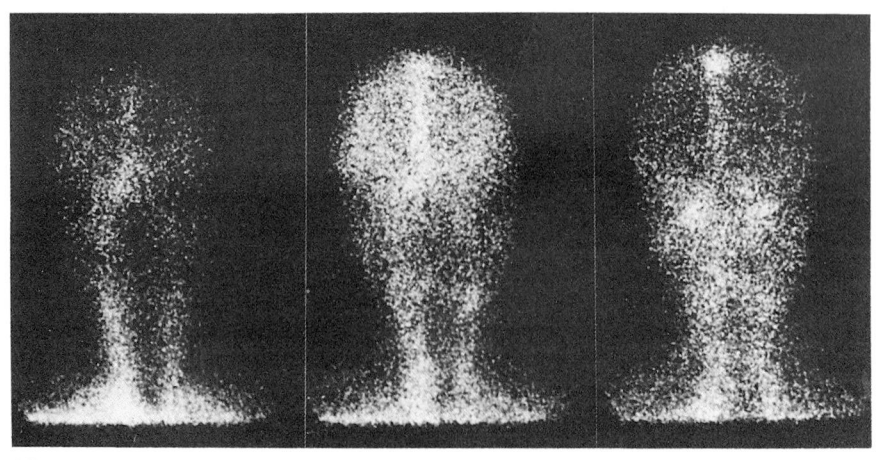

24b

5.1 Hirn 89

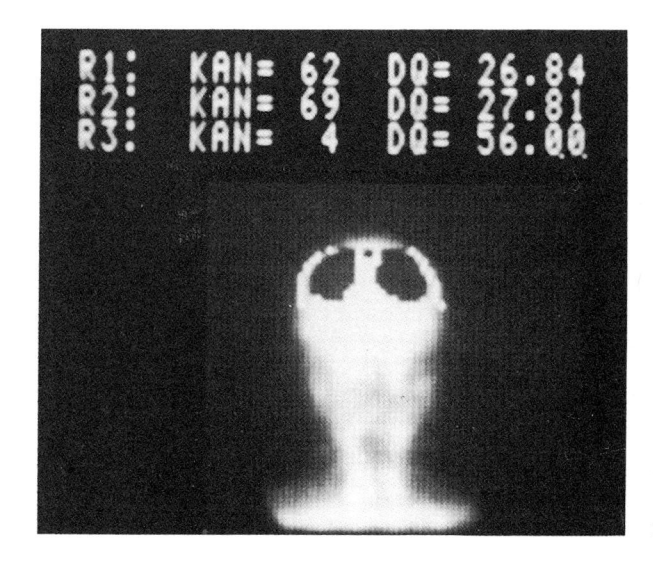

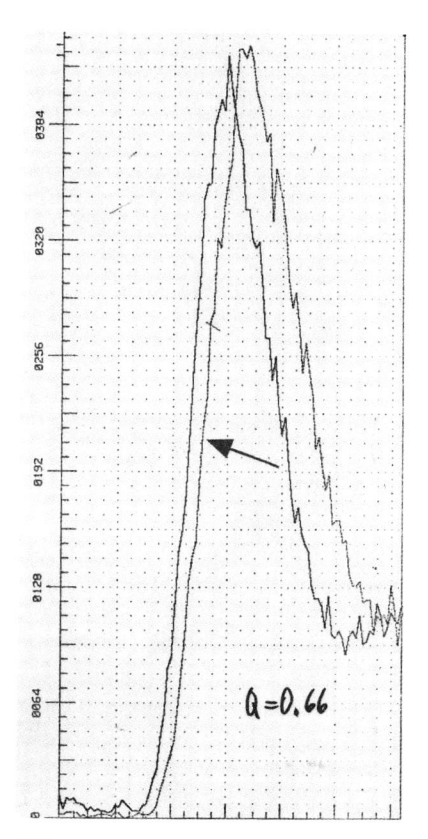

Abb. 24a–d. 46jährige Patientin mit TIA. Angiographisch (a, Pfeil) Nachweis eines Carotis-interna-Verschlusses links. Im Radionuklidangiogramm mit $^{99\,m}$Tc-DTPA (b) Fehlen einer Radioaktivitätsbelegung der linken Carotis mit verzögertem Einstrom in die linke Hemisphäre. Mittels Region of Interest (c) Ableitung von Perfusionskurven (d) mit Nachweis einer Verzögerung der Kurve für die linke Hemisphäre (Pfeil) und einem Perfusionsverhältnis Q (rechts : links) = 0,66

90   5 Klinik

gespeichert. Amphetamin konzentriert sich überwiegend in Lunge und Leber, HMPAO wird über die Galle ausgeschieden.

5.1.1.2.2 Radiopharmazeutika, Radioaktivität

Die Applikation des ^{133}Xe-Gases erfolgt durch Inhalation (nichtinvasives Verfahren); nur in speziellen Fällen wird die Radioaktivität in die A. carotis interna injiziert. Bei der Inhalation wird ein geschlossenes System mit nachfolgender Gasfalle verwendet, um den Austritt des radioaktiven Gases in die Umgebung zu verhindern.

● Pro Patient werden bis zu 370 MBq (10 mCi)/l Atemluft verabreicht.
● Die Untersuchung wird unmittelbar mit Beginn der Inhalation gestartet.

Zur szintigraphischen Darstellung der Durchblutungsverteilung werden ^{123}I-Amphetamin oder ^{99m}Tc-HMPAO eingesetzt.

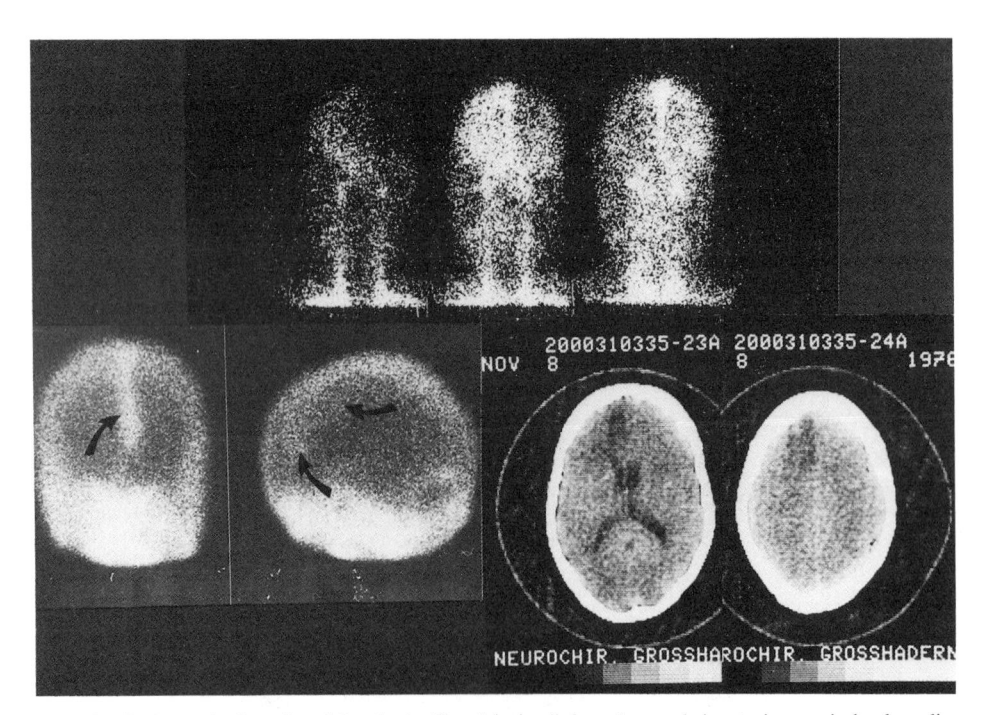

Abb. 25. Patient mit Completed Stroke im Bereich der linken A. cerebri anterior sowie hochgradige Stenose im Bereich der linken A. cerebri media. In der Radionuklidangiographie (obere Reihe) Verzögerung im Bereich der gesamten linken Hemisphäre mit späterer Auffüllung im Mediagebiet. In den statischen Aufnahmen (unten links) Nachweis einer Mehrspeicherung im Versorgungsgebiet der A. cerebri anterior links (schwarze Pfeile). Im Röntgen-CT Nachweis einer Zone verminderter Dichte im Versorgungsgebiet der linken A. cerebri anterior, kein Befund im Versorgungsgebiet der A. cerebri media

- Pro Patient werden 185 MBq (5 mCi) ^{123}Jod oder 73 MBq (10 mCi) ^{99m}Technetium i. v. verabreicht. Bei Kindern erfolgt die Berechnung in Relation zum Körpergewicht. Die Amphetamin-Dosis beträgt 0,5–1,0 mg.
- Die Szintigraphie wird als SPECT (s. Abschn. 3.7) ab 10 min p. i. durchgeführt. Eine weitere Untersuchung kann nach 3 bis 6 Stunden erfolgen. Nur bei ^{123}Jod-Amphetamin ist damit manchmal eine Umverteilung faßbar, über deren pathophysiologische Grundlage bisher noch keine klaren Erkenntnisse bestehen (Abb. 23b).

5.1.1.2.3 Meßtechnische Einrichtungen, Auswertetechniken

Die Bestimmung des rCBF mit ^{133}Xe-Gas erfolgt entweder mit Einzelsonden (Sondenbündel oder in Helmform angeordnet) oder unter Verwendung einer speziellen SPECT-Einrichtung (s. Abb. 23). Im ersten Fall führt die Bewertung von Kurven je Einzelsonde (die in der Regel mittels eines Auswerterechners erfolgt) zur Errechnung des rCBF. Pro Seite (große Hemisphäre, Kleinhirn, Hirnstamm) werden bis zu 16 Einzelwerte angegeben. Zur Kurvenberechnung wird meistens der initiale Slope-Index (ISI) verwendet. Aus dem schnellen Kompartiment der Kurve kann die Durchblutung der grauen Substanz, aus dem langsamen Kompartiment der Kurve die der weißen Substanz abgeschätzt werden.

SPECT-Schichten (2 Pixel breit, ca. 13 mm) können visuell (Fahndung nach Defekten) oder über den Zählratenvergleich (rechte : linke Hemisphäre; global oder regional) bewertet werden.

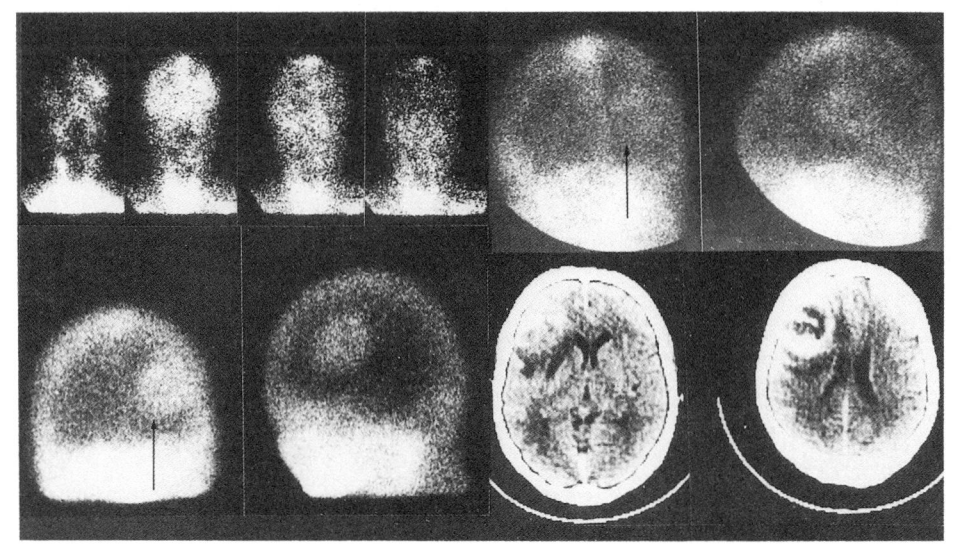

Abb. 26. Glioblastom. In der Radionuklidangiographie (oben links) Nachweis einer Hochflußzone links temporal. In den frühstatischen Aufnahmen (oben rechts) intrakranielle Speicherung im Sinne eines vergrößerten Blutpools; spätstatisch (unten links) Zunahme dieser Speicherung mit Formänderung (Pfeil). Im Röntgen-CT Zone erhöhter Dichte mit umgebendem Ödem und zentraler Nekrose, wobei ein Großteil des Tumors Kontrastmittel aufnimmt (unten rechts). Die Befunde beider Verfahren sind typisch für ein Glioblastom

Tabelle 21. Einsatzmöglichkeiten und Ergebnisse von ZSS und CARNA

Erkrankung	Transiente ischämische neurolog. Defekte (TIA und PRIND)*	Persist. ischämische neurolog. Defekte (Completed stroke, CS	Intrakranielle Tumoren	Arteriovenöse Mißbildungen (av. Angiome)	TIA, PRIND, CS Epilepsie, Diachisis, M. Alzheimer
Indikation	Suche nach Ursache, Bestätigung eines vask. Ursprungs, Erfassung des Schweregrads	Suche nach Ursache, Suche nach Lokalisation, Feststellung der Ausdehnung	Suche, Feststellung von Lage und Zahl, Artdiagnose	Suche, Feststell. der Abflußverhältnisse	Suche nach Ursache, Feststellung von Lage und Ausdehnung im Vergleich zur morphologischen und klinischen Störung, Verlauf unter Therapie
Verfahren	CARNA	(CARNA +) ZSS	ZSS	ZSS (+ CARNA)	Amphetamin- oder HMPAO-SPECT
Funktionsparameter (F) Normwerte (N) Bewertungskriterien (B) Artdiagnose (A) Differentialdiagnosen (DD)	F: relative Perfusionsleistung PQ im Seitenvergleich N: re/li = 1,00 ± 0,12 ($\bar{x} \pm 2$ s.) B: Werte von PQ außerhalb Bereich 0,88 – 1,12 pathologisch Differenz zur Norm entspricht Schweregrad A: Stenosen oder Verschlüsse (nur im Zusammenhang mit klinischem Befund und morpholog. Verfahren)(Abb. 24) DD: Wegstreckenverlängerung durch Kinking	F: Q oder visuelle Symmetriebewertung B: Seitendifferenz, bei Luxusperfusion frühstatische Speicherung (4.–10. Tag), bei Blut-Hirn-Schrankenstörung (4.–28. Tag) auch spätstatische Speicherung A: nur in Zusammenhang mit klinischen Befunden und TCT DD: intrakranielle Tumoren (Abb. 25)	B: fokale intrakranielle Mehrspeicherungen früh- und/oder spätstatisch (keine Mehrspeicherung bei Gliomen II) A: Verhalten im Radionuklidangiogramm, Blutpoolphase und spätstatisch; Formänderung von früh- nach spätstatisch, Zahl, Lage, typische Befunde für: Meningeome, Glioblastome, Gliome Grad III. Metastasen (s. Abb. 26) DD: Abszesse, completed stroke mit Luxperfusion (Abb. 26)	F: Seitendifferenz über PQ abschätzbar B: arterielle Erscheinungszeit, Blutpoolgröße, Störung der Blut-Hirn-Schranke (z. B. nach periangiomatösen Blutungen) A: frühartielle Phase, frühe Darstellung venöser Blutleiter (Shunt), positiver Kontrast spätstatisch je nach Umgebungsveränderungen. Thrombosierte Angiome oft untypisch; DD: Glioblastom, Luxperfusion, Metastase	F: regionale Konzentration (cts/MBq) im Seitenvergleich, visuell auch Lage und Ausdehnung von Minder- oder Mehrspeicherungen N: Symmetrie im Schnitt B: Seitendifferenzen, fokale Defekte, Verteilungsmuster A: Nur im Zusammenhang mit klinischem Befund und TCT DD: –

Tabelle 21. Fortsetzung

Erkrankung	Transiente ischämische neurolog. Defekte (TIA und PRIND)*	Persist. ischämische neurolog. Defekte (Completed stroke, CS	Intrakranielle Tumoren	Arteriovenöse Mißbildungen (av. Angiome)	TIA, PRIND, CS Epilepsie, Diachisis, M. Alzheimer
Ergebnisse	Außerhalb des Normbereichs: CS: 93%; PRIND 86%; TIA; 75% d. Fälle Quantifizierung: CS>PRIND>TIA Differenz v. Normmittelwert (1,00): CS 0,25; PRIND 0,23; TIA 0,17	Bei visueller Bewertung 98% richtig positiv, bei quantifizierender Bewertung 93% richtig positiv	Tumornachweis: Meningeome: 86% Gliome IV: 80% Gliome Grad III od. Metastasen 75%	Eindeutiger Nachweis oft möglich, meist eindrucksvolle Befunde. Übersehen werden können thrombosierte Angiome	Niederflußareale meist größer als morphologische Defekte, bei Epilepsie im Anfall Fokus positiv dargestellt, interictal Niederfluß
Stellung	Screening bei unspez. Beschwerden, mit Doppler und TCT, vor invasiver Angiographie; auch einsetzbar, wenn klin. Befund nicht mehr nachweisbar (TIA!)	Zusatzuntersuchung nach Dopplersonographie und TCT, NMR	Zusatzuntersuchung nach TCT, NMR vor oder nach Angiogr.	Screening bei Strömungsgeräuschen, sonst nach TCT und Angiogr.	Zusatzuntersuchung nach Feststellung morphologischer Veränderungen (TCT, NMR)

* TIA transitorische ischämische Attacke
PRIND prolongiertes reversibles ischämisches neurologisches Defizit

5.1.1.2.4 Praktische Hinweise

- Bei ^{123}Jod oder ^{99m}Tc-Verbindungen Blockade der Schilddrüse empfehlenswert.
- Mit ^{133}Xe-Gas dauert die Untersuchung ca. 10–15 Minuten, bei Amphetamin- oder HMPAO-SPECT 15–25 Minuten. Injektion bevorzugt bei abgedunkeltem Raum (Durchblutung der Sehzentren)!).
- Bei SPECT präzise Einstellung des Kopfes mit Orbitomeatallinie senkrecht zur Kollimatorebene (Liege).
- Die Strahlenexposition bei ^{123}Jod beträgt für Leber 35 μGy/MBq (0,13 rad/mCi) und Lunge 16 μGy/MBq (0,06 rad/mCi). Bei ^{133}Xe-Gas erhält die Lunge bis zu 11 μGy/MBq/l (0,04 rad/mCi) Gasgemisch. Die Strahlenexposition des Gehirns ist im Verhältnis dazu minimal.

5.1.1.3 Weitere nuklearmedizinische und alternative diagnostische Verfahren

- Doppler-Sonographie (auch transkraniell)
- TCT
- Angiographie (auch Subtraktionsangiographie)
- NMR

5.1.2 Einsatzmöglichkeiten (s. Tabelle 21)

5.2 Liquorraum

U. Büll

5.2.1 Verfahren

5.2.1.1 Liquorraumszintigraphie

Die Liquorraumszintigraphie ist ein Verfahren zur Darstellung der Liquorverteilungsräume sowie der Liquorströmungsrichtungen.

5.2.1.1.1 Pathophysiologische Grundlagen, Determinanten

Der reguläre Liquorfluß ist vom Entstehungsort (Plexus chorioidei des Ventrikelsystems) nach peripher in die Konvexitätszisternen gerichtet, wo der Liquor cerebrospinalis in den Pacchioni-Granulationen resorbiert wird und in das Venenblut übertritt. Ist diese Stromrichtung intakt, kann das in den äußeren Liquorraum eingebrachte Radionuklid nur vorübergehend in den inneren Liquorraum gelangen. Somit bleibt das Ventrikelsystem im Rahmen der Liquorraumszintigraphie normalerweise radioaktivitätsfrei. Eine persistierende Ventrikeldarstellung über mehr als 6 h gilt somit als pathologisch. Beim sog. Hydrocephalus aresorptivus, auch low-pressure-Hydrocephalus genannt, kann die Liquorströmung umgekehrt sein, so daß ein positiver Ventrikelkontrast als artdiagnostischer Hinweis gewertet werden darf.

Bei diesen Hydrocephalusformen können – je nach Dauer der persistierenden Ventrikeldarstellung – 2 szintigraphische Verlaufsvarianten unterschieden werden.

1. „sine stase": Die Ventrikelkontraste sind bis zu 24 h p.i. sichtbar;
2. „cum stase": Die ventrikulären Aktivitätskontraste persistieren bis zu 48 h p.i. Dies ist meist eine Indikation zur Shunt-Therapie.

5.2.1.1.2 Radiopharmazeutika, Radioaktivität

Zur Liquorszintigraphie wird heute in der Regel ^{111}In-DTPA verwendet. Die Substanzen werden meist lumbal, seltener subokzipital, in den Liquorraum („intrathekal") appliziert.

- Pro Patient werden entweder 3,7 MBq (100 µCi) ^{131}I-HSA oder 18,5 MBq (500 µCi) ^{111}In-DTPA verabreicht. Bei Kindern erfolgt die Berechnung nach dem Körpergewicht.
- Der Patient soll ca. 24 h Bettruhe einhalten. Die Szintigraphie wird 2, 6 und 12–18 h, 24 und gegebenenfalls auch 48 h nach der Applikation durchgeführt.

5.2.1.1.3 Meßtechnische Einrichtungen, Auswertetechniken

Die Liquorraumszintigraphie erfolgt mit einer Großfeldgammakamera. Je nach Fragestellung wird der Liquorverteilungsraum im Wirbelkanal mit abgebildet. Prinzipiell soll jedoch der intrakranielle Verteilungsraum jeweils in 4 Sichten dargestellt werden. Bei der Suche nach Liquorfisteln ist die hohe Tamponade des Nasen-Rachen-Raums bei Rhinoliquorrhö bzw. der Ohren bei Otoliquorrhö mit anschließender Tupferseparierung (rechts-, linksseitige Tupfer) und Radioaktivitätsbestimmung in einem Bohrloch erforderlich. Da während der Untersuchungszeit ein zunehmender Anteil der Radioaktivität ins Blut gelangt, müssen Kontaminationen der Tupfer bedacht werden (Tabelle 22).

Die Möglichkeit der Darstellung einer Liquorstraße mit Gammakameraaufnahmen ist die Ausnahme. Gesichert werden muß, daß während der Untersuchung eine Liquorrhö (Seitenverhältnis der Tupferaktivität über 1:10) besteht. Günstig ist es, wenn sie vom Patienten provoziert werden kann.

5.2.1.1.4 Praktische Hinweise

- Vorsichtsmaßnahmen und Regeln wie bei Routinelumbalpunktionen sind zu beachten.
- Zur Beschleunigung der Verteilung kann der Patient in Kopftieflage gelagert werden.
- Die Strahlenexposition für den Liquorraum beträgt bei Verwendung von 18,5 MBq (500 µCi) ^{111}In-DTPA 6 cGy (rd)

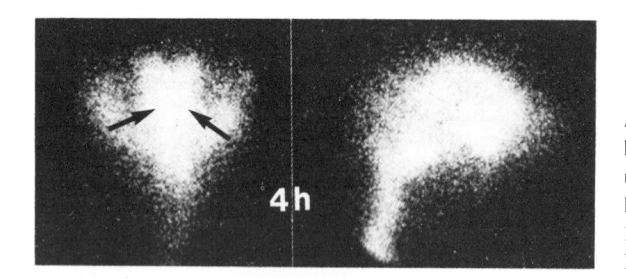

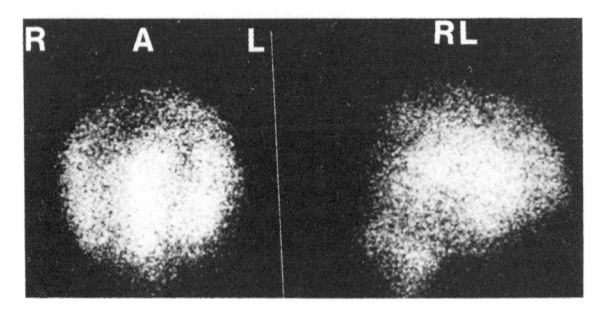

Abb. 27a. Patient mit Hydrocephalus aresorptivus, 4 Stunden (oben) und 24 Stunden (unten) nach intralumbaler Applikation von 15 MBq ^{111}In-DTPA. Nach 4 Stunden Radioaktivitätsmaximum in den Ventrikeln (Pfeile), nach 24 Stunden immer noch stark erhöhte Aktivität in diesem Bereich, bei jetzt zusätzlicher Darstellung der Subarachnoidalräume. Die Persistenz der Radioaktivität in den Ventrikeln bis zu diesem Zeitpunkt beweist einen Hydrocephalus aresorptivus (vgl. auch die Verteilungsmuster aus den seitlichen (RL) Ableitungen mit Abb. 27b).

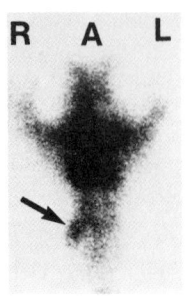

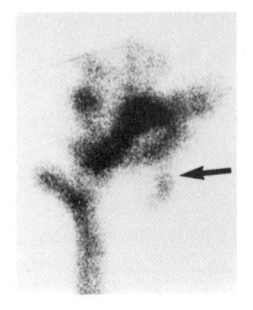

Abb. 27b. Patient mit offener Liquorfistel in der vorderen Schädelbasis rechts bei Zustand nach Gesichtsschädeltrauma. Die schwarzen Pfeile zeigen den Abfluß des radioaktiven Liquors in Form einer Straße in den Nasen-Rachen-Raum (6 Stunden nach intralumbaler Applikation von 100 MBq ^{99m}Tc-Humanserumalbumin).

5.2.1.2 Weitere nuklearmedizinische und alternative diagnostische Verfahren

- Pneumenzephalographie
- Zisternographie
- CT-Zisternographie mit wasserlöslichen Kontrastmitteln
- Myelographie
- Kernspintomographie

5.2.2 Einsatzmöglichkeiten (s. Tabelle 22)

Tabelle 22. Indikationen für Liquorszintigraphie und Tupfertest und deren Ergebnisse

Erkrankung	Hydrozephalus Abb. 27a	Liquorrhö Abb. 27b
Indikationen	Hydrozephalus, Aresorption	Nachweis, Suche nach Leckstellen
Verfahren	Liquorraumszintigraphie	Liquorraumszintigraphie, Tupfertest
F N B A	N: Ventrikelsystem nur transient sichtbar B: Positiver Ventrikelkontrast A: 24 h nach intrathekaler Injektion persistierende Aktivität im Ventrikelsystem	N: Keine Radioaktivität außerhalb des Liquorraums B: Radioaktivitätsstraße im Szintigramm A: Radioaktivität in den Tupfern (nach hoher Tamponade), deutlich oberhalb entsprechender Serumradioaktivität (Kontrolle)
DD	DD: Andere Hydrozephalusformen	DD: Aktivität in den Tupfern wegen Schleimhautverletzungen (Blutungen!)
Ergebnisse	Sicherer Nachweis massiver Zirkulationsstörungen	Eindeutig positive Ergebnisse nur bei a) Untersuchung während einer Liquorrhö oder b) bei Erzeugung eines Überdrucks im Liquorsystem
Stellung im diagnostischen Ablauf	Primär zum Nachweis einer Umkehr der Liquorströmung Zusatzuntersuchung vor und nach CT (Durchgängigkeit von Shunts)	Zusatzuntersuchung nach Glukosenachweisverfahren, CT und konventioneller Tomographie

Literatur zu 5.1 Hirn u. 5.2

[1] Hartmann A, Hoyer S (Hrsg) (1985) Cerebral blood flow and metabolism measurement. Springer, Berlin Heidelberg
[2] Holman BL (Hrsg) (1985) Radionuclide imaging of the brain. Churchill Livingstone, New York London
[3] Themenheft (1985) Zentralnervensystem (I). Nuklearmediziner 8:1–64
[4] Themenheft (1985) Zentralnervensystem (II). Nuklearmediziner 8:107–158

5.3 Speicheldrüsen

A. Simrock

5.3.1 Verfahren

5.3.1.1 Speicheldrüsenszintigraphie

Die Speicheldrüsenszintigraphie ist eine nichtinvasive Untersuchungsmethode zur Beurteilung der Funktionsfähigkeit einzelner Speicheldrüsen und Drüsenbezirke über die direkte Darstellung des sezernierenden Parenchyms.

5.3.1.1.1 Physiologische Grundlagen, Determinanten

Jodid und ^{99m}Tc-Pertechnat (^{99m}TcO$_4$) werden aufgrund ihrer gleichartigen Molekülstruktur in den Speicheldrüsen angereichert. Die Speicherung erfolgt durch aktiven Transport (Sekretion).

5.3.1.1.2 Radiopharmazeutika, Pharmaka, Radioaktivität

Routinemäßig wird ^{99m}TcO$_4$ eingesetzt. Pro Patient werden 37–72 MBq (1–2 mCi) ^{99m}TcO$_4$ i.v. verabreicht.

Die Funktionsszintigraphie beginnt sofort mit der Aktivitätsapplikation und dauert ca. 60 min (Abb. 28a, b).

Die Applikation von Zitronensaft, Vitamin-C-Tabletten oder 0,25 mg Doryl s.c. gibt Auskunft über die exkretorische Funktion der Speicheldrüsen (Abb. 28c).

5.3.1.1.3 Meßtechnische Einrichtungen, Auswertetechniken

Zur Funktionsszintigraphie der Speicheldrüsen werden hochauflösende Gammakameras mit nachgeschalteter Datenverarbeitungseinheit eingesetzt. Sie ermöglichen die Durchführung dynamischer Studien und über die Aufzeichnung und Auswertung der Radionuklidkinetik die Beurteilung von Funktionsfähigkeit und -ablauf einzelner Speicheldrüsen und Drüsenbezirke (regions of interest).

5.3.1.1.4 Praktische Hinweise

Der nüchterne Patient befindet sich während der Untersuchung unter der Gammakamera in Rückenlage. Nach der i.v. Injektion von 37–72 MBq (1–2 mCi) ^{99m}TcO$_4$ wird die Aktivitätskinetik in den Speicheldrüsen kontinuierlich aufgezeichnet. Nach ca. 20 min wird zusätzlich je ein statisches Szintigramm in rechter und linker Seitenansicht angefertigt; anschließend Verabreichung von Zitronensaft oral oder 0,25 mg Doryl s.c.

5.3 Speicheldrüsen 99

Die **Strahlenexposition** liegt nach Börner [1] für eine Testaktivität von 37–72 MBq (1–2 mCi) $^{99m}TcO_4$ bei 0,003–0,006 Gy (0,3–0,6 rad) für die Speicheldrüsen und, sofern die Schilddrüse vorher nicht blockiert wurde, bei 0,006–0,012 Gy (0,6–1,2 rad) für die normal große Schilddrüse mit euthyreoter Stoffwechsellage.

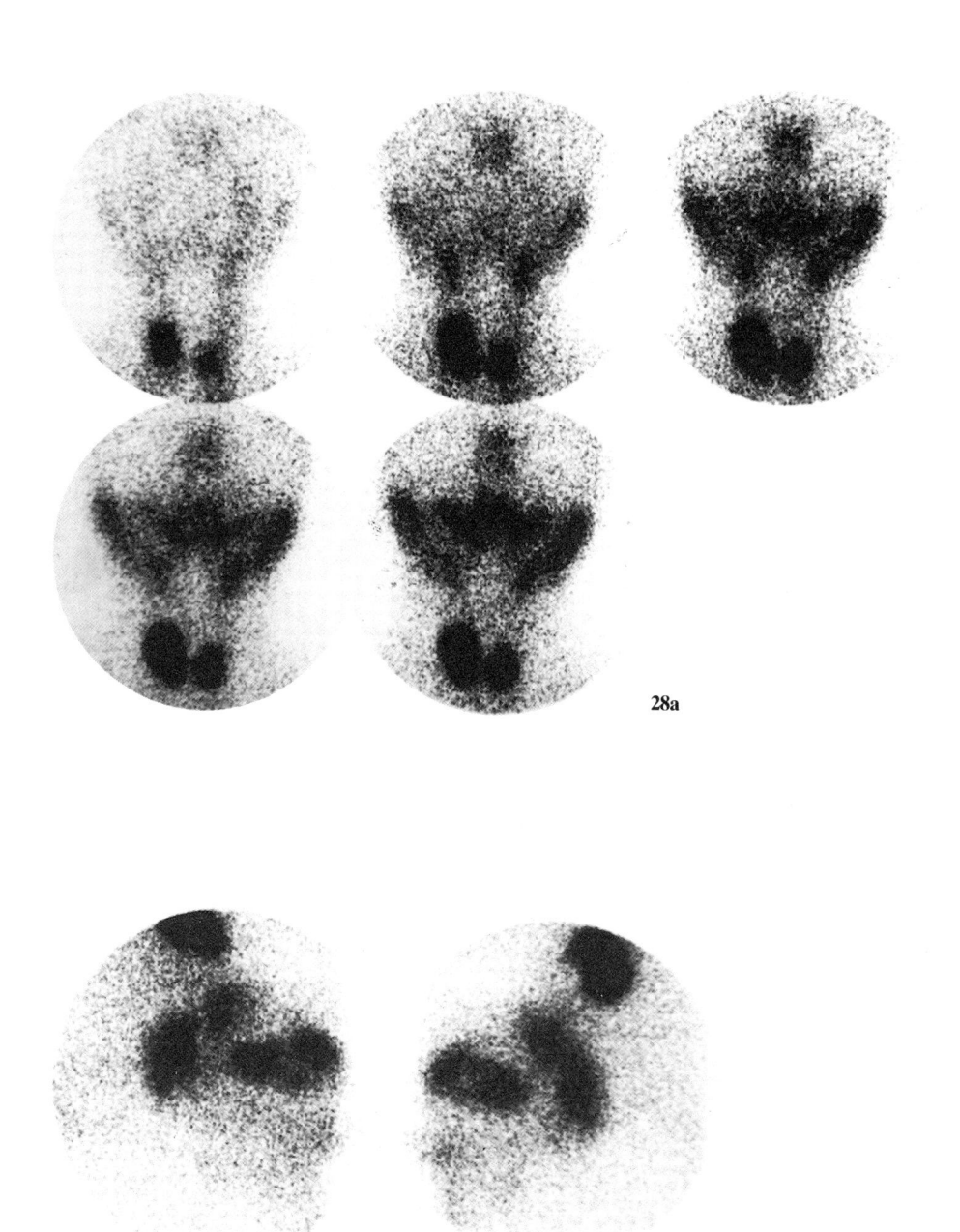

28a

28b

100   5 *Klinik*

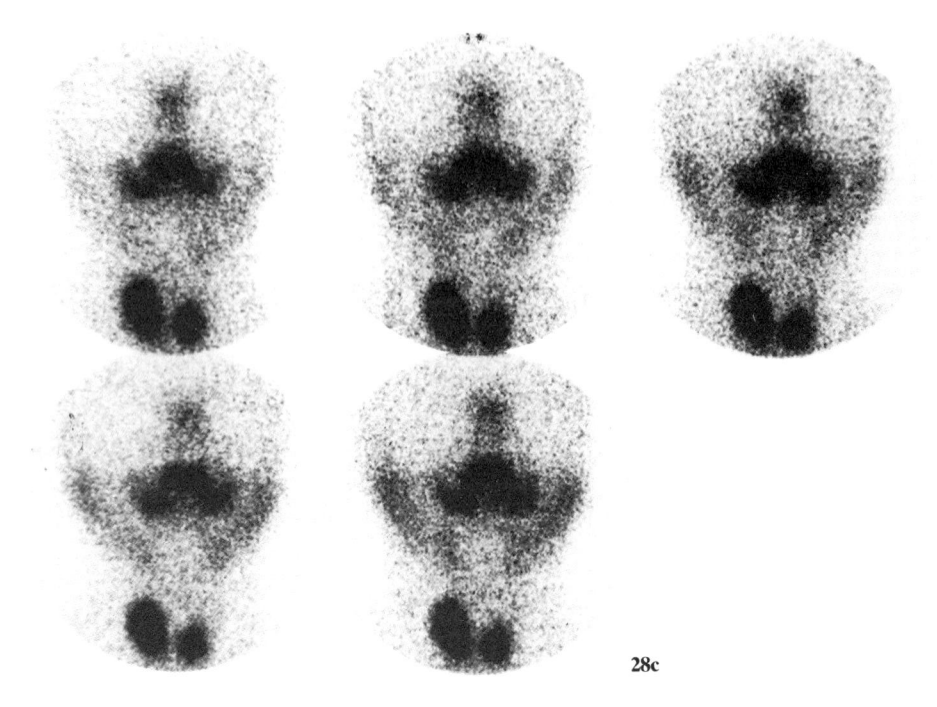

Abb. 28 a—c. Die Sequenzszintigramme mit $^{99m}TcO_4$ zeigen eine seitengleiche, normale Perfusion und Aktivitätskonzentration der Speicheldrüsen. 6—8 min p. i. deutliche Aktivitätszunahme in der Medianregion (**a** in a. p. Ansicht). Man beachte die deutlich intensivere Aktivitätsanreicherung in der asymmetrisch konfigurierten Schilddrüse im Vergleich zu den Speicheldrüsen (**a** in a. p. Ansicht, **b** in rechter und linker Seitenansicht); **c** nach oraler Gabe von Zitronensaft prompte Entleerung der Speicheldrüse. (In a. p. Ansicht)

5.3.1.2 Alternative diagnostische Verfahren

Nach Anamnese und klinischer Untersuchung kommen in Betracht: Analyse der Speichelelektrolyte, Speichelelektrophorese. Mit der Sialographie als röntgenologischem, rein morphologischem Verfahren können die Gangsysteme der großen Speicheldrüsen, deren Ausführungsgänge sondierbar sind, dargestellt werden.

5.3.2 Einsatzmöglichkeiten

Das statische Speicheldrüsenszintigramm gibt Auskunft über Lage, Größe und Form sowie Speicherintensität der großen Speicheldrüsen und ermöglicht, Restgewebe nach Operation sowie dystopes Drüsengewebe zu lokalisieren (Tabelle 23).

Tabelle 23. Speicheldrüsenszintigraphie

Erkrankung	Akute Sialadenitis	Chronische Sialadenitis Sjögren-Syndrom	Sialolithiasis	Verlaufskontrolle vor und nach Parotis-OP	Zustand nach Strahlentherapie im Kopfbereich und Radiojodtherapie
Indikation	Feststellung von Grad u. Floridität, Verlaufskontrolle	Nachweis einer Funktionsminderung, einer akuten Exazerbation	Nachweis u. funktionelle Lokalisation einer Abflußbehinderung	Nachweis und Lokalisation von funktionstüchtigem Restdrüsengewebe	Nachweis einer Strahlenschädigung bei entspr. klinischer Symptomatik (Mundtrockenheit)
Verfahren	Funktionsszintigraphie (vor und nach Stimulation)	Funktionsszintigraphie (vor und nach Stimulation)	Funktionsszintigraphie (vor und nach Stimulation)	Funktionsszintigraphie (vor und nach Stimulation)	Funktionsszintigraphie (vor und nach Stimulation)
Funktionsparameter (F) Normwerte (N) Bewertungskriterien (B) Artdiagnose (A) Differentialdiagnosen (DD)	F: Akkumulationszeit N: Aktivitätsmaximum in der Glandula parotis u. submandibularis nach 20–40 min, in den Glandulae sublinguales u. palatinae nach 90–120 min B: Diffuse/regionale Mehrspeicherung (Intensität). Größe des Drüsenparenchyms, verzögerte/ungenügende Exkretion A: Grad der Mehrspeicherung im Seitenvergleich u. im Zusammenhang mit der Klinik DD: Sialolithiasis	B: Diffus/regional verminderte u./o. inhomogene Aktivitätsspeicherung, verzögerte bis fehlende Sekretion/Exkretion A: Grad der verminderten Aktivitätsspeicherung im Seitenvergleich u. im Zusammenhang mit der Klinik DD: Zust. nach chron. Abflußbehinderung, Zust. nach Strahlentherapie	B: Regionale Mehrspeicherung, Intensität, Größe des Drüsenparenchyms, fehlende Exkretion (Abflußstörung) im Seitenvergleich A: Nur in Verbindung mit der Klinik (Drüsenschwellung während/nach Mahlzeiten) DD: Akute Sialadenitis	B: Lokalisation und Speicherintensität von funktionstüchtigem Restdrüsengewebe A: Lokalisation von Speicherbezirken im Zusammenhang mit der Klinik DD: Keine	B: Diffus/regional verminderte bis fehlende Aktivitätsspeicherung, verzögerte bis fehlende Sekretion/Exkretion oder kompletter Funktionsausfall A: Verminderte bis fehlende Aktivitätsspeicherung, verzögerte bis fehlende Sekretion/Exkretion in Zusammenhang mit der Anamnese u. Klinik DD: Chronische Sialadenitis, Sjögren-Syndrom
Ergebnisse	Normales Speicheldrüsenszintigramm schließt akute Sialadenitis nicht aus	Normales Speicheldrüsenfunktionsszintigramm schließt leichte bis mäßiggradige Entzündung nicht aus	Aktivitätsretention (Abflußstörung), Spätfolge: kompletter Funktionsausfall	Nachweis und Lokalisation von funktionstüchtigem Restdrüsengewebe	Verminderte bis fehlende Aktivitätsspeicherung u. Sekretion/Exkretion sprechen bei entspr. Anamnese für eine Strahlenschädigung
Stellung im diagnostischen Ablauf	Zweituntersuchung nach klinischer Untersuchung	Szintigramm nach Anamnese u. klinischer Untersuchung, aber vor Rö.-Sialographie	Anamnese, Klinik, Funktionsszintigraphie, Rö.-Sialographie	Anamnese, Klinik, Funktionsszintigraphie	Im Zusammenhang mit der Klinik zu bewerten

Literatur

[1] Börner W (1978) Speicheldrüsenfunktions- und Lokalisationsdiagnostik mit Radionukliden. In: Diethelm L, Olsson O, Strnad F, Vieten H, Zuppinger A (Hrsg) Handbuch der medizinischen Radiologie, Bd 15/2. Springer, Berlin Heidelberg New York, S 99–115
[2] Börner W, Grünberg H, Moll E (1965) Die szintigraphische Darstellung der Kopfspeicheldrüsen mit Technetium $^{99\,m}$. Med Welt 2378–2382

5.4 Tränenwege

A. Simrock

5.4.1 Verfahren

5.4.1.1 Radionukliddakryographie

Die Radionukliddakryographie ist ein nicht belastendes, unter physiologischen Bedingungen durchführbares Untersuchungsverfahren zur beidseitigen, simultanen Funktionsprüfung der ableitenden Tränenwege (Abb. 29).

5.4.1.1.1 Physiologische und pathophysiologische Grundlagen

Die Radionukliddakryographie ermöglicht über die Darstellung der ableitenden Tränenwege die Beurteilung der Tränenabflußdynamik. Da die Transitzeit des Radiopharmazeutikums vom Applikationsort, dem Bindehautsack, zum Cavum nasi individuellen Schwankungen unterliegt und von Testvolumen, Tränensekretion, Häufigkeit des Lidschlags und Position des Patienten abhängig ist, sollten die Untersuchungsergebnisse im Seitenvergleich beurteilt werden.

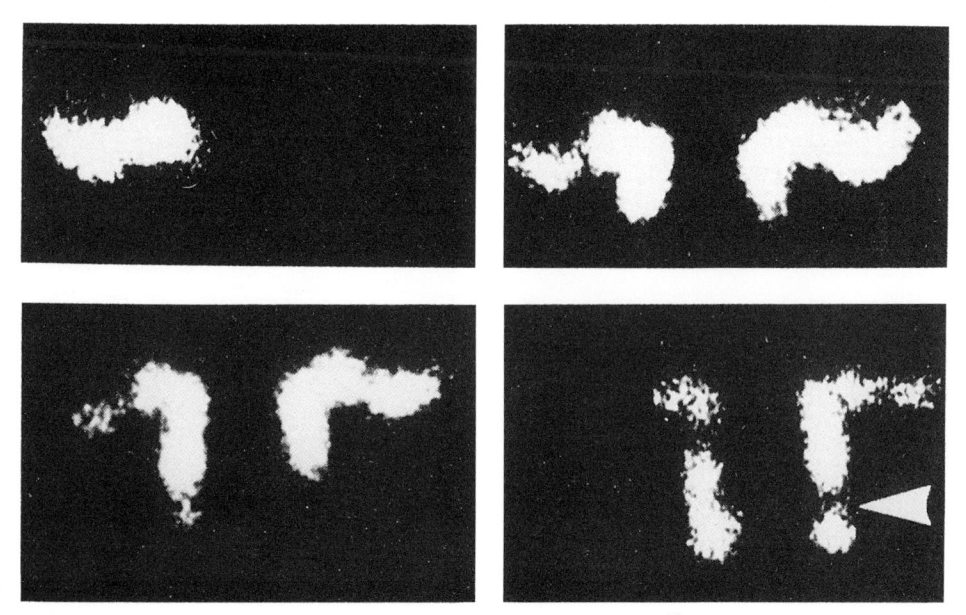

Abb. 29. Sequenzszintigramme eines Gesunden: Der Abtransport des $^{99m}TcO_4$ verläuft beiderseits etwa gleich schnell. Deutliche Darstellung der Hasner-Klappe (Pfeil) 10 min nach Applikation des Radionuklids

---

Abb. 29, 32 von Prof. Dressler, Hannover

104   5 Klinik

5.4.1.1.2   Radiopharmazeutika, Radioaktivität

Dem sitzenden Patienten werden 1,85 MBq (50 µCi) $^{99m}TcO_4$ in 10 µl physiologischer Kochsalzlösung in jeden Bindehautsack pipettiert.

5.4.1.1.3   Meßtechnische Einrichtungen, Auswertetechniken

Gammakameras mit Pinhole-Kollimator und nachgeschalteter Datenverarbeitungseinheit ermöglichen simultane Aufzeichnung und Beurteilung des Aktivitätstransports sowie die Erstellung von Zeit-Aktivitäts-Kurven über ableitenden Tränenwegen oder wählbaren Teilabschnitten.

5.4.1.1.4   Praktische Hinweise

Der große Vorteil der nuklearmedizinischen Untersuchungsmethode im Vergleich zu röntgenologischen Verfahren besteht darin, daß sie ohne besondere Belastung des Patienten (keine Katheterisierung eines Tränenkanälchens) und unter weitgehend physiologischen Bedingungen (kleines Testvolumen, nicht visköse Testflüssigkeit, normaler Abtransport durch den Lidschlag) durchgeführt wird. Die Dauer der Untersuchung beträgt 4–20 min.

Die **Strahlenexposition für die Linse** als dem kritischen Organ liegt bei **40 µGy** (4 mrad).

5.4.1.2   Alternative diagnostische Verfahren

Die Röntgendakryozystographie liefert im Vergleich zur Radionukliddakryographie eine bessere morphologische Detailerkennbarkeit der Tränen-Nasen-Wege und ist zur Beurteilung der Operationsindikation erforderlich.

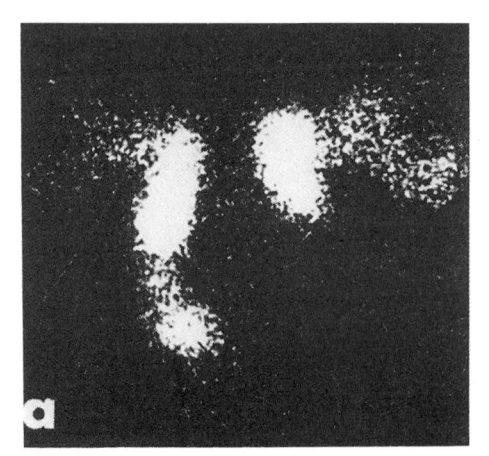

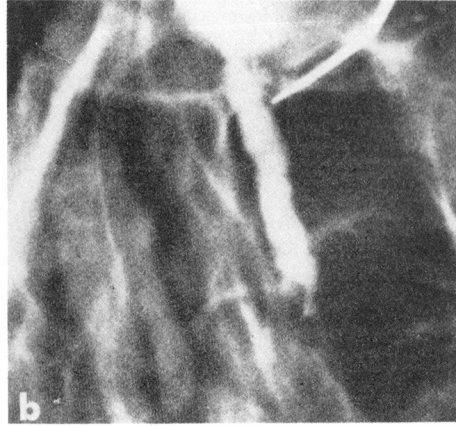

Abb. 30 a, b. a 50jähriger Patient mit Epiphorabeschwerden. Sequenzszintigramm nach 15 min: normaler Abfluß rechts, links in Höhe der Hasner-Falte Stenose; **b** Röntgendakryozystogramm desselben Patienten, linkes Auge: Bestätigung der Lokalisation der tiefen Stenose

5.4.2 Einsatzmöglichkeiten (Tabelle 24)

Tabelle 24. Radionukliddakryographie

Erkrankung	Stenosen und Verschlüsse der ableitenden Tränen-Nasen-Wege (TNW)	Tränensekretionsstörung Sicca-Syndrom, Sjögren-Syndrom	Verlaufskontrolle nach chirurgischer/konservativer Therapie an den ableitenden TNW
Indikation	Tränendrainagestörung (Epiphorabeschwerden)	Nachweis einer verminderten Tränensekretion, Beurteilung der Tränensekretionsdynamik und Abflußdynamik	Zust. nach chirurg. Eingriffen (Dakryozystorhinostomie), Wirksamkeitsprüfung von Ophthalmologika
Verfahren	Beidseitige simultane Funktionsszintigraphie der ableitenden TNW	Beidseitige simultane Funktionsszintigraphie der ableitenden TNW	Beidseitige simultane Funktionsszintigraphie der ableitenden TNW
Funktionsparameter (F) Normwerte (N) Bewertungskriterien (B) Artdiagnose (A) Differentialdiagnosen (DD)	F: Transitzeit N: 8–10 min vom Bindehautsack bis zum Cavum nasi B: Aktivitätstransportverzögerung, Lokalisierung eines Aktivitätsstopps A: Funktionelle/mechanische Abflußblockade in Verbindung mit der Anamnese und Klinik, ggf. Rö.-Dakryozystographie DD: Angeborene Atresie des Tränen-Nasen-Gangs, Aplasie der Tränenröhrchen bei Säuglingen, funktionelle Tränendrainagestörung (entzündliche Schleimhautschwellung), mechanische Verlegung der TNW (Fremdkörper), Verwachsungen als Verletzungsfolge	B: Nachweis einer Aktivitätstransportverzögerung A: Aktivitätstransportverzögerung bei freier Durchgängigkeit der ableitenden TNW in Verbindung mit der Klinik (Trockenheitsgefühl) DD: Stenosen	B: Nachweis einer freien Aktivitätspassage bei Zust. nach chirurgischer/konservativer Therapie
Ergebnisse	Aktivitätstransportverzögerung bzw. Aktivitätsstopp spricht für partielle bzw. komplette Abflußbehinderung, Beurteilung der Lokalisation und des Ausmaßes der Obstruktion	Abflußverzögerung bei freier Durchgängigkeit der ableitenden Tränenwege und entsprechender Klinik sprechen für verminderte Tränensekretion	Nachweis einer guten Durchgängigkeit der ableitenden TNW spricht für Therapieerfolg und gegen ein Rezidiv bzw. Restenose
Stellung im diagnostischen Ablauf	Screening bei Epiphorabeschwerden, Zusatzuntersuchung: Rö.-Dakryozystographie zur Beurteilung der Operationsindikation	Im Zusammenhang mit der Klinik zu beurteilen	Zur regelmäßigen Verlaufskontrolle und im Zusammenhang mit der Klinik zu beurteilen

Literatur

[1] Dressler J, von Denffer H, Stepan R, Pabst HW (1976) Indikationen und Ergebnisse der Radionuklid-Dakryographie. Roentgenberichte 5:279–283
[2] Rossomondo RM, Carlton WH, Trueblood JH, Thomas RP (1972) A new method of evaluating lacrimal drainage. Arch Ophthalmol 88:523–525

5.5 Schilddrüse in vivo

B. Leisner

5.5.1 Verfahren

5.5.1.1 Schilddrüsenszintigraphie

Die Schilddrüsenszintigraphie liefert ein Funktionstopogramm des Organs, läßt jedoch keine unmittelbaren Rückschlüsse auf die hormonelle Funktionslage (Eu-, Hyper-, Hypothyreose) zu.

5.5.1.1.1 Pathophysiologische Grundlagen

Radioaktives Jod (^{131}I, ^{123}I) wird analog dem stabilen Jod von metabolisch aktiven Follikeln aufgenommen und im Kolloid in Form von Hormon (T_4 und T_3) und Hormonvorstufen gespeichert. Dagegen erfolgt die Konzentration der stereochemisch ähnlichen $^{99m}TcO_4$-Moleküle nur vorübergehend, da sie nicht an der Hormonsynthese teilnehmen. Beide Radiopharmazeutika werden nur im funktionell stimulierten Gewebe angereichert.

Die Schilddrüse unterliegt der Steuerung durch das TSH (Thyroid Stimulating Hormone), welches von der Hypophyse unter Einwirkung des hypothalamischen TRH (Thyrotropin Releasing Hormone) sezerniert wird. Ein (relativer) Schilddrüsenhormonmangel führt zur Erhöhung der TSH-Spiegel und damit zu einer Stimulation aller Funktionen der Schilddrüse. Meist sind damit auch Hypertrophie und Hyperplasie des Organs verbunden (blande Struma) (Tabelle 25).

Eine pathologische Mehrproduktion von Schilddrüsenhormonen kann bedingt sein durch:

- Stimulation aller Follikelepithelzellen über Autoantikörper (immunogene Hyperthyreose vom Typ des Morbus Basedow), in etwa 40% der Fälle begleitet von einer endokrinen Orbitopathie.
- Fokale (Adenom) oder disseminierte Autonomie von Follikeln, so daß in diesen die Hormonproduktion und -freisetzung nur von der Höhe des Jodidangebots abhängt.
- Vorübergehend durch eine Thyreoiditis, wobei der entzündliche Prozeß (viral bedingt: de Quervain, immunogen: chronische lymphozytäre Thyreoiditis Hashimoto) zu einer Ausschwemmung von präformiertem Hormon aus den Follikeln führt (Tabelle 26).

Die immunogene Hyperthyreose zeichnet sich durch eine homogene, sehr intensive Radionuklidspeicherung des ganzen Organs aus. Liegen ein oder mehrere autonome Adenome vor, so konzentriert sich die Anreicherung in diesen (warme Knoten), während das umgebende (paranoduläre) Gewebe im Sinne einer Kompensation des Hormonüberschusses funktionell mehr oder weniger supprimiert ist. Kommt die Radionuklidaufnahme im paranodulären Gewebe vollständig zum Erliegen (weniger als 15% des Adenoms), liegt ein (bzw. mehrere) **dekompensiertes autonomes Adenom** vor.

Tabelle 25. Schilddrüsenszintigraphie

Erkrankung	Blande Struma	Autonomes Adenom	Immunogene Hyperthyreose (Basedow)	Hypothyreose
Indikation	Ausschluß auton. Adenom Nachweis kalte Knoten	Feststellung des Kompensationsgrads, bei Hyperthyreose Abgrenzung von Basedow	Ausschluß auton. Adenom	Nachweis von orthotopem bzw. dystopem SD-Gewebe
Verfahren	SD-Szintigraphie mit ^{99m}Tc (ROI empfehlenswert)	SD-Szintigraphie mit ^{99m}Tc; ROI für absoluten Uptake und relative Speicherung	SD-Szintigraphie mit ^{99m}Tc (ROI für absoluten Uptake)	SD-Szintigraphie mit ^{131}I oder ^{123}I
Typischer Befund (B)	Große SD-Figur mit homogener Speicherung, „kalte" Knoten in bis zu 40%!	„Heißer" Knoten (auch multipel): paranod. Speicherung $\geq 20\%$: kompens. aut. Adenom, paranod. Speicherung $<20\%$: dekompens. aut. Adenom	Homogene, sehr intensive Speicherung	Nach Hashimoto-Thyreoiditis: herabgesetzte, fleckige Speicherung in kleiner Schilddrüse Dystopie: geringe Speicherung in der Medianlinie zwischen Zungengrund und Mediastinum
Differential-Diagnose (DD)	Hyperthyreose immunogen, dissem. autonome Gewebsbezirke	Basedow in regressiv veränderter Struma, Thyreoiditis große, „kalte" Bezirke bei Euthyreose	Disseminierte, kleinste autonome Adenome, Thyreoiditis (selten)	Zerstörung der SD durch ausgedehntes, meist anaplastisches Karzinom, Überdosierung von Thyreostatika
Zur Diagnosestellung erforderliche sonstige Untersuchungen	SD-Hormonspiegel, TRH-Test	Suppressionsszintigramm bei kompens. aut. Adenom, übersteuertes Szintigramm u. Ultraschall bei dekomp. aut. Adenom (selten endogene TSH-Stimulation durch Thyreostatika)	SD-Hormonspiegel, TRH-Test, Antikörperbestimmung (TSH-Rezeptor AK, TRAK, mikrosomale AK, Thyreoglobulin-AK	SD-Hormonspiegel, basales TSH, SD-Antikörper-Bestimmung
Erweiterte Diagnostik	Feinnadelpunktion bei kalten Knoten, evtl. Sonographie		Sonographie	Sonographie

Zur Diagnostik ist also erforderlich bei

- **dekompensierten** autonomen Adenomen der Nachweis von supprimiertem paranodulärem Gewebe;
- **kompensierten** autonomen Adenomen der Nachweis der Supprimierbarkeit des paranodulären Gewebes durch exogen erhöhte Hormonspiegel.

Tabelle 26. Schilddrüsensonographie

Erkrankung	Diffuse blande Struma	Knotenstruma	Thyreoiditis	Hypothyreose	Hyperthyreose
Indikation	Ausschluß von Knoten, Größenbestimmung	Differenzierung von soliden Knoten und Zysten	Feststellung	Nachweis von SD-Gewebe	Diff. Diagnose: 1. Immunogen, 2. Auton. Adenom(e)
Typischer Befund (B)	Homogenes Echomuster, evtl. Lappenasymmetrie	Abgrenzbare, rundl. Struktur mit normaler, erhöhter oder herabgesetzter Echodichte (ggf. echoarmer Randsaum) bzw. echofreie Struktur mit dorsaler Schallverstärkung	1. De Quervain: unscharfe, oft multifokale Zonen herabgesetzter Echodichte 2. Hashimoto: weitgehend gleichmäßig echoarmes Parenchym	Minimale Reste normalen oder echoarmen SD-Parenchyms	1. Homogen massiv herabgesetzte Echodichte 2. Abgrenzbare, meist echoärmere, rundl. Struktur
Differential-Diagnose (DD)	Beginnende immunogene Hyperthyreose, diss. autonome Adenome	Inaktives Adenom, autonomes Adenom, subakute Thyreoiditis, Karzinom	1. Karzinom, Blutungszyste(n), 2. Immunogene Hyperthyreose (Basedow)	Dystope Schilddrüse	1. Hashimoto, blande Struma 2. Inaktives Adenom, Karzinom, Thyreoiditis-de Quervain
Zur Diagnosestellung erforderliche sonstige Untersuchungen	SD-Hormonspiegel, evtl. mit TRH-Test	^{99m}Tc-Szintigr. (evtl. Wiederholung unter Suppression), SD-Hormonspiegel, TRH-Test, Feinnadelpunktion	BKS, SD-Hormonspiegel, TRH-Test, Antikörper, Feinnadelpunktion (evtl. ^{99m}Tc-Szintigr.)	SD-Hormonspiegel, TRH-Test	SD-Hormonspiegel, TRH-Test, Tc-99 m-Szintigramm, Antikörper
Stellung im diagnost. Ablauf	Statt Szintigramm, im Verlauf unter Verkleinerungstherapie	Nach Szintigramm, im Verlauf zur Größenbestimmung von Knoten; Zur Rezidivdiagnostik nach Zystenpunktion	Vor Szintigramm Im Verlauf: 1. zur Dokumentation der Abheilung bzw. des verbleibenden normalen Parenchyms	Nach Szintigramm	Nach Szintigramm Im Verlauf: Beurteilung der Remission bei 1.

Ruhendes Parenchym (keine TSH-Sekretion), entzündlich oder regressiv verändertes sowie nicht von den Thyreozyten ausgehendes Gewebe, Zysten und die meisten Malignome zeigen keine Radionuklidanreicherung. Sie stellen sich allenfalls im negativen Kontrast (kalte Knoten) dar. Sie können morphologisch durch die Sonographie weiter differenziert werden.

Das Ausmaß der Radionuklidanreicherung und damit die Qualität der szintigraphischen Abbildung werden wesentlich beeinflußt durch die Größe des Jodpools. Ist dieser stark expandiert, wie nach Röntgenkontrastmitteluntersuchungen oder bei Einnahmen jodhaltiger Medikamente, ist die Schilddrüsenszintigraphie nicht durchführbar.

5.5.1.1.2 Radiopharmazeutika

Das Radionuklid der 1. Wahl ist das generatoreluierte $^{99\,m}$Tc-Pertechnetat. Es werden 20–40 MBq (0,5–1,1 mCi) i. v. verabreicht. Die Szintigraphie erfolgt 15–20 min nach der i. v. Applikation.

^{131}Jod wird nur noch selten eingesetzt, je nach Indikation (s. u.) nimmt der Patient 2–20 MBq (0,05–0,5 mCi) Na ^{131}Jodid per os zu sich. Nach 24 Stunden wird szintigraphiert.

^{123}Jod wäre aus nachweistechnischen und strahlenhygienischen Gründen vorzuziehen, ist jedoch teuer und nur beschränkt verfügbar (Zyklotronprodukt mit physikalischer Halbwertszeit von 13 Stunden).

Als „In-vivo-Tumormarker" mit hoher Affinität und Sensitivität für maligne Schilddrüsentumoren kann ^{201}TlCl eingesetzt werden, insbesondere, wenn es um den Nachweis nicht tastbarer und sonographisch unklarer zervikaler Lymphknoten geht.

5.5.1.1.3 Meßtechnische Einrichtungen, Auswertung

Die Schilddrüsenszintigraphie erfolgt mit der Gammakamera. Spezielle Kollimatoren verbessern dabei die Abbildungsqualität. Besondere Bedeutung liegt in der Möglichkeit der quantitativen Erfassung der Speicherung durch Überspielen der Aufnahmen auf einen Kleinrechner. Mit ROI (s. Abschn. 3.9.2.1), welche die ganze Schilddrüse oder Teilbereiche einschließen, kann die Speicherung absolut und regional relativ zum Speichermaximum quantifiziert werden.

Erweiterte Diagnostik

Suppressionsszintigramm (Verdacht auf kompensiertes autonomes Adenom):
Wiederholung der $^{99\,m}$Tc-Szintigraphie nach Gabe von 60–80 µg T_3 über mindestens 8 Tage (ersatzweise 200 µg T_4 über 14 Tage). Durch TSH regelbares Gewebe zeigt starke Herabsetzung der Radionuklidaufnahmen, autonome Adenome speichern unverändert intensiv.

„Übersteuertes" Szintigramm (Verdacht auf dekompensiertes autonomes Adenom):
Sofortige Wiederholung des Szintigramms (keine erneute Radioaktivitätsgabe!) mit erhöhter Empfindlichkeit des Geräts.
Paranoduläres, supprimiertes Gewebe läßt sich aufgrund seines Basisstoffwechsels nachweisen, ebenso mit der Sonographie.

Stimulationsszintigramm (Verdacht auf dekompensiertes autonomes Adenom, vor allem multifokal) (Tabelle 27):

Die Verabreichung von bovinem TSH ist weitgehend verlassen (Nebenwirkungen!). Der (hyperthyreote) Patient wird so lange thyreostatisch behandelt, bis ein Anstieg des ursprünglich nicht meßbaren TSH feststellbar ist. Dann erfolgt die Wiederholung des $^{99\,m}$Tc-Szintigramms. Bei ^{201}Tl-Tumorszintigrammen ist die Zweiphasentechnik (Früh-, Spätszintigramm) erforderlich (Funktions-Washoutscan) (Tabelle 28).

Tabelle 27. Schilddrüsen-Sonographie

Erkrankung	Autonomes Adenom	Karzinom
Indikation	Dekompensationsgrad Nachweis paranodulären Gewebes	Feststellung
B	Dicke des paranodulären Gewebes größer als seine Speicherung im Szintigramm	Meist echoarmer, unscharf begrenzter Bezirk, evtl. die SD-Grenzen überschreitend
DD	Dekomp. aut. Adenom: Nachweis szintigraphisch nichtdargestellten paranodulären Gewebes (DD) Lappenasymmetrie, Lappenaplasie	Inaktives Adenom, Thyreoiditis de Quervain
Sonstige Untersuchungen	SD-Hormonspiegel, TRH-Test, ^{99m}Tc-Szintigramm	^{99m}Tc-Szintigramm Feinnadelpunktion (!!!)
Stellung im Ablauf	Nach Szintigramm	Nach Szintigramm

Tabelle 28. Schilddrüsen-Szintigraphie

Erkrankung	Thyreoiditis	Karzinom
Indikation	Ausschluß von immunogener Hyperthyreose (Basedow) und aut. Adenom	1. Feststellung 2. Verlaufskontrolle
Verfahren	SD-Szintigraphie mit ^{99m}Tc	SD-Szintigraphie mit ^{99m}Tc, (mit ^{131}I zur Verlaufskontrolle), ^{201}Tl bei unklarer Zytologie und Lymphknoten
B	Herabgesetzte bis aufgehobene Speicherung (bei de Quervain ausgeprägter als bei Hashimoto!!)	„Kalter" Knoten im Erstszintigramm (1.) bzw. orthotope oder dystope ^{131}I-Speicherung in der Nachsorge (2.)
DD	Hyperthyreosis factitia, jodinduzierte Hyperthyreose	1. Zysten, inaktive Adenome, regressive Veränderungen, supprimiertes Gewebe bei dekomp. autonomen Adenomen 2. Keine
Sonstige Untersuchungen	BKS (bei de Quervain Sturzsenkung!) Antikörperbestimmung (Hashimoto) Sonographie (häufig pathognomonisch bei de Quervain)	1. Sonographie, Feinnadelpunktion, evtl. Op. 2. Thyreoglobulin-RIA (Serum)
	Evtl. Feinnadelpunktion	

5.5.1.1.4 Praktische Hinweise

- Die Untersuchung dauert 10−15 min, während der der Patient unbeweglich liegen bleibt.
- Vor oraler Jod-131-Applikation sollte der Patient 6 h nüchtern sein.

112   5 Klinik

- Eventuelle Schilddrüsenhormonsubstitution muß abgesetzt werden: T_4-haltige Präparate 4 Wochen lang, reine T_3-Präparate 1 Woche lang. Thyreostatikagabe (Carbimazol, Methimazol, Propylthiouracil) ist für 1 Woche zu unterbrechen.
- Vorangegangene Röntgenuntersuchungen mit jodhaltigen Kontrastmitteln können die Szintigraphie unmöglich machen (wasserlösliche Kontrastmittel ca. 2−4 Wochen, nicht wasserlösliche bis zu 2 Jahren (Myelographie, Lymphographie)).
- Die Strahlenexposition der Schilddrüse beträgt für ^{99m}Tc 3,4 mGy/37 MBq (340 mrad/mCi) und für ^{131}I 1000 mGy/1,85 MBq (100 rad/50 µCi), für ^{123}I 100 mGy/18,5 MBq (10 rad/500 µCi).

5.5.1.2 Radiojodzweiphasentest

Mit Hilfe einer einfachen Szintillationssonde wird die prozentuale Aufnahme von ^{131}Jod in die Schilddrüse nach oraler Applikation (6 h nüchtern) über mehrere Tage (i. allg. 3 Tage) gemessen. Daraus ergeben sich vor allem die notwendigen Parameter zur Berechnung der therapeutischen $^{131}Jodaktivität$ (s. Abschn. 5.5.1.1.4). Die erforderliche Radioaktivität kann auf 0,18 MBq (5 µCi) reduziert werden, sofern kein Szintigramm erforderlich ist. Die Strahlenbelastung der Schilddrüse reduziert sich damit auf etwa 100 mGy, ist aber immer noch hoch! Die Indikation zum Radiojodzweiphasentest ist daher streng zu stellen (Tabelle 29).

Tabelle 29. Indikationen zum ^{131}Jod-Zweiphasentest

1. Vor jeder geplanten Radiojodtherapie (mit Szintigramm)
2. Bei Verdacht auf Jodfehlverwertung (selten!) (sog. Perchlorat-Test)
3. Bei Diskrepanzen zwischen Klinik, In-vitro-Testverfahren und ^{99m}Tc-Szintigraphie, evtl. mit nachfolgender Suppression (s. Abschn. 5.5.1.1.3) (selten!)
4. In Verbindung mit Ganzkörperszintigraphie in der Nachsorge des differenzierten Schilddrüsenkarzinoms (häufig)

5.5.1.3 Schilddrüsensonographie

Die Sonographie liefert eine exakte morphologische Abbildung der Schilddrüse, läßt jedoch keine sichere Funktionsbeurteilung zu.

5.5.1.3.1 Determinanten

Mit Längs- und Querschnitten der vorderen Halsregion ist die Schilddrüse in Form, Größe, Lage und in ihrer Beziehung zur Umgebung darstellbar. Innerhalb des Organs können Veränderungen aufgrund ihrer unterschiedlichen Echodichte identifiziert werden. Die globale Echodichte des Schilddrüsenparenchyms liefert differentialdiagnostische Hinweise.

5.5.1.3.2 Meßtechnische Einrichtungen

Die Schilddrüsensonographie kann mit Real-time- und Compoundgeräten durchgeführt werden. Voraussetzung ist ein 5-MHz-Schallkopf (Small parts). Zur Vermessung einzelner

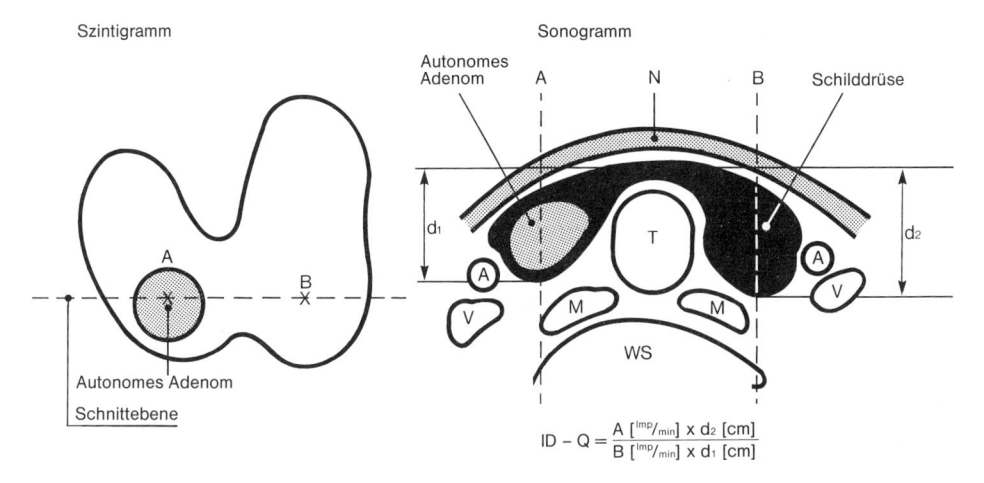

$$ID - Q = \frac{A\,[^{Imp}/_{min}] \times d_2\,[cm]}{B\,[^{Imp}/_{min}] \times d_1\,[cm]}$$

Abb. 31a. Schematische Darstellung der Ermittlung des Impulsraten-Dicken-Quotienten. (IGL et al. Nuc Compact 1 (1980) 11) A′ Arteria carotis communis, V Vena jugularis interna, N Nahfeld des Schallkopfs, d_1 Dicke der Schilddrüse an Punkt A, d_2 Dicke der Schilddrüse an Punkt B, WS Wirbelsäule, M Musculus longus colli, T Trachea

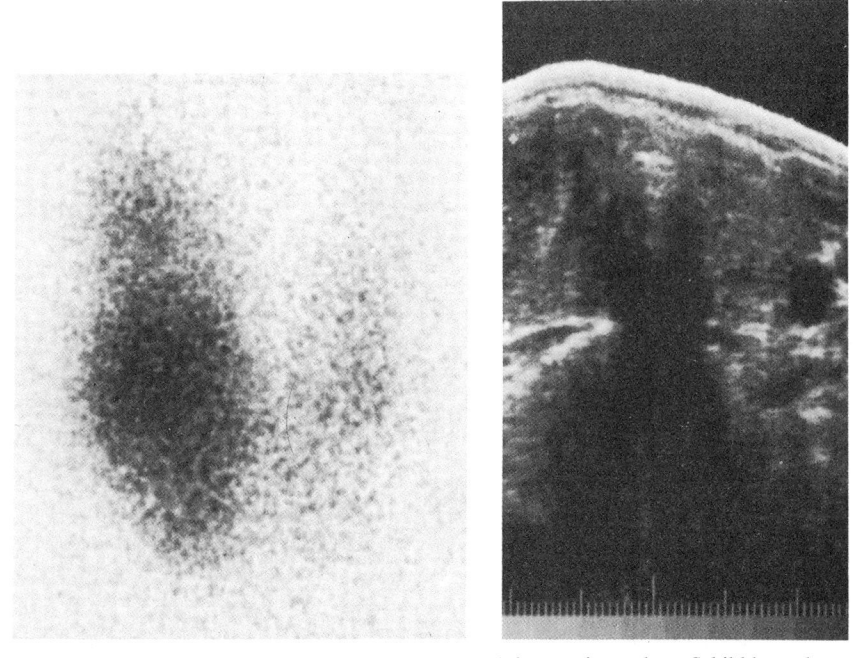

Abb. 31b. Beispiel eines kompensierten autonomen Adenoms im rechten Schilddrüsenlappen

Strukturen wird ein Maßstab elektronisch in das Monitorbild eingeblendet. Vergleicht man die regionale Dicke der Schilddrüse mit der regionalen Speicherintensität im Szintigramm, so lassen sich Volumeneffekte und echte Mehrspeicherungen (autonomes Adenom) differenzieren (Abb. 31). Mit der Compound-Technik kann die ganze Schilddrüse in äquidistanten Schnitten erfaßt und dokumentiert werden, was eine sehr genaue Volumenbestimmung ermöglicht (Abb. 32). Mit Real-time-Technik ist sie durch die Messung der größten Lappendiameter (Länge, Breite, Dicke) ausreichend präzise durchführbar.

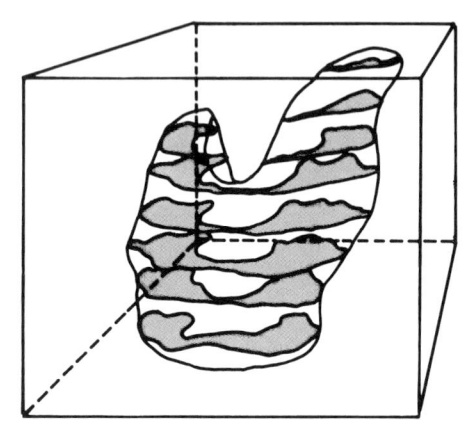

Abb. 32. Schema der Volumenberechnung der Schilddrüse aus Ultraschallquerschnitten und dem Schnittabstand. („Scheibchen-Methode")

5.5.1.3.3 Praktische Hinweise

- Der Patient muß mit überstrecktem Kopf liegen.
- Die Untersuchungsdauer beträgt je nach Befund, Gerätetyp und Dokumentationsart 5–10 min.

5.5.1.4 Feinnadelbiopsie der Schilddrüse

Das Verfahren beruht auf Gewinnung und zytologischer Beurteilung von Zellmaterial aus meist palpablen oder sonographisch bzw. szintigraphisch identifizierten Knoten. Lokalanästhesie ist nicht erforderlich. Kontraindikationen sind lediglich die Antikoagulantienbehandlung und bekannte Blutungsübel.

Bewährt hat sich die Feinnadelpunktion vor allem in der Differentialdiagnose von szintigraphisch kalten Knoten und in der Beseitigung von Zysten. Hierfür kann sie bedenkenlos auch mehrfach wiederholt werden.

5.5.1.5 Weitere nuklearmedizinische und andere diagnostische Verfahren

- Jod-123-Clearance,
- Fluoreszenzszintigraphie,
- ^{201}Thalliumszintigraphie (Tumorverdacht),
- Skelettszintigraphie (bei bekanntem, vor allem follikulärem Schilddrüsenkarzinom),
- Röntgen von Trachea und Ösophagus,
- Computertomographie der Orbitae (endokrine Orbitopathie).

5.5.2 Einsatzmöglichkeiten (s. Tabellen 25 u. 26)

Die **Schilddrüsenszintigraphie** ist, zusammen mit der Bestimmung der Schilddrüsenhormonwerte und dem TRH-Test, die Basisdiagnostik bei vermuteter Schilddrüsenerkrankung, denn:

- Euthyreote Schilddrüsenhormonwerte (inklusive TRH-Test!) schließen eine Schilddrüsenerkrankung nicht aus (kompensiertes autonomes Adenom, kalter Knoten, z.B. Karzinom);

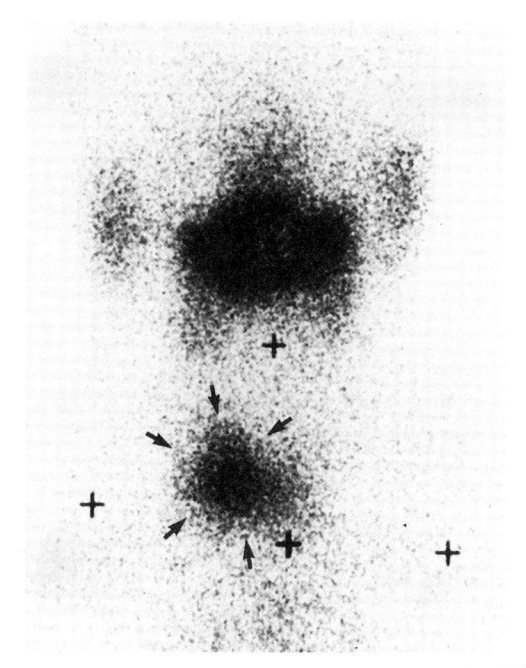

Abb. 33. Dekompensiertes autonomes Adenom der Schilddrüse rechts (Pfeile). Die Kreuze symbolisieren die anatomischen Markierungspunkte Jugulum und Klavikulamitte

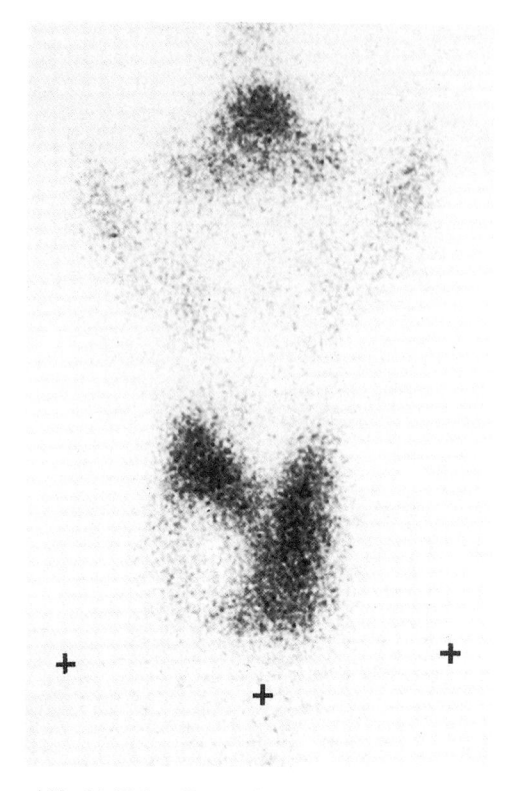

Abb. 34. Kalter Knoten im rechten Schilddrüsenlappen. (Blutungszyste)

- Hyper- und auch Hypothyreosen müssen ätiologisch differenziert werden.

Mögliche Ausnahmen sind:

- Diffuse, meist juvenile Struma bei euthyreoter Funktionslage.
- Eindeutige immunogene Hyperthyreose (Typ Basedow); in diesen Fällen ist die Sonographie (bei „typischem" Befund) ausreichend.

Die **Schilddrüsensonographie** wird überwiegend komplementär eingesetzt (Ausnahmen s. Abschn. 5.5.1.3 und Verlaufskontrolle bei medikamentöser Therapie der blanden Struma). Sie erleichtert die Differentialdiagnostik erheblich oder kürzt die Diagnostik ab (Abb. 33). Weitere Indikationen ergeben sich bei

- Planung operativer Eingriffe,
- Verdacht auf extrathyreoidale Raumforderung (z. B. Nebenschilddrüsenadenom, Metastasen, Abszesse).

Eine **Artdiagnose** ist am ehesten möglich bei
- Thyreoiditis de Quervain,
- Zysten (Blutung, Kolloid, Thyreoglossus) (Abb. 34),
- Lappenaplasie.

Literatur

[1] Droese M (1979) Aspirationszytologie der Schilddrüse F. K. Schattauer Stuttgart-New York
[2] Emrich D (1979) Jodstoffwechsel, in: Nuklearmedizin Funktionsdiagnostik und Therapie G. Thieme Stuttgart-New York
[3] Maul FD, Wenisch HJC, Schumm-Dräger PM, Bittner G, Wanner U, Standke R, Senekowitsch R, Gerspach A, Baum RP, Hör G (1986). Nachsorge des Schilddrüsenkarzinoms: Stellung der Thallium-201-Szintigraphie. Nuklearmediziner 9: 125–134
[4] Oberdisse K, Klein E, Reinwein D (Hrsg) (1979) Die Krankheiten der Schilddrüse Thieme Stuttgart-New York
[5] Wiedemann W, Börner W (1984) Ultraschalldiagnostik bei Schilddrüsenerkrankungen H. Marseille München

5.6 Schilddrüse in vitro

F. D. Maul und G. Hör

5.6.1 Verfahren

In vitro bedeutet, daß die Untersuchung im Reagenzglas, also in einem Labor durchgeführt wird. Der Patient ist bei der Untersuchung nicht selbst anwesend, wird also auch nicht belastet. Es werden Patientenproben, in der Regel Serumproben, untersucht.

Die nuklearmedizinische In-vitro-Schilddrüsendiagnostik gliedert sich in 3 Bereiche:

1. Bestimmung der Schilddrüsenhormonspiegel im Serum.
2. Funktionstest des Schilddrüsenstoffwechsels: TRH-Test.
3. Bestimmung der Spiegel von Tumormarkern im Serum.

5.6.1.1 Pathophysiologische Grundlagen, Determinanten des Schilddrüsenstoffwechsels

Die Konzentration von Thyroxin (T_4) und Trijodthyronin (T_3) wird vom Organismus in einem bestimmten Bereich konstant gehalten. Das Ziel der Regelung des Schilddrüsenstoffwechsels besteht darin, den Schilddrüsenhormonbedarf des Organismus adäquat zu decken. Die Regelung des Schilddrüsenstoffwechsels erfolgt durch das Thyreoidea stimulierende Hormon (TSH). TSH ist ein 2kettiges Polypeptid mit einem Molgewicht von 28 000. Es stimuliert die Hormonproduktion der Schilddrüse. Bei einem Anstieg der Schilddrüsenhormone, T_4 und T_3, kommt es zu einem Absinken der TSH-Produktion und Abgabe. Schilddrüsenhormonkonzentrationen oberhalb des Normbereichs führen zu einer Suppression der TSH-Produktion. Die Schilddrüse produziert nur dann Schilddrüsenhormone, wenn sie entweder von TSH stimuliert wird oder autonom ist. Auch wenn, wie beim M. Basedow, TSH-stimulierende Immunglobuline im Serum vorhanden sind, wird hierdurch eine Stimulation der TSH-Rezeptoren der Schilddrüse bewirkt. Das Absinken der Schilddrüsenhormone erzeugt einen Anstieg der TSH-Produktion und Ausschüttung, wodurch zur Steigerung der Schilddrüsenhormonproduktion eine verstärkte thyreogene Stimulation bewirkt wird.

Auch das Verhältnis der Konzentrationen von T_3 zu T_4 wird unter physiologischen Bedingungen konstant gehalten. T_4 gilt heute als physiologisch wenig wirksames Prohormon, das in peripheren Geweben in das eigentlich wirksame T_3 umgewandelt wird. Beim Abbau von T_4 kann auch das physiologisch nicht wirksame reverse T_3 (rT_3) gebildet werden. Auf diese Weise hat der Organismus die Möglichkeit, bei einer gesteigerten T_4-Produktion die Stoffwechselstörungen abzuschwächen. Eine verstärkte periphere Konversion zu rT_3 kann ferner durch Medikamente ausgelöst werden, z. B. β-Blocker, Propycil und jodhaltige Kontrastmittel.

5.6.1.2 Radioimmunoassay (RIA), Radiotracer

Zu Prinzip und Durchführung eines RIA siehe Kap. 5.23. Alle im Routinebetrieb eingesetzten RIAs werden als Test von der Industrie angeboten.
Besonderheiten zur Bestimmung von Schilddrüsenhormonen:

- Zur Markierung von T_3 und T_4 wird ^{127}I gegen ^{125}I ausgetauscht. Es handelt sich also um einen idealen Tracer, der sich chemisch nicht von der zu messenden Substanz unterscheidet. Solche idealen Tracer für T_3 und T_4 können mit Enzymmarkierung nicht erreicht werden.
- Bei einigen kommerziellen TSH-RIA-Tests kann eine kalte Vorinkubation (ohne Tracer über Nacht) die Reproduzierbarkeit und Richtigkeit erheblich verbessern.
- T_3 und T_4 können sowohl als Gesamthormon (an Trägerproteine gebundenes und freies T_4) als auch als freies Hormon bestimmt werden. Für die Bestimmung von Gesamt-T_3 und -T_4 müssen zunächst die Trägerproteine denaturiert oder für Schilddrüsenhormone blockiert werden.
- Das wichtigste Trägerprotein für T_3 und T_4, nämlich in der Leber gebildetes, Thyroxin – bindendes Globulin (TBG), kann ebenfalls radioimmunologisch ermittelt werden. T_4- (und T_3-) TBG-Quotienten sind FT_3 und FT_4 äquivalente Parameter, allerdings muß ein weiterer Radioimmunoassay durchgeführt werden, weil die Hormonkonzentration nicht direkt bestimmt werden kann.
- Bei der TSH-Bestimmung ist zu erwarten, daß die Anwendung monoklonaler Antikörper eine weitere Verbesserung und auch eine Beschleunigung des Testablaufs bewirken wird.
- Richtigkeits- und Präzisionskontrollen erfolgen wie bei allen RIAs (s. Kap. 5.23).

5.6.1.2.1 Störfaktoren

1. RIA/Testablauf
Kreuzreaktionen spielen bei der T_3-, T_4- oder TSH-Bestimmung heute keine Rolle.
2. Serum
Im Gegensatz zu Enzymassays ist der RIA von anderen Serumbestandteilen (Lipämie, Hämolyse, Proteinzusammensetzung) unabhängig.
3. Medikamente
Erhöhung (z.B. durch Östrogene) oder Erniedrigung (z.B. Salizylate) der Trägerproteine bzw. der Proteinbindung bewirken eine Erhöhung oder Erniedrigung der Gesamthormonkonzentration.
4. Erkrankungen
Bei Niereninsuffizienz und extrakorporaler Hämodialyse kommt es zu einer Erniedrigung der Schilddrüsenhormonkonzentration. Schwer kranke Patienten weisen eine Erniedrigung von T_3 auf (Low-T_3-Syndrom).

5.6.1.3 TRH-Test

Im Gegensatz zum Suppressionsszintigramm handelt es sich um einen in vitro Funktionstest. Mit dem TRH-Test kann auf einfache, nicht invasive Weise die Diagnose einer Schilddrüsendysfunktion gesichert werden. Die Bestimmung der TSH-Konzentration allein kann nur manifeste Hypothyreosen bei deutlich erhöhten TSH-Werten aufdecken und wird im Neugeborenen-Screening eingesetzt.

Prinzip des TRH-Testes: Vergleich einer (oder mehrerer) TSH-Bestimmungen nach TRH-Applikation mit einem Ausgangs-TSH-Wert. Der Test wird in 3 Versionen durchgeführt:

1. Standardversion: Bestimmung des TSH-Anstiegs (Δ-TSH) 30 min nach i. v. Injektion von 200 (oder 400) µg TRH i. v. als Bolus.
2. Nach pernasaler Applikation;
3. 3−4 h nach oraler Applikation von 40 mg TSH.

Den von manchen Autoren empfohlenen Verzicht auf die Bestimmung des TRH-stimulierten TSH-Spiegels mit Beschränkung auf den Basis-TSH-Spiegel können wir noch nicht befürworten.

5.6.1.3.1 Praktische Hinweise

Für die Bestimmung der Schilddrüsenhormone und des basalen TSH-Werts ist nur eine Blutabnahme notwendig.

Beim TRH-Test wird üblicherweise TRH i. v. als Bolus appliziert. Dabei kann es zu leichten und flüchtigen Nebenwirkungen (Wärmegefühl, Übelkeit, Harndrang, Herzklopfen) kommen. Schwere Nebenwirkungen sind selten, können aber bei Patienten mit Hypophysenvorderlappenadenom auftreten. In der Schwangerschaft muß man nur bei Patienten, die zur Hyperemesis neigen, zurückhaltend sein.

5.6.1.4 Tumormarker, Antikörper

Neben den Schilddrüsenhormonen und TSH ist die radioimmunologische Bestimmung von Tumormarkern in der Nachsorge von Schilddrüsenkarzinompatienten bedeutsam. Spezifisch sind Thyreoglobulin (TG) bei Schilddrüsentumoren, die von Thyreozyten ausgehen und Kalzitonin bei der Kontrolle von C-Zell-Karzinomen. Die Bestimmung von Antikörpern gegen Thyreoglobulin (TAK) und TSH-Rezeptor-stimulierende Antikörper (TRAK) kann radioimmunologisch erfolgen.

5.6.1.5 Andere Verfahren

5.6.1.5.1 Enzymimmunoassays

Ihr Testprinzip ist dem der RIAs vergleichbar. Zur Markierung des Antigens werden Enzyme verwandt, deren Konzentration analog der Radioaktivitätsmessung bestimmt wird. Geringe Hormonmengen, wie sie bei der Bestimmung der freien Hormone ermittelt werden müssen (FT_4, FT_3), machen den RIA notwendig.

5.6.2 Einsatzmöglichkeiten

Durch die Bestimmung der Schilddrüsenhormonkonzentration im Serum können manifeste Stoffwechselstörungen festgestellt, aber nicht die zugrunde liegende Schilddrüsenerkrankung diagnostiziert werden.

5.6.2.1 Normalwerte

Sie sind in Tabelle 30 zusammengestellt. Es muß aber beachtet werden, daß die gewonnenen Normalwerte abhängig sind von dem verwandten RIA.

Tabelle 30. Schilddrüsen-in-vitro-Diagnostik: Normbereiche (abhängig vom verwandten RIA)

RIA	Alte Einheiten	SI-Einheiten
T_3	60–200 ng/dl	0,9–3,1 n mol/l
T_4	4,5–13,5 µg/dl	58–170 n mol/l
FT_4	0,7–2,0 ng/dl	9,0–25,7 p mol/l
rT_3	9–36 ng/dl	0,13–0,61 n mol/l
TSH	bis 5	
ΔTSH	2,5–25	
TG	bis 50 ng/ml	
Kalzitonin	bis 0,15 ng/dl	
TAK	bis 1:100	
MAK	bis 1:100	

5.6.2.2 Normaler und pathologischer TRH-Test

Prinzip und Normwerte sowie pathologische Konstellationen s. Abb. 35.
Ein normaler TRH-Test schließt eine relevante Reglerkreisstörung aus.

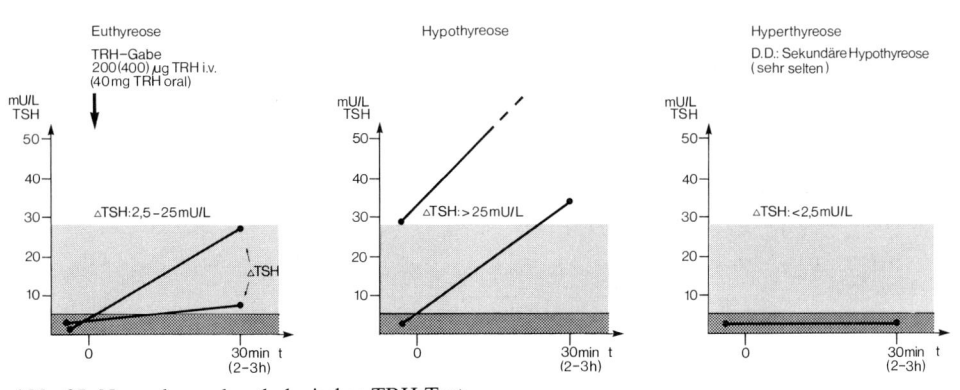

Abb. 35. Normaler und pathologischer TRH-Test

5.6.2.3 Manifeste Schilddrüsenstoffwechselstörungen

Sie können bei typischer Anamnese und klinischem Befund durch die Bestimmung der Schilddrüsenhormone bestätigt werden. Wichtigste Bedeutung kommt der Bestimmung von T_4 zu. T_3 kann bei der Erkennung von Hyperthyreosen eine entscheidende Rolle spielen (T_3-Hyperthyreosen). Bei der Diagnose der Hypothyreose ist die T_3-Bestimmung überflüssig.

5.6.2.4 Grenzwertige Stoffwechselstörungen

Das Problem ist, wie sicher eine latente Hyperthyreose erkannt bzw. ausgeschlossen werden kann. Bei negativem TRH-Test (hyperthyreosetypisch) müssen die in Tabelle 31 aufgezählten Ursachen für einen falsch negativen TRH-Test beachtet werden. Wichtig ist, daß die TRH-Stimulierbarkeit von TSH im Alter abnimmt.

Unproblematisch ist die Diagnose der Hypothyreose. Ein normaler oder hochnormaler TSH-Ausgangswert geht mit einem verstärkt ansteigenden TSH-Wert nach TRH-Gabe einher.

Bei den sekundären und tertiären Hypothyreosen, bei denen eine hypophysäre oder hypothalamische Insuffizienz vorliegt, sind niedrig normale Ausgangswerte und ein fehlender TSH-Anstieg mit erniedrigten oder niedrig normalen Schilddrüsenhormonwerten gekoppelt.

Tabelle 31. Ursachen für einen „falsch negativen" TRH-Test

Endemisches Kropfgebiet
Applikation jodhaltiger Kontrastmittel
Remission nach Hyperthyreose, vor allem nach Radiojod-/chir. Therapie
Sekundäre Hypothyreose
Alter
Cushing-Syndrom
Akromegalie
Anorexia nervosa
Hypogonadismus
Sekundäre Amenorrhö
Trauma, Operationen, Niereninsuffizienz
Glukokortikoide
L-DOPA
Acetylsalizylsäure
Wachstumshormon
ACTH

5.6.2.5 Diagnostik und Therapiekontrolle von Schilddrüsenerkrankungen (Tabelle 32)

Die fundierte Diagnose von Schilddrüsenerkrankungen ist nur möglich, wenn neben Anamnese und klinischem Befund Funktionsdiagnose (Schilddrüsenhormone, TRH-Test) und

Tabelle 32. Schilddrüse

Erkrankungen	Hypothyreose	Hyperthyreose	Struma	Schilddrüsenkarzinom	Thyreoiditis
Indikation	Bestätigung (oder Ausschluß) einer Dysfunktion der Schilddrüse Stoffwechselkontrolle bei Therapie einer Dysfunktion		Dysfunktion? Ermittlung der individuellen Suppressionsdosis (Therapie), Stoffwechselkontrolle nach Operation oder Radiojodtherapie	Therapiekontrolle: Ermittlung der individuellen Suppressionsdosis (Vermeidung einer endogenen TSH-Stimulation), Rezidivkontrolle	Dysfunktion? Antikörpernachweis
Verfahren	T_4-(FT_4-) RIA TRH-Test	T_4-(FT_4-) RIA T_3-(FT_3-) RIA TRH-Test TRAK	TRH-Test T_4-(FT_4-)RIA	TRH-Test T_4-(FT_4-)RIA TG-RIA, Kalzitonin-RIA CEA, TPA α-Fetoprotein	MAK TAK (evtl. als RIA)
Ergebnisse	T_4 (FT_4) ↓ T_3 (FT_3) ↓ TSH ↑ TRH-Test TSH-Anstieg	T_3 (FT_3) ↑ T_4 (FT_4) ↑ TRH-Test TSH-Anstieg (fehlend) TRAK ↑[3]	Optimale Einstellung: TRH-Test gerade negativ	Optimale Einstellung: TRH-Test gerade negativ Tumormarker[1]: Bei Rezidiv: Kontinuierlicher Anstieg	eu-, hypo- oder hyperthyreote Hormonkonzentrationen Antikörper evtl. positiv oder hochpositiv
Stellung im diagnostischen Ablauf	1. Basisdiagnostik: Hormonbestimmung 2. Ausschlußdiagnostik: TRH-Test[2]		Ersteinstellung mit TRH-Test, Kontrollen: T_4 (FT_4)	Suppressionseinstellung: TRH-Test, Tumormarker als Verlaufskontrolle	Basisdiagnostik und Therapiekontrolle: Hormone und Antikörpertiter

[1] In Verbindung mit ^{131}I-Ganzkörperszintigramm, ggf. mit additivem Skelett- und In-vivo-Tumormarkerszintigramm (^{67}Ga für endothorakale Metastasen, ^{201}Tl für regionale Lymphknotenmetastasen)
[2] event. supersensitiver TSH-Test
[3] bei M. Basedow

funktionelle sowie morphologische Lokalisationsdiagnose (Szintigraphie mit globaler und regionaler $^{99m}TcO_4$ oder ^{123}I-Aufnahme sowie Ultraschall) kombiniert werden.

5.6.2.5.1 Euthyreote Struma oder Knotenstruma

Normale Schilddrüsenhormonspiegel, häufig grenzwertig hohe T_3-Werte bei tastbar und sonographisch sowie szintigraphisch vergrößerter Schilddrüse.
   Der TRH-Test kann bei Patienten mit euthyreoter Struma (in ca. 20%) negativ ausfallen!

5.6.2.5.1.1 Kontrolle der Strumatherapie

Die optimale Suppressionsdosis mit Schilddrüsenhormonen, heute in der Regel ein reines T_4-Präparat, kann am sichersten mit dem TRH-Test ermittelt werden. Sie ist dann erreicht, wenn der TRH-Test gerade negativ wird.

5 Klinik

5.6.2.5.2 Hyperthyreose

Hyperthyreosen müssen hinsichtlich ihrer Ätiologie unterschieden werden, wegen der zum Teil unterschiedlichen Behandlung. Die richtige Einordnung ist weder mit der Schilddrüsenhormonkonzentration noch mit dem TRH-Test allein möglich. Nur bei einer endokrinen Orbitopathie kann man praktisch sicher von einem M. Basedow ausgehen.

Dekompensierte autonome Adenome sind szintigraphisch diagnostizierbar, auch dann, wenn sie noch stoffwechselkompensiert sind und sich im TRH-Test ein Anstieg zeigt.

5.6.2.5.2.1 Kontrolle der Hyperthyreosebehandlung

Zur Kontrolle der thyreostatischen Therapie genügt in der Regel die Bestimmung von T_3 oder T_4. Bei dem Verdacht einer therapieinduzierten Hypothyreose ist der TRH-Test indiziert, muß aber mit Vorsicht interpretiert werden, und zwar nur im Zusammenhang mit T_4 und ^{99m}Tc-Aufnahme oder Jodidclearance. Nach Operation und Radiojodtherapie kann der TRH-Test langfristiger erniedrigt sein als nach thyreostatischer Therapie (bis 6 Monate).

Therapeutisch von geringer Bedeutung ist die genaue diagnostische Einordung der Hypothyreosen. Die Therapiekontrolle erfolgt durch T_4-Bestimmung und eventuell TRH-Test.

5.6.2.5.3 Therapiekontrolle mit Tumormarkern

Bei Schilddrüsenkarzinomen, die von Thyreozyten ausgehen, bietet sich der TG-RIA zur Überwachung nach Operation und Radiojodtherapie an. Ansteigende Spiegel sprechen für ein Rezidiv. Die Kontrolle kann unter Suppressionstherapie erfolgen. Die Resultate ohne T_4-Therapie können aber eindeutiger ausfallen.

Kalzitonin wird bei der Nachsorge von C-Zell-Karzinomen eingesetzt, CEA als unspezifischer Tumormarker, insbesondere bei Karzinomen, die mit den beiden anderen Markern nicht positiv werden.

Literatur

[1] Empfehlungen der Sektion Schilddrüse der Deutschen Gesellschaft für Endokrinologie. Methoden und ihr stufenweiser Einsatz bei der Diagnostik von Schilddrüsenerkrankungen. Internistische Welt 99−106, 1979
[2] Pfannenstiel P Schilddrüsenkrankheiten − Diagnose und Therapie. Grosse Verlag, Berlin 1985
[3] Reiners Chr Spezifische und unspezifische Tumormarker beim Schilddrüsenkarzinom. Simultane Bestimmung von Thyreoglobulin, Kalzitonin, Carcinoembryonalem Antigen, Alpha-Foetoprotein, Beta-Choriongonadotropin, Tissue Polypeptide Antigen, Immunglobulin E, Ferritin und Tennessee Antigen. Tumor-Diagnostik 2, 199−208 (1981)

5.7 Nebennieren und Nebenschilddrüsen
R. Montz

5.7.1 Nebennieren

5.7.1.1 Verfahren

5.7.1.1.1 Nebennierenrinden(NNR)-szintigraphie

Die NNR-Szintigraphie ist ein sensitives und spezifisches Verfahren zur bildlichen Darstellung einseitiger NNR-Funktionsstörungen.

5.7.1.1.1.1 Pathophysiologische Grundlagen

Radioaktiv markierte Cholesterinderivate (Radiochol.) gelangen nach intravenöser Injektion mit dem Serumcholesterin in cholesterinspeichernde Gewebe (NNR und Leber). Der Anreicherungsgrad korreliert mit Gewebsmasse und Funktionszustand. Autonom funktionierendes (Adenom) und überstimuliertes NNR-Gewebe (bilaterale Hyperplasie) speichern vermehrt, supprimiertes NNR-Gewebe speichert wenig. Kortisolproduzierende NNR-Adenome (Cushing-Syndrom, auch Androgen- und Östrogen-Exzeß-Syndrome) supprimieren das kontralaterale NNR-Gewebe, Aldosteronome nicht. Daher muß der szintigraphische Aldosteronomnachweis beim Hyperaldosteronismus unter Dexamethasonmedikation geführt werden (Abb. 36).

Die Radioaktivität wird nicht mit den Steroidhormonen sezerniert. Die Leber scheidet Radiocholesterin mit der Galle in den Darm aus. Starke Hyperlipidämie kann über atypische Lipoproteinbindung des Cholesterins im Serum die Radiocholesterin-Speicherung im NNR-Gewebe verhindern.

Mit der NNR-Szintigraphie wird somit die Gewebsspeicherung von Cholesterin aus dem Blutserum erfaßt.

5.7.1.1.1.2 Radiopharmazeutika, Radioaktivität

Verfügbar sind ein ^{75}Se- und ein ^{131}I-Norcholesterol (NC). Der Anreicherungsgrad im NNR-Gewebe ist gleich. Handhabung und Meßtechnik sind beim ^{75}Se-NC günstiger, kurzfristige Wiederholbarkeit der Untersuchung beim ^{131}I-NC.

- Pro Patient werden 7–11 MBq (0,2–0,3 mCi) ^{75}Se-NC oder 18–37 MBq (0,5–1,0 mCi) ^{131}I-NC i. v. verabreicht. Bei langsamer Injektion treten keine Nebenwirkungen auf.
- Die Szintigraphie der thorakolumbalen Region wird in dorsaler Sicht mehrfach im Verlauf einiger Tage p. i. durchgeführt (s. Tabelle 33), bis sich ein ausreichender NNR/Leber-Kontrast zeigt. Einmal erfolgt zusätzlich eine Nierenszintigraphie (s. Kap. 5.14) als Lokalisationshilfe.

126   5 *Klinik*

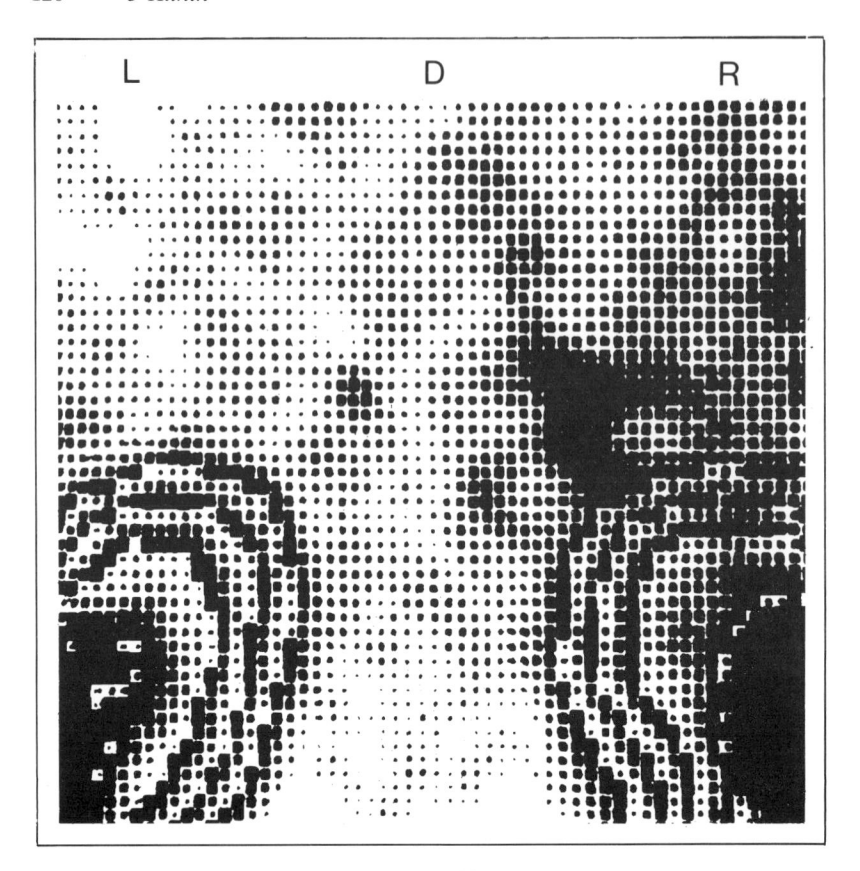

Abb. 36. Nebennierenrindenszintigramm mit ^{75}Se-Norcholesterol. Dorsale Sicht 6 Tage p.i. unter Dexamethasonsuppression: Schwache Darstellung nur der rechten NNR, Aufnahme = 0,26% der appl. Aktivität.
Klinisch Conn-Syndrom. Chirurgische /histologische Bestätigung 14 Tage später: haselnußkerngroßes Aldosteronom in normal großer rechter Nebenniere (4,4 g), ^{75}Se-Aktivität = 0,21% der appl. Aktivität. Nierenkonturen aus superponiertem Nierenszintigramm

Darmreinigung mittels kolonwirksamen Abführmittels oder Einlaufs ist vor jeder Szintigraphie erforderlich, um Überlagerung der NNR-Regionen mit radioaktivem Darminhalt zu beseitigen.

5.7.1.1.1.3   Meß- und Auswertetechnik

Die NNR-Szintigraphie wird als wiederholte Teilkörperszintigraphie mit der Gammakamera durchgeführt. Die Quantifizierung ist nützlich, zum Aldosteronomnachweis unerläßlich. Die ROI-Auswertung (s. Abschn. 3.9.2.1) erfordert seitengetrennte Untergrundsubtraktion und Bezug auf Phantomeichung der Gammakamera.

Tabelle 33.

	Nebennierenrinde (NNR)			NN-Mark (NNM)	Nebenschilddrüsen (NSD)
Erkrankung	Hyperkortisolismus „Cushing-Syndrom"	Hyperaldosteronismus „Conn-Syndrom"	NNR-Tumoren	Phäochromozytom	Hyperparathyreoidismus
Indikation	Ausschluß von NNR-Adenom, Nachweis von NNR-Rest nach bilat. Adrenalektomie	Feststellung eines Aldosteronoms	Feststellung eines NNR-Adenoms	Feststellung, Lokalisation und Therapie	Adenomlokalisation
Verfahren	Teilkörperszintigraphie 2–3mal 2–5 d p.i., vorher Darmreinigung	^{131}J- od. ^{75}Se-Norcholesterol i.v. Teilkörperszintigr. 3–4mal 4–10 d p.i. unter Dexamethason, vorher Darmreinigung, Quantitative ROI-Auswertung	Teilkörperszintigr. 2–3mal 2–5 d p.i., vorher Darmreinigung	^{131}J- od. ^{123}I-mIBG i.v. Körperstammszintigraphie 2–3mal 1–3 d p.i.	^{201}Tl und ^{99m}TcO$_4$ i.v. Doppelnuklidsubtraktionsszintigraphie von Hals und ob. Thorax
Funktionsparameter (F) Normwerte (N) Bewertungskriterien (B) Artdiagnose (A) Differentialdiagnose (DD)	N: 0,1–0,3% Dosis je NN-Seite; B: runde einseitige Mehrspeicherung A: kontralaterale Suppression DD: NNR-Karzinom auf minderspeich. Seite (führt meist auch zu kontralateraler Suppression)	B: Seitendifferenz, einseitig meist Mehrspeicherung A: einseitig fehlende Suppression	Leberspeicherung → Fäzes B: einseitige Mehrspeicherung A: Maß der Mehr- oder Minderspeicherung DD: Phäochromozytom, NNR-Ca., Metastase	N: schwache Speicherung in Leber, Milz, Speicheldrüsen, NNM, Harnblase B: fokale Mehrspeicherung A: Lokalisation, Intensität DD: NNM-Hyperplasie;	B: fokal überwiegende Tl-Speicherung A: US echoarm DD: Strumaknoten
Ergebnisse	Treffsicherheit für Adenome und postop. NNR-Reste nahezu 100%. Versagen bei Hyperlipidämie möglich	Aldosteronome ≥ 0,5 cm ∅. Seitendifferenz ≥ 30%, durch Dexamethason nicht supprimierte Speicherung; Treffsicherheit ≥ 90%, bei gleichseitiger NN-Vergrößerung (US, T-CT) 100%	Sicherer Nachweis androgen- oder östrogenproduzierender NNR-Adenome; NNR-Karzinome, Phäochromozytome und Metastasen ohne Speicherung	Tumoren ≥ 1,0 cm ∅, benigne und maligne Phäochromozytome intra- und extraadrenal. Treffsicherheit ≥ 90%. Neuroblastomherde bes. ab 1 Jahr, Treffsicherheit ≥ 90%	NSD-Adenom oder -Hyperplasie ≥ 0,5 cm ∅. Treffsicherheit 85–90%, kombiniert mit US nahe zu 100%
Stellung im diagnostischen Ablauf	Präoperativ meist entbehrlich; Nach US und T-CT Bei **postop.** Cushing-Rezidiv **vor T-CT**	Nach endokrinologischer Diagnostik **Vor T-CT**	Zusammen mit US und T-CT bewerten	Nach klinischer Abklärung, bei erhöhten S- und U-Katecholaminen; **Vor T-CT**, zusammen mit gezieltem T-CT bewerten	Nach endokrinologischer Diagnostik, zusammen **mit US** bewerten

128   5 Klinik

5.7.1.1.1.4   Praktische Hinweise

- Jede szintigraphische Aufnahme dauert 20 min in bewegungsloser Bauchlage (oder Rückenlage auf spezieller Liege). Körpermarkierungen sind für die Reproduktion der Einstellung über mehrere Tage notwendig
- 2–4malige Darmreinigung muß gründlich erfolgen
- Blockade der Schilddrüse über eine Woche nach Applikation von ^{131}I-NC erfordert tägliche Einnahme von Kaliumjodid oder Perchlorat.
- Zum Aldosteronomnachweis erfolgt die notwendige Dexamethasonsuppression durch Gabe von 3mal täglich 2 mg Dexamethason, beginnend 2 Tage vor und über 6–8 Tage nach der Radiocholesterin-Injektion
- Die Untersuchung kann ambulant durchgeführt werden.
- Die Strahlenexposition beträgt bei ^{75}Se-NC/^{131}I-NC für die NNR (bei normaler Funktion) max. 200/400 mGy (20/40 rad), für die Schilddrüse 15/100 mGy (1,5/10 rad), für den Ganzkörper einschl. Gonaden 15/21 mGy (1,5/2,1 rad).

5.7.1.1.2   Nebennierenmark (NNM-)szintigraphie

Die NNM-Szintigraphie eignet sich für Lokalisation auch adrenomedullärer und extraadrenaler Phäochromozytome, Neuroblastome sowie Metastasen und Feststellung der NNM-Hyperplasie.

5.7.1.1.2.1   Pathophysiologische Grundlagen

Radiojod-markiertes (^{131}- oder ^{123}I-)Meta-Jodobenzyl-Guanidin (MIBG) ist ein Guanethidinanalogon. Guanethidin hemmt in den postganglionären sympathischen Fasern die Speicherung und Freisetzung der Katecholamine, vorwiegend des Noradrenalins. MIBG-Anreicherung ist daher vor allem im chromaffinen Gewebe des NNM und katecholaminbildender Tumore, ferner in Organen mit starker adrenerger Innervation (Speicheldrüsen, Milz, Myokard) und in Ausscheidungsorganen (Leber→Darm, Nieren→Harnblase) zu erwarten.

Mit der NNM-Szintigraphie wird somit hauptsächlich ein der Gewebsspeicherung von Noradrenalin verwandter Prozeß erfaßt.

5.7.1.1.2.2   Radiopharmazeutika, Radioaktivität

- Pro Patient mit 1,7 m² KO werden 18 MBq (0,5 mCi) ^{131}I-MIBG oder 370 MBq (10 mCi) ^{123}I-MIBG i. v. verabreicht.
- Die Szintigraphie des Stammskeletts (Schädelbasis bis Becken) wird in dorsaler Sicht (Becken von ventral) 2–3mal im Zeitraum 1–3 Tage p. i. durchgeführt.
- Einmal (1 oder 2 Tage p. i.) erfolgt zusätzlich eine Nieren- oder Skelettszintigraphie (s. Kap. 5.14, 5.15) als Lokalisationshilfe.

5.7.1.1.2.3   Meß- und Auswertetechnik

Die NNM-Szintigraphie wird als wiederholte Teilkörperszintigraphie mit der Gammakamera durchgeführt. Fokale Anreicherungsgrade werden visuell im Vergleich zur Aktivität der Speicheldrüsen, Leber und Milz bewertet.

5.7.1.1.2.4 Praktische Hinweise

- Jede szintigraphische Aufnahme dauert 20 min in bewegungsloser Bauchlage (oder Rückenlage auf spezieller Liege), 2−3 Aufnahmen sind an jedem Untersuchungstag notwendig
- Zur Blockade der Schilddrüse muß der Patient eine Woche lang täglich Kaliumjodid (Lugol-Lösung 10 Tropfen/Tag) oder Perchlorat (Irenat 20 Tropfen/Tag) einnehmen, beginnend 1 Tag vor der ^{131}I-mIBG-Injektion bis zu 7 Tagen nach Applikation
- Reserpinhaltige Medikamente und trizyklische Antihypertensiva beeinträchtigen die ^{131}I-mIBG-Gewebsspeicherung
- Die Strahlenexposition beträgt bei ^{131}I-/^{123}I-MIBG für die Leber 2/2,5 mGy (200/250 mrad), für die Ovarien 5/3 mGy (500/300 mrad), für den Ganzkörper 0,5/2 mGy (50/200 mrad), im NNM 500/80 mGy (50/8 rad).

5.7.1.1.3 Alternative diagnostische Verfahren

- Ultraschalldiagnostik (US)
- Transmissionscomputertomographie (T-CT)
- Hormonbestimmungen in selektiv entnommenen Venenblutproben, digitale Subtraktionsangiographie, Kernspintomographie

5.7.1.2 Einsatzmöglichkeiten (s. Tabelle 33)

Eine weitere Indikation ergibt sich für die NNM-Szintigraphie bei Patienten mit medullärem Schilddrüsenkarzinom zum Ausschluß der NNM-Hyperplasie (Chromaffinomatose oder multiple endokrine Neoplasie 2).
- Die Hauptindikationen sind
 für die NNR-Szintigraphie der Aldosteronomnachweis,
 für die NNM-Szintigraphie die Suche nach Phäochromozytomen (intra- und extraadrenal, multiple, Metastasen bei maligner Entartung) und Neuroblastomen (bes. Knochenmarkinfiltration)

Der hohen Sensitivität und Spezifität beider Verfahren steht für den praktischen Einsatz der noch große zeitliche Aufwand hinderlich entgegen. Der Einsatz ^{123}J-markierter Radiopharmazeutika und die Emissionscomputertomographie bieten Fortschritte.

5.7.2 Nebenschilddrüse

5.7.2.1 Verfahren

5.7.2.1.1 Nebenschilddrüsen (NSD-)szintigraphie

Die NSD-Szintigraphie ist ein sensitives Verfahren zur Lokalisation von NSD-Adenomen und von hyperplastischen Nebenschilddrüsen.

130   5 Klinik

5.7.2.1.1.1   Pathophysiologische Grundlagen

Die Nebenschilddrüsen sezernieren Parathormon (PTH), ohne das Hormon zu speichern. Daher reichert sich ^{75}Se-Methionin nur gering an, obwohl PTH 2 Moleküle Methionin enthält. ^{201}Thallium (Tl) wird über den Energieumsatz in Zellen eingeschleust (s. Myokardszintigraphie, Kap. 5.9.1.1), in Zellen der Nebenschilddrüse stärker als in normalem Schilddrüsengewebe. $^{99\,m}$Tc-Pertechnetat wird umgekehrt nur von den Thyreozyten aufgenommen. Mittels ^{201}Tl/$^{99\,m}$Tc-Subtraktionsszintigraphie können die Unterschiede in der Gewebsspeicherung kontrastiert werden.

5.7.2.1.1.2   Radiopharmazeutika, Radioaktivität

Die Anwendung von ^{75}Se-Methionin wurde wegen unbefriedigender Treffsicherheit (60–70%) weitgehend verlassen. Mit der Kombination ^{201}Tl/$^{99\,m}$Tc wurden über 90% richtige Ergebnisse erzielt.
- Pro Patient wird zunächst 74 MBq (2,0 mCi) $^{99\,m}$Tc-Pertechnetat i. v. appliziert, nach der 1. Szintigraphiephase zusätzlich 74 MBq (2,0 mCi) ^{201}Tl i. v.
- Die Szintigraphie des Halses und oberen Thorax erfolgt in 2 Phasen:
    – 10 min nach der $^{99\,m}$Tc-Injektion in den Energiefenstern des $^{99\,m}$Tc (140 KeV) → „Tc-Bild" und des ^{201}Tl (70–80 KeV) → „Tc-Streustrahlenbild",
    – unmittelbar nach der ^{201}Tl-Injektion erneut im ^{201}Tl-Energiefenster → „Tl-Bild".

5.7.2.1.1.3   Meß- und Auswertetechniken

Die szintigraphischen Aufnahmen werden mit einer Gammakamera gemacht und zugleich in einem Kleinrechner gespeichert. Das „Tl-Bild" wird zuerst durch Subtraktion des „Tc-Streustrahlenbilds" bereinigt; dann subtrahiert man nach geeigneter Normierung das „Tc-Bild" (Schilddrüse) vom bereinigten „Tl-Bild". Dieses stellt die Regionen mit überwiegender ^{201}Tl-Speicherung dar. Technik und Bewertung erfordern spezielle Erfahrung.

5.7.2.1.1.4   Praktische Hinweise

- Die szintigraphische Untersuchung dauert ca 30 min unter der Gammakamera. Während dieser Zeit darf sich der Patient in Rückenlage mit überstrecktem Hals nicht bewegen.

Die Strahlenexposition beträgt für die Schilddrüse 24 mGy (2,4 rad), für die Nieren 30 mGy (3 rad), die Gonaden 11 mGy (1,1 rad), das Knochenmark 7 mGy (0,7 rad), den Ganzkörper 5 mGy (0,5 rad).

5.7.2.1.2   Weitere diagnostische Verfahren

- Ultraschalluntersuchung (US)
- Transmissionscomputertomographie (T-CT)
- PTH-Bestimmung in selektiven Blutproben aus Halsvenen

5.7 Nebennieren und Nebenschilddrüsen

5.7.2.2 Einsatzmöglichkeiten (s. Tabelle 33)

● **Die Hauptindikation für die Szintigraphie der Nebenschilddrüsen** ist in Kombination mit der Ultraschalluntersuchung des Halses **die Lokalisation eines Adenoms bei primärem Hyperparathyreoidismus** (Abb. 37).Die beiden nichtinvasiven Verfahren ergänzen einander zu hoher Treffsicherheit, die nur bei gleichzeitig bestehender Struma nodosa eingeschränkt ist.

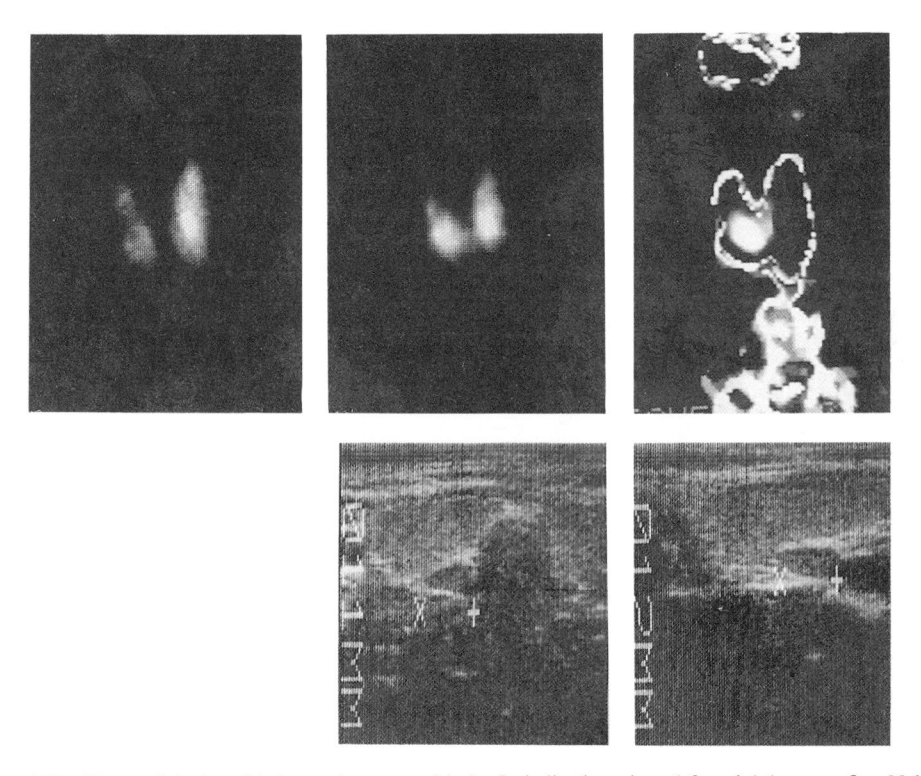

Abb. 37 a–e. Szintigraphische und sonographische Lokalisation eines 1,2 mal 1,1 cm großen Nebenschilddrüsenadenoms dorsal vom rechten kaudalen Schilddrüsenpol. Szintigramm der Schilddrüse mit ^{99m}Tc (**a**) und mit ^{201}Tl (**b**). Im Subtraktionsbild ^{201}Tl-^{99m}Tc (**c**) Darstellung des Adenoms, das sich sonographisch (5 MHZ) echoarm paratracheal rechts dorsal vom verdickten kaudalen Schilddrüsenpol abbildet (**d** = Transversal-, **e** = Sagittalschnitt)

Literatur

NNR-Szintigraphie

[1] Freitas J E, Grekin R J, Thrall J H, Gross M D, Swanson D P, Beierwaltes W H (1979) Adrenal imaging with iodomethyl-norcholesterol (I-131) in primary aldosteronism. J Nucl Med (1978) 20:7–10

[2] Montz R, Hagemann J, Mischke W (1978) Clinical evaluation of a new ^{75}Se-labelled agent for adrenal scintigraphy. Br J Radiol 51:641–642
[3] Shapiro B, Britton K E, Hawkins L A, Edwards CRW (1981) Clinical experience with ^{75}Se-selenomethylcholesterol adrenal imaging. Clin Endocrinol (Oxf) 15:19–27

NNM-Szintigraphie

[1] Fischer M, Vetter W, Winterberg B, Hengstmann J, Zidek W, Friemann J, Vetter H (1984) Scintigraphic localization of phaeochromocytomas. Clin Endocrinol (Oxf) 20:1–7
[2] Nakajo M, Shapiro B, Copp J, Kalff V, Gross M D, Sisson J C, Beierwaltes W H (1983) The normal and abnormal distribution of the adrenomedullary imaging agent m-(I-131)iodobenzylguanidin (I-131 MIBG) in man: Evaluation by scintigraphy. J Nucl Med 24:672–682
[3] McEwan A J, Shapiro B, Sisson J C, Beierwaltes W H and Ackery D M (1985) Radio-iodobenzylguanidine for the scintigraphic location and therapy of adrenergic tumors. Semin Nucl Med 15:132–153
[4] Müller-Gärtner KW, Erttmann W R und Helmke (1985): Die Szintigraphie mit Radiojod-Meta-Jod-Benzylguanidin in der Diagnostik des Neuroblastoms. Nucl Med 24:222–226

NSD-Szintigraphie

[1] Ferlin G, Borsato N, Camerani M, Conte N, Zotti D (1983) New perspectives in localizing enlarged parathyroids by technetium-thallium subtraction scan. J Nucl Med 24:438–441
[2] Müller-Gärtner HW, Montz R, Schneider C, Kruse HP, Dietel M und Schumpelick V (1985) Lokalisationsdiagnostik vergrößerter Nebenschilddrüsen: die ^{201}Tl-$^{99\,m}$Tc-Subtraktionsszintigraphie im Vergleich zur 5-MHz-Sonographie. Fortschr. Röntgenstr. 142,5:543–547.

5.8 Lunge
U. Büll

5.8.1 Verfahren

5.8.1.1 Perfusions- und Inhalationsszintigraphie

Die Lungenperfusionsszintigraphie ist ein hochempfindliches Verfahren, das jede Form der peripheren Minderperfusion anzeigt, aber die Ursachen nicht differenziert. Dies gelingt mit der Inhalationsszintigraphie.

5.8.1.1.1 Pathologische Grundlagen, Determinanten

Perfusionsszintigraphie:
Defekte im Lungenperfusionsszintigramm sind vieldeutig. Neben dem embolischen Verschluß eines Arteria-pulmonalis-Astes kommen auch seltenere primäre Durchblutungsstörungen in Frage: Arteria-pulmonalis-Kompression (Tumoren), Vaskulitiden, pulmonale Hypertonie (Abb. 38 u. 39). Sekundäre Perfusionsstörungen entstehen bei Infiltrationen und Restriktionen. Sie sind auslösbar durch den alveolovaskulären Reflex bei Minderbelüftung infolge Anstieg des partialen CO_2-Drucks in den Alveolen: Bronchialeinengung, Atelektase, Emphysem, Asthma.

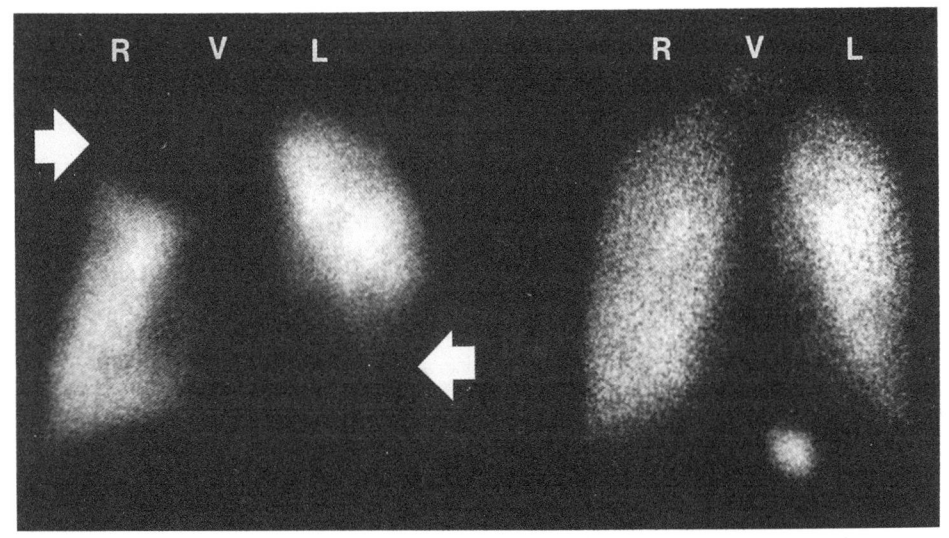

Abb. 38. Kombinierte Lungenperfusionsszintigraphie (links) und Inhalationsszintigraphie (rechts) bei Lungenembolie. Perfusionsausfall im rechten Operlappen und linken Unterlappen (Pfeile) bei normaler Belüftung (rechts)

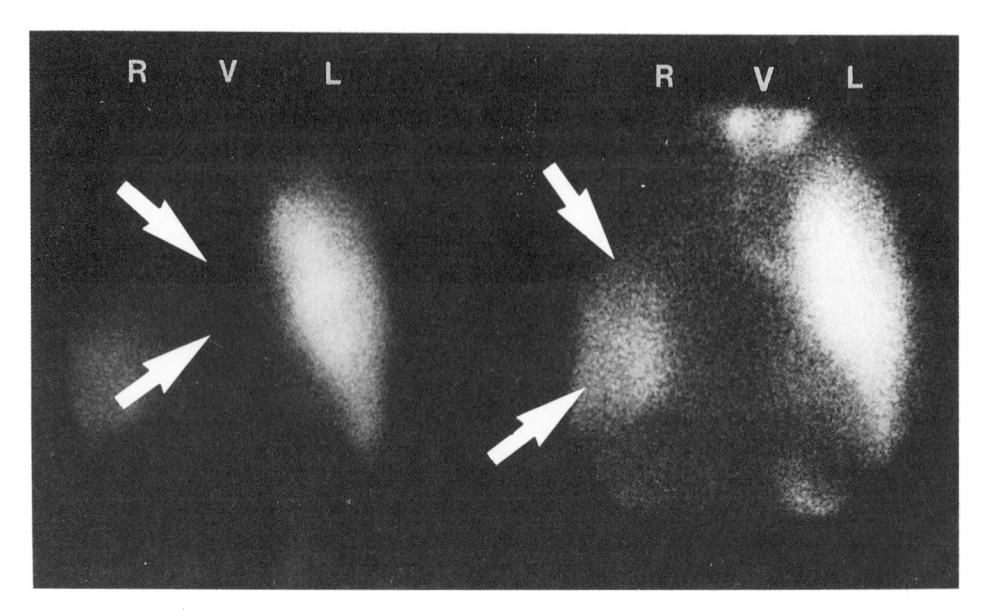

Abb. 39. Kombinierte Lungenperfusionsszintigraphie (links) und Inhalationsszintigraphie (rechts) bei zentralem Bronchialkarzinom im rechten Hilus. Im Perfusionsszintigramm massive Verminderung der Mikrosphärenfixation über der gesamten rechten Lunge mit völligem Ausfall in Mittel- und Oberfeld (Pfeile). Bei der Inhalation konkordante Befunde: Hier auch Belüftungsstörung (Pfeile, rechts)

Inhalationsszintigraphie:
Die Darstellung der regionalen Lungenluftverteilung gelingt entweder mit der Inhalation von radioaktiven Edelgasen (z. B. ^{133}Xenon) oder von Aerosolen (z. B. ^{99m}Tc-Mikrosphären), die sich an den Bronchialwänden niederschlagen. Zonen verminderter Belüftung kommen vor bei Obstruktion, Restriktion und Infiltration. Wird die Radioaktivität als Bolus angeboten (sog. Einatemzugmethode, single breath), dann gelingt die Darstellung des Verteilungsraums der Vitalkapazität. Im Äquilibrium wird der Verteilungsraum der Gesamtlungenluft erfaßt. Mit der Funktionsszintigraphie (3 ROI je Lunge) ist die relative Quantifizierung (% ROI an der Gesamtlungenzählrate) möglich. Mit dem Abstrom des radioaktiven Gases („wash-out") wird die Erfassung einer Obstruktion präzisiert (bei Bronchusstenosen: Verzögerter und verminderter Gaseinstrom (Inhalation), stark verlangsamter Abstrom (Exhalation), sog. Xenon-trapping; bei Restriktion (verkleinerter Oberfläche: nur Verminderung ohne starke Verzögerungen) finden sich Aktivitätsdefekte in allen 3 Phasen (Inhalation, Äquilibrium, Exhalation)).

Mit der Aerosolclearance werden Daten über die mucociliäre Clearance in den Bronchien gewonnen.

5.8.1.1.2 Radiopharmazeutika, Radioaktivität

Zur Lungen-**Perfusionsszintigraphie** werden Mikrosphären (maschinell gefertigte Albuminteilchen, Durchmesser 15–40 µm) oder etwa gleich große Makroaggregate eingesetzt. Die Markierung erfolgt mit ^{99m}Tc-Pertechnetat.

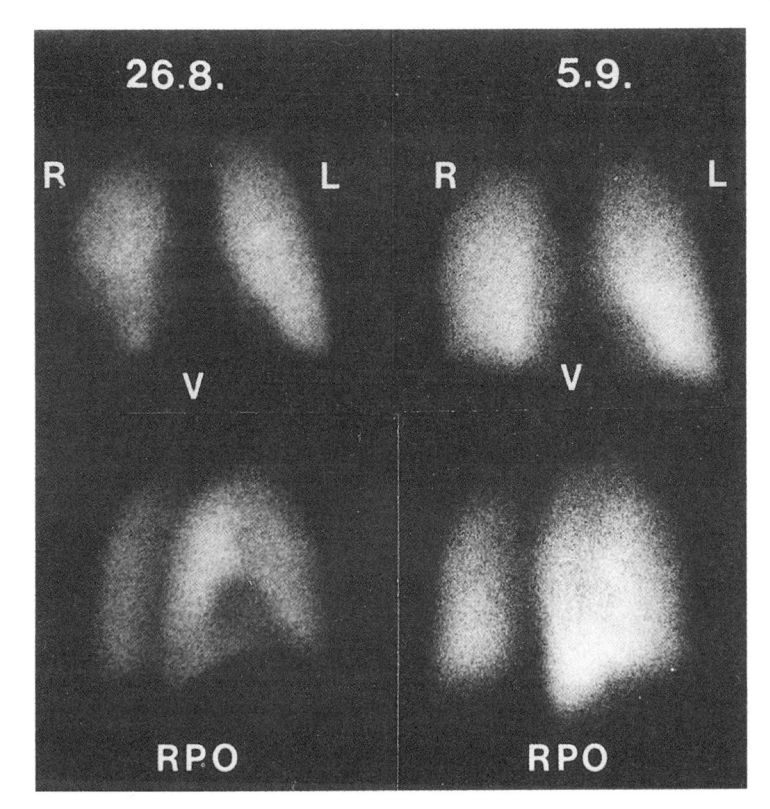

Abb. 40. Zustand nach Lungenembolie am 26. 08. (linke Spalte). Im Perfusionsszintigramm Defekt im anterioren Segment des Unterlappens. 10 Tage später (rechte Spalte) nach PTT-wirksamer Heparinisierung Normalisierung des Befunds

- Pro Patient werden 100−150 MBq (3−4 mCi) i. v. verabreicht. Bei Kindern genügen je nach Körpergröße 40−80 MBq (1−2 mCi). Die Menge (0,1−1 mg) der injizierten Teilchen ist so bemessen, daß etwa jede 10000. Kapillare von etwa $2,8 \cdot 10^8$ Kapillaren embolisiert wird. Je nach Lage des Oberkörpers (Sitzen oder Liegen) unterscheidet sich die Mikrosphärenfixation in den Lungenkapillaren entsprechend der Schwerkraft (vermehrte Fixation in den Oberfeldern bei Rückenlage). Die biologische Halbwertszeit der Mikrosphären beträgt 4−5 h.
- Die Szintigraphie wird 3−4 min nach der i. v. Applikation in mindestens 4 Sichten durchgeführt.

Zur **Inhalationsszintigraphie** eignen sich ^{133}Xe-Gas oder $^{99\,m}$Tc-markierte Millimikrosphären.

- Pro Patient werden 400−800 MBq (10−20 mCi) ^{133}Xenon über ein Spirometer (geschlossenes System, Xenon-Sauerstoffgemisch) angeboten. $^{99\,m}$Tc-Millimikrosphären dagegen verwandeln sich in einem Preßluftvernebler in ein atemfähiges Aerosol und werden inhaliert (insgesamt gelangen etwa 100−150 MBq (3−4 mCi) $^{99\,m}$Tc-Millimikrosphären in das Bronchialsystem).

5.8.1.1.3 Meßtechnische Einrichtungen, Auswertetechniken

Die Lungenszintigraphie erfolgt mit der Gammakamera. Bei der Perfusionsszintigraphie sind 4–8 Sichten notwendig (4 Standard, 4 schräge Sichten). Wird im Lungenszintigramm quantifiziert, werden Ober-, Mittel- und Unterfelder mit ROI in 3 Regionen aufgeteilt (posteriore Ableitung). Bei der Inhalationsszintigraphie mit ^{133}Xe-Gas kann über diesen 6 Regionen die Atemluftdynamik (single breath, Äquilibrium, wash-out) gemessen werden.

5.8.1.1.4 Praktische Hinweise

- Die Lungenperfusionsszintigraphie mit 8 Sichten dauert etwa 30 min, die Injektion erfolgt bei Embolieverdacht in Rückenlage, sonst im Sitzen.
- Bei Schwerkranken ist das Umbetten dann nicht notwendig, wenn auf die posterioren Sichten verzichtet werden kann.
- Die Strahlenexposition für die Lunge beträgt für die Perfusion mit ^{99m}Tc-Mikrosphären 57 µGy/MBq (0,21 rad/mCi).
- Inhalationsverfahren mit ^{133}Xe-Gas verlangen als Funktionszintigraphie (Dauer 20 min) die Mitarbeit des Patienten. (Strahlenexposition der Lungen: 10,5 µGy/MBq). Die Inhalationsszintigraphie mit Mikrosphären ist bei schwerkranken Patienten mit weniger Aufwand verbunden.

5.8.1.2 Weitere nuklearmedizinische und alternative diagnostische Verfahren

- Röntgennativdiagnostik (Rö) incl. konventioneller Tomographie
- Digitale Subtraktionsangiographie
- Transmissionscomputertomographie (TCT)
- Pulmonalisangiographie
- Klassische Lungenfunktionsuntersuchungen

5.8.2 Einsatzmöglichkeiten

s. Tabelle 34.
Weitere Indikationen ergeben sich bei folgenden Erkrankungen:

- Lungenemphysem (regionale Belüftungsdynamik), chronisch obstruktive Lungenerkrankungen (COPD[1])
- Lungenfibrose (regionale Durchblutungs- und Belüftungsverhältnisse)
- Asthma bronchiale

---

[1] chronic obstructive pulmonary disease

- Bronchiektasen, Zysten, Mukoviszidose (beim Kind)
- Systemerkrankungen (M. Boeck, M. Hodgkin)
- Primär vaskuläre Erkrankungen
- Pulmonale Hypertonie (Abschätzung des Schweregrads durch Messung (ROI) der Umverteilung, bei pulmonalvenöser Hypertonie auch prä-, postoperative Verlaufkontrollen (nach Mitralkomissurotomie), Injektion im Sitzen!)

Die Lungenperfusionsszintigraphie ist ein hochsensitives Verfahren. Der szintigraphische Nachweis einer Lungenembolie ist am ehesten möglich beim Zusammentreffen von segmenttypischen Perfusionsdefekten (je mehr, je sicherer ist die Artdiagnose) mit röntgenologisch unauffälligem Thorax (2 Ebenen), sowie beim Auftreten eines „Changing pattern" (Reperfusion, neue Perfusionsdefekte) bei kurzfristigen Verlaufskontrollen (Abb. 5.8.3). Aussagekräftig ist die Befundkombination: Perfusionsausfall und normale Belüftung.

Tabelle 34. Lungenperfusions- und inhalationsszintigraphie

Erkrankung	Lungenembolie	Zentr. Bronchialkarzinom
Indikation	Sicherung Verlaufskontrolle	Feststellung von Perfusion und Ventilation in betroffenen Lungenlappen
Verfahren	Perfusionsszintigraphie (+ Inhalationsszintigraphie)	Perfusions- und Inhalationsszintigraphie (^{133}Xenon) mit ROI-Bildung
Bewertungskriterien (B)	segmentale Perfusionsausfälle (mit normaler Belüftung)	gestörte Perfusion und Belüftung jenseits der Raumforderung (Abb. 39), oft lobär
Artdiagnose (A)	segmentale Ausfälle, aktueller RÖ-Thorax unauffällig (Belüftung ungestört) Diskordanz (Abb. 38)	Konkordanz von V und P, zusammen mit entsprechenden RÖ- + TCT-Befunden
Differentialdiagnose (DD)	sekundäre Perfusionsstörung bei primärer Belüftungsstörung	Bronchusstenose, Hiluslymphom, Asthma bronchiale
Ergebnisse	Treffsicherheit von Perfusion und aktuellem RÖ-Thorax > 90% Treffsicherheit von Perfusion mit Inhalation: 92 bis 95% Bei Infiltrationen, Atelektase vs. Infarkt und Infarktpneumonie: Perfusionsdefekt ≪ RÖ-Befund: Embolie als Ursache nur 8%	Regionale Verhältnisse von Ventilation/Perfusion (V/Q) Regionale Belüftungsdynamik
Stellung im diagnostischen Ablauf	Erstuntersuchung bei Verdacht, zusammen mit RÖ, auch im Verlauf zu sichern (Abb. 40) Bei unklaren Befunden: Inhalationsszintigraphie und/oder Angiographie	Spezialuntersuchung vor thoraxchir. Eingriffen

Rechts-links-Shunt

Nach der intravenösen Injektion von $^{99\,m}$Tc-Mikrosphären kann auch nach Rechts-links-Shunts gesucht werden (z. B. a. v. Angiome der Lunge, Shunt auf Vorhof- und Ventrikelebene). Hierzu wird als 1. Aufnahme in posteriorer Ableitung die Nierenregion abgebildet. Bei Anreicherung von Mikrosphären in den Nieren kann über ROI das Ausmaß des Shuntvolumens quantifiziert werden.

$$\frac{\text{Summe der Zählrate über den Nieren (N)} \cdot 4}{(N \cdot 4) + \text{Summe der Zählrate über den Lungen}} \times 100 = \text{Shuntanteil am HZV (\%)}$$

(N · 4) = Radioaktivität im großen Kreislauf, wenn Anteil der Nierendurchblutung am HZV mit 25% angenommen wird. Bei fehlender Aktivität über den Nieren ist ein Rechts-links-Shunt von > 10% nicht zu erwarten.

Literatur

[1] Lungenszintigraphie (I). Nuklearmediziner 6 (1983) 331–420.
[2] Lungenszintigraphie (II). Nuklearmediziner 6 (1983) 423–512

5.9 Herz

G. Hör und H. Klepzig jr.

Die Szintigraphie des Herzens ermöglicht die Darstellung der vitalperfundierten Herzmuskelmasse (Myokardszintigraphie), akuter Herzmuskelnekrosen (Infarkt-, Nekrosenszintigraphie), sowie die quantitative Bestimmung der globalen und regionalen Funktion des linken und rechten Ventrikels (Ventrikelfunktionsszintigraphie entspricht Radionuklidventrikulographie). Darüber hinaus sind systolische und diastolische Zeit- und Volumenparameter, der zeitliche Ablauf der Ventrikelkontraktion (Fourier-Phasenanalyse) und die Regurgitation bei Herzvitien bestimmbar.

Myokardszintigraphie und Radionuklidventrikulographie werden bei ischämischen Herzkrankheiten möglichst unter **Ergometrie** durchgeführt – im Anschluß an ein Ruhe- und Belastungs-EKG, welches die Höhe der erreichten maximalen oder symptomlimitierten Arbeitsbelastung (Wattzahl) an Fahrradergometern bzw. Kletterstufen für die ergometrische nuklearkardiologische Untersuchung vorgibt.

Die Erfahrungen mit der „metabolischen" Myokardszintigraphie unter Verwendung von ^{123}J-markierten Fettsäuren sind bisher begrenzt. Das Verfahren könnte für Stoffwechselanalysen bei Kardiomyopathien künftig Bedeutung erlangen.

Die Verwendung von Positronenstrahlern scheitert hierzulande bisher am Kostenaufwand für Positronenkameras und Zyklotrone.

5.9.1 Verfahren

5.9.1.1 Myokardszintigraphie

Die Myokardszintigraphie nach Arbeitsbelastung ist ein sensitives Verfahren zum Nachweis belastungsinduzierter, regionaler Myokardischämien im szintigraphischen Negativkontrast (Aktivitätsdefekt, cold spot imaging) bei koronarer Herzkrankheit (Sensitivität um 90%) und hochspezifisch für den Ausschluß regionaler Belastungsischämien bei fraglich kritischen Koronararterienstenosen (Angaben zur Spezifität zwischen 90 und 100%). Die Computerauswertung ist der Analogtechnik in der Regel überlegen, so daß auf sie heute nicht mehr verzichtet werden kann.

Abkürzungen
MSZ Myokardszintigramm mit ^{201}Tl; ISZ Infarktszintigramm mit ^{99m}Tc-Sn-Pyrophosphat; RNV Radionuklidventrikulogramm; GEF, GAF Globale Ejektions-(Auswurf-)fraktion; SEF, RAF sektorale, regionale Ejektions-(Auswurf-)fraktion; RIA Ramus interventricularis anterior der linken Kranzarterie; LCX Ramus circumflexus der linken Kranzarterie; RCA Rechte Kranzarterie; AP anteroposteriore Sicht; LAO left anterior oblique (links vordere schräge Sicht); FPRNV First pass – RNV; ÄRNV Äquilibrium – RNV

5.9.1.1.1 Pathophysiologische Grundlagen, Determinanten

Der positive Myokardkontrast (Aktivitätsanreicherung) im Szintigramm des Herzgesunden beruht auf dem heteroionischen Austausch von Thallium gegenüber Kalium und auf der 10mal höheren Affinität des Thalliums zur natrium-kaliumsensitiven ATPase mit dem Resultat der Einschleusung von radioaktivem Thallium in die Myokardzelle durch Diffusion und NaCl-Kotransport bzw. auf deren reversibler Störung bei belastungsinduzierten Ischämien, Ruheischämien, Koronarspasmen oder in der Periinfarktischämiezone beim akuten Myokardinfarkt.

Irreversible Störungen des ATPase-Mechanismus bei Myokardnarben und -fibrosen im Gefolge von abgelaufenen Myokardinfarkten und Kardiomyopathien sind Grundlage des Myokardszintigramms bei koronarer und nichtkoronarer Herzkrankheit (Abb. 41a).

Koronardurchblutung, Herzmuskelmasse und Sauerstoffverbrauch werden als entscheidende Determinanten der myokardialen ^{201}Tl-Aufnahme anerkannt.

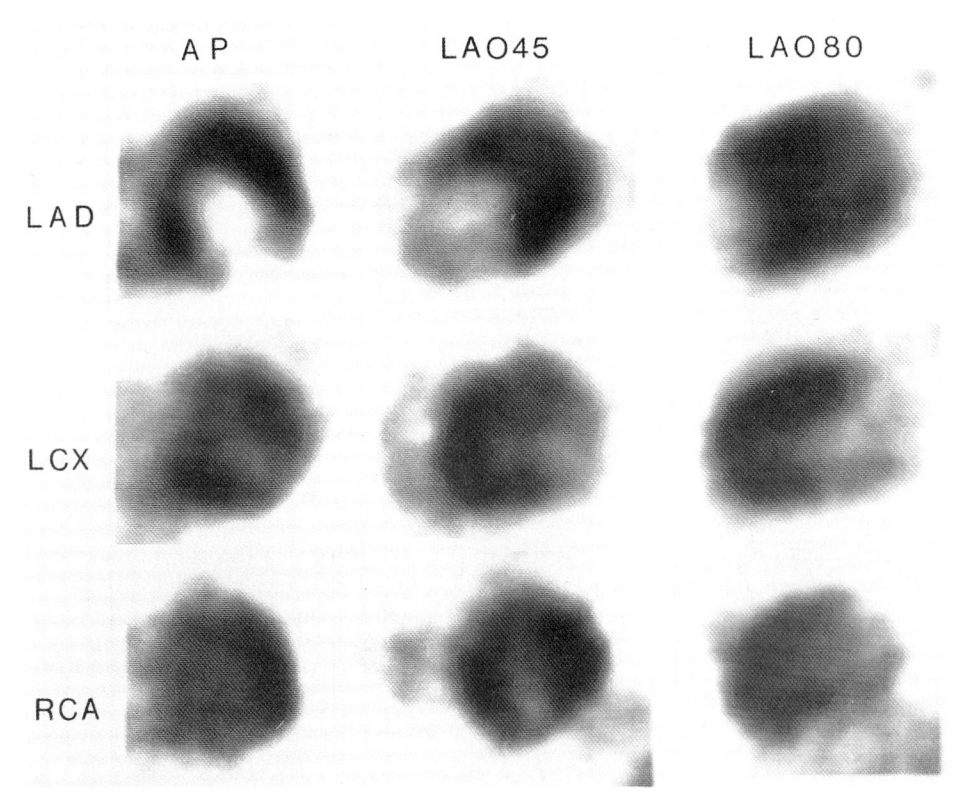

Abbildung 41a. Myokardszintigraphische Lokalisationsmuster (Planartechnik) bei verschiedenen koronaren Verschlußtypen in den 3 Standardansichten. Nach RIA (LAD)-Verschluß mit Vorderwand-Septum-Spitzen-Infarkt. Nach RCX (LCX)-Verschluß mit Postero-Lateral-Infarkt. Nach RCA-Verschluß mit Hinterwandinfarkt. Beachte die lokalen Myokardfunktionsausfälle bzw. -minderungen in den jeweiligen Versorgungsgebieten

Reversible ^{201}Tl-Fixationsstörungen sind charakterisiert durch verminderte Radiothalliumanreicherung im Frühszintigramm (zwischen 7 und 30 min nach maximaler Arbeitsbelastung) und Normalisierung (Rückverteilung, Redistribution) im Spätszintigramm 3–4 h nach beendeter Belastung (Abb. 41b).

Koronarspasmen und Dreigefäßerkrankungen zeigen eine Radiothalliumredistribution unter Umständen erst nach 6–24 h.

Frische und alte Infarkte sind myokardszintigraphisch prinzipiell nicht unterscheidbar, jedoch wird durch den Nachweis einer Ruheredistribution mit Verkleinerung eines unmittelbar nach Auftreten der Infarktsymptomatik beobachteten Thalliumfixationsdefekts die Infarktdiagnose gestützt. Auch Ruheischämien sind bei koronarer Herzkrankheit über die Verifizierung einer Ruheredistribution zu erfassen.

Die Bildgüte des Myokardszintigramms ist in Analogtechnik nicht optimal, weil nur ca. 5% der verabreichten Radiothalliumaktivität intramyokardial angereichert werden und die extramyokardiale Untergrundaktivität um 50% des im Maximum myokardial fixierten Radiothalliums als Störfaktor wirkt. Extramyokardiale Anreicherungskompartimente sind außer der Leber (in Ruhe) die Nieren und der Darm.

Pharmazeutika können die ^{201}Tl-Aufnahme erhöhen (z. B. Dipyridamol) oder erniedrigen (z. B. Digitalis).

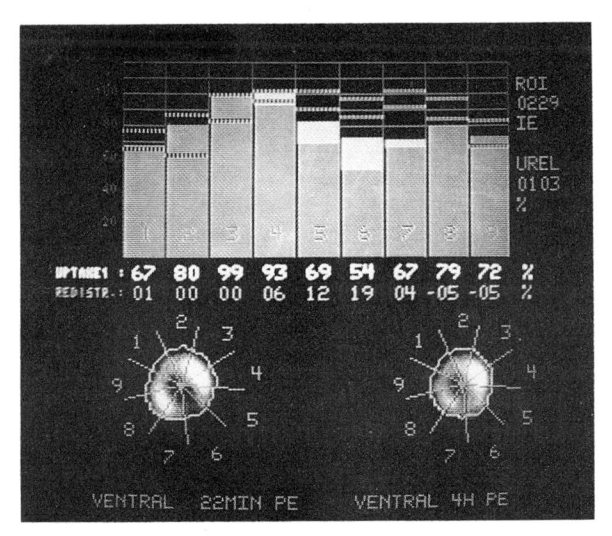

Abbildung 41b. Quantitativ-sektorales Myokardszintigramm als 2-Phasenszintigramm nach Ergometrie mit 100 Watt bei abgelaufenem, nicht transmuralen Vorder-Spitzen-Infarkt (LAO 45): 201 Thallium-Uptake im Frühszintigramm in den infarktabhängigen Sektoren 5–7 gegenüber dem Normprofil pathologisch vermindert („Narbenreaktion"). Thallium-201-Redistribution im Spätszintigramm zeigt in den gleichen Sektoren eine multisektorale myokardiale Belastungsischämie an in den Versorgungsterritorien der infarktbezogenen Koronarstenosen. (Aufgenommen mit einer Picker-Kleinfeldgammakamera 4/11 und einem Informatek Simis III System, Firma Sopha Medical)

5.9.1.1.2 Radiopharmazeutika, Radioaktivität

Unter allen myokardaffinen Radiopharmazeutika bietet ^{201}Tl derzeit den besten Kompromiß zwischen biokinetischer Analogie zu Kalium, kernphysikalischen Eigenschaften (monoenergetische, gammakagerageeignete Gammastrahlenemission) und Verfügbarkeit (Lieferung von klinikumsfernen Zyklotronen problemlos wegen der Halbwertszeit von 73 h).

Erprobt werden z. Zt. verschiedene **^{99m}Tc-Isonitrile,** deren (extra-)myokardiale Clearance und Retention unterschiedlich rasch bzw. hoch ist, wobei z. T. die myokardiale Redistribution gering ausfällt, was u. U. diagnostische Nachteile für den Ischämienachweis oder die Notwendigkeit zweimaliger Injektion (nach Ergometrie und in Ruhe) bedeuten könnte.

Die **applizierte Aktivität** beträgt für ^{201}Tl in der Regel 55,5−74 MBq (1,5−2 mCi), bei Kindern (Sonderindikationen!) werden 7,4 MBq (200 µCi/kg) verabreicht.

Im Falle eines akuten **Myokardinfarkts** (Sonderindikationen beachten) kann der Nachweis des durch Koronarverschluß bedingten lokalen Myokardfunktionsausfalls praktisch sofort nach Infarkteintritt geführt werden. Ruheszintigramme werden sodann nach 6 h und in weiteren Verlaufsserien (24 und 48 h) zum Nachweis einer Verkleinerung der Periinfarktischämiezone angefertigt. Bereits 24 h nach eingetretenem transmuralen Infarkt sinkt die Sensitivität des Myokardszintigramms von 100% (bei Vorderwandinfarkten) auf etwa 70% ab.

5.9.1.1.3 Meßtechnische Einrichtungen, Auswertetechnik

Die Myokardszintigraphie wird mit einer Gammakamera durchgeführt, die on-line an einen freiprogrammierbaren Rechner angeschlossen ist. Gammakameraanalogszintigramme und Computerszintigramme (Glättung der statistischen Schwankungen (smoothing), Untergrundsubtraktion, segmentale und sektorale Auswertung der Radiothalliumaufnahme, sowie die für den ^{201}Tl-Wash-out korrigierte Radiothalliumredistribution) sollten stets zusammen beurteilt werden. Bezüglich Szintimetrie, Profilometrie, Sektorauswertung, Pinhole-Tomographie, Single-Photon-Emissionscomputertomographie (SPECT) wird auf die Kapitel 3 und 4 und Speziallliteratur verwiesen.

Wir verwenden einen niederenergetischen Parallellochkollimator (Allzweckkollimator) für die Redistributionsszintigraphie und einen hochauflösenden Kollimator für die Ruheszintigramme. Die Impulsdichte im Maximum soll 2000 Imp./cm^2 bzw. 300000 Imp. im gesamten Gammakameragesichtsfeld betragen. Die Rechnerakquisitionszeiten liegen zwischen 300 und 500 s. Bei quantitativ-sektoraler Auswertung werden die ^{201}Tl-Rückverteilungen 3−4 h später in 9 Myokardsektoren (AP, LAO 45 und 80°) prozentual vom Rechner ermittelt, wobei als Bezugspunkt die Myokardregion gewählt wird, deren Spätuptake im Normbereich liegt und deren Produkt aus regionalem ^{201}Tl-Washout und -Spätuptake maximal ist (s. Abb. 41b).

5.9.1.1.4 Praktische Hinweise

Bei Ruheuntersuchungen muß der Patient nüchtern sein (keine oder geringere intrahepatische Radiothalliumfixation). Die Szintigraphie erfolgt bei Verdacht auf koronare Herzkrankheit im Anschluß an das obligate Ruhe- und Belastungs-EKG, ebenfalls nach Arbeitsbelastung: 6–30 min (Frühszintigramm) und zwischen 3 und 4 h (Spätszintigramm), jeweils in anterior-posteriorer (AP), links vorderer schräger (LAO 45 und LAO 80°), ggf. auch in links lateraler Sicht (LL). Die Untersuchung dauert ca. 60 min (je ½ h für das Früh- und Späzszintigramm). Wir wählen die Rückenlage des Patienten.

Die Belastung führen wir an der Kletterstufe durch. Der Patient muß ausbelastet sein, d. h. die für ihn erforderliche maximale Arbeitsbelastung erreichen oder die entsprechenden Abbruchkriterien (Angina pectoris, Rhythmusstörungen etc.) aufweisen.

Nach Injektion von 55,5–74 MBq (1,5–2 mCi) ^{201}Thalliumchlorid wird die Arbeitsbelastung über 30–60 s fortgesetzt, damit das „Steady state" der evtl. erreichten Myokardischämie im 1. Kreislaufdurchgang des injizierten Radionuklids erhalten bleibt.

Die **Strahlenexposition** beträgt für den Ganzkörper 0,7 mGy (70 mrad), für die Nieren als kritisches Organ 0,541 mGy/MBq (2 rad/mCi).

5.9.1.2 Infarkt-/Nekroseszintigraphie

Die Infarkt-/Nekroseszintigraphie stellt akute Herzmuskelzellnekrosen direkt, d. h. als heißen Bezirk dar (hot spot imaging), jedoch in der Regel erst 12 h nach Infarkteintritt (Abb. 42).

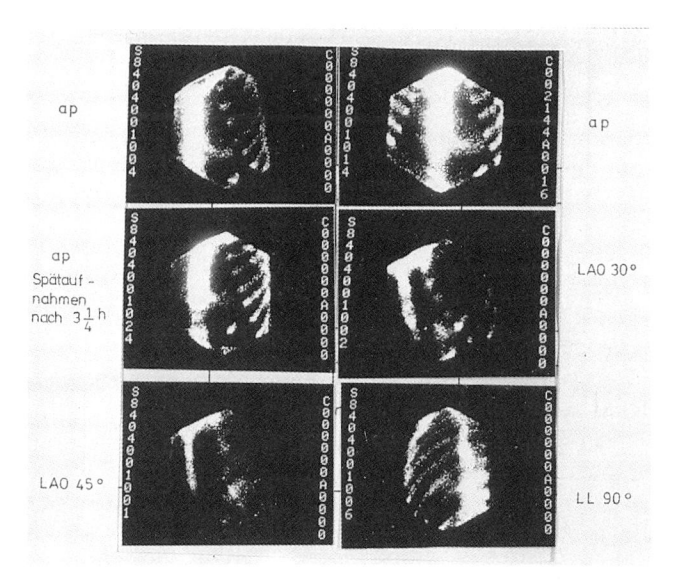

Abbildung 42. Infarktszintigram eines 39jährigen Patienten 3 Tage nach Hinterwandinfarkt. Man beachte die $^{99\,m}$Tc-MDP-Anreicherung in der Hinterwand. 3¼ h nach i. v. Injektion von 0,74 GBq

5.9.1.2.1 Pathophysiologische Grundlagen, Determinanten

Der positive Kontrast, d. h. die Aktivitätsanreicherung skelettaffiner $^{99\,m}$Tc-Phosphatkomplexe in frischen Herzmuskelzellnekrosen, wird kontrovers auf Einschleusung der Radiopharmazeutika (über den Kalziuminflux) oder Bindung an denaturierte Nekroseproteine bezogen. Auch submikroskopisch vorhandene Herzmuskelzellnekrosen bei instabiler Angina pectoris und drohendem, aber klinisch noch nicht manifesten Herzinfarkt können szintigraphisch zur Darstellung kommen, ebenso wie kardiale, aber infarktunabhängige Komplikationen (z. B. Ventrikelaneurysmen), extrakardiale Krankheitsprozesse, z. B. Mammakarzinom, maligner Pleuraerguß. „Spezifische" Radiopharmazeutika, die eine exaktere Infarktgrößenbestimmung ermöglichen sollen, sind derzeit in Erprobung: ^{131}I-, ^{111}In-Antimyosin.

5.9.1.2.2 Radiopharmazeutika, Radioaktivität

Unter allen osteo-/infarktaffinen Radiopharmazeutika erwies sich $^{99\,m}$Tc-Sn-Pyrophosphat als günstigster In-vivo-Infarktmarker. **Appliziert** werden 555−740 MBq (15−20 mCi), frühestens 10−12 h nach mutmaßlichem Infarkteintritt. Die Szintigraphie wird frühestens 90 min p. i. (evtl. zusätzlich 180 min, dadurch verbesserte Spezifität) in AP, LAO 45° und 80° begonnen. Die Sensitivität der Infarktszintigramme steigt bis 24 h nach Infarkteintritt (optimaler Zeitpunkt der planimetrischen Infarktgrößenbestimmung), 72 h später nimmt die Aktivitätsanreicherung laufend ab (Bestimmung des „Infarktalters").

5.9.1.2.3 Meßtechnische Einrichtungen, Auswertetechnik

Eine möglichst fahrbare Gammakamera mit $^{99\,m}$Tc-Parallellochkollimator ist unabdingbar. Mindestens 300 000−400 000 Impulse sind pro Sicht zu akkumulieren. Der Grad der Positivität des Infarktszintigramms (Graduierung des „Schweregrads" eines Infarkts) wird nach folgenden Kriterien beurteilt: **infarktnegativ**/geringgradiger Verdacht: geringer, fraglicher „diskreter oder diffuser" Aktivitätskontrast, **infarktpositiv:** Herzregion-Kontrast gleich oder stärker als Sternumkontrast.

5.9.1.2.4 Praktische Hinweise

Die Untersuchung sollte auf der kardiologischen Intensivstation erfolgen (s. Kap. 5.24). Nach vorausgegangenen Reanimationsmaßnahmen sind Thoraxtraumen als infarktunabhängige Ursachen einer $^{99\,m}$Tc-Sn-PyP-Anreicherung radiologisch und szintigraphisch (z. B. „Rosenkranzphänomen" der thorakalen Foci, Rippenserienfrakturen) auszuschließen. Vor Injektion des Radiopharmazeutikums muß der Aktivitätsuntergrund kontrolliert werden (vorausgegangene nuklearmedizinische Untersuchungen mit $^{99\,m}$Tc-Komplexen?).

Die **Strahlenexposition** beträgt bei 555 MBq (15 mCi) 3 mGy (0,03 rad) für das Myokard; sie kann − je nach Größe des Infarkts − diesen Wert unter- oder überschreiten.

5.9.1.3 Radionuklidventrikulographie (Ventrikelfunktionsszintigraphie)

Die Radionuklidventrikulographie in der 1. Passage (First-Pass-Technik) und/oder nach Gleichverteilung des i. v. applizierten Radiopharmazeutikums (Äquilibriumtechnik) ist ein nichtinvasives nuklearmedizinisches Verfahren mit hoher Sensitivität (bei mittlerer Spezifität), das bevorzugt zur quantitativen Prüfung der globalen und regionalen Leistungsreserve des linken und rechten Ventrikels während Arbeitsbelastung (bei koronarer Herzkrankheit) sowie unter Ruhebedingungen (bei akutem Myokardinfarkt) eingesetzt wird.

5.9.1.3.1 Pathophysiologische Grundlagen, Determinanten

Zusammenhänge zwischen gestörter Koronarzirkulation und Ventrikelfunktion sind das pathophysiologische Grundkonzept eines **kombinierten** Einsatzes von **Myokard- und Ventrikel-(Funktions-)Szintigraphie**. Regionale Wandbewegungsstörungen des linken Ventrikels manifestieren sich als **Akinesien** (bei Myokardnarben nach abgelaufenen Myokardinfarkten), als **Hypokinesien** (wie bei regionaler Myokardischämie in den Versorgungsbereichen hämodynamisch wirksamer Koronararterienstenosen) oder als **Dyskinesien** (paradoxe Ventrikelkinetik bei Ventrikelaneurysmen).

Die globale Pumpfunktion ist quantitativ erfaßbar über die **Auswurf-(Ejektions-)Fraktion** (AF, EF). Bei mindestens jedem 3. Koronarkranken sind sowohl die globale als auch die regionale Ventrikelfunktion in Ruhe ungestört. Erst während maximaler Arbeitsbelastung mit Ischämieinduktion wird eine Einschränkung der globalen oder/und der regionalen Leistungsreserve des linken Ventrikels manifest. Je nach Grad der provozierten Ventrikelfunktionsstörung steigt die globale EF bei maximaler Arbeitsbelastung nicht oder nicht ausreichend (unter 5% der Ruhe-EF) an, sie fällt leicht (5–10%) oder drastisch (über 15%) ab. Herzwirksame Medikamente können die Ventrikelfunktion beeinflussen, z. B. kardioselektive Betablocker.

Reversible, ischämiebedingte Myokardischämien mit konsekutiven regionalen oder/und globalen Ventrikelfunktionsstörungen sind durch Ansprechen auf akute Nitroglyceringaben verifizierbar.

An die Möglichkeit einer asymptomatischen Ruheangina („silent ischemia") ist bei erniedrigter Ruhe-EF zu denken.

5.9.1.3.2 Radiopharmazeutika, Radioaktivität

Während für First-Pass-Studien $^{99\,m}$Tc-Pertechnetat sowie $^{99\,m}$Tc-Albumin, $^{81\,m}$Kr und neuerdings auch $^{195\,m}$Au injiziert bzw. infundiert werden, erfolgt die Äquilibrium-RNV in der Regel nach In-vivo-Markierung des Blutpools mit 444 MBq $^{99\,m}$TcO$_4$ (12 mCi) (Ruheuntersuchung) bzw. 740 MBq (20 mCi) (bei ergometrischer RNV), jeweils 20 min nach Vorinjektion von inaktivem Sn-Pyrophosphat. Zeitaufwendiger und daher für die Routinediagnostik problematisch sind In-vitro- oder gar kombinierte In-vitro-in-vivo-Markierungsmethoden.

Die **Strahlenexposition** des Ganzkörpers beträgt etwa 3 mGy (300 mrad).

5.9.1.3.3 Meßtechnische Einrichtungen, Auswertetechnik

Gammakamerarechnersysteme erlauben die Anwendung vollautomatischer Auswerteprogramme mit reproduzierbarer quantitativer Bestimmung verschiedener hämodynamisch relevanter Funktionsdaten.

Eine EKG-Triggereinheit zur Durchführung getriggerter First-Pass- oder Äquilibriumstudien und die Möglichkeit der fortlaufenden EKG-Registrierung, Vorhandensein eines Defibrillators und die Voraussetzung zur notfallmäßigen Versorgung sind unverzichtbar.

146   5 Klinik

Quantitativ können die aus der präkardialen Zeit-Aktivitäts-(Volumen-)Kurve des linken Ventrikels ableitbaren **globalen** Parameter entsprechend Abb. 43 a bestimmt werden. Für die **regionale** Analyse der Ventrikelfunktion hat sich das **Sektor**prinzip bewährt: Die Region des linken Ventrikels (in LAO 30−40°, je nach optimaler Trennung von rechtem und linken Ventrikel am Oszilloskop) wird um den Schwerpunkt in 9 Sektoren unterteilt und die sektoralen EF-Werte werden als Histogramm (sektorales EF-Profil) dargestellt (Abb. 43 b).

Das **sektorale EF-Differenzprofil**[1] ermöglicht den direkten Vergleich aufeinanderfolgender Untersuchungen, z. B. Arbeitsbelastung mit Ruhe, vor und nach pharmakologisch-therapeutischer Intervention.

Die **Fourier-Phasen- und Amplitudenanalyse**[2] ist eine Sonderform der regionalen Ventrikelfunktionsanalyse, die − zumal bei koronarer Herzkrankheit − ebenfalls nach dem Sektorprinzip ausgewertet werden sollte (Abb. 43 b, c).

Wird die Radionuklidventrikulographie in der ersten Passage und im Gleichgewicht kombiniert, kann auch das **Regurgitationsvolumen** des linken Ventrikels, z. B. bei Aorteninsuffizienz, quantitativ (in ml/Herzschlag) errechnet werden. Das Verfahren ist sensitiver als die übliche Ermittlung des sog. Schlagvolumenquotienten.

Nur vereinzelte Berichte existieren über die „Wandbewegungsanalyse" mittels EKG-getriggerter RNV und SPECT („GASPECT"), deren Vorzüge gegenüber der planar-quantitativen RNV noch nicht geprüft sind.

Qualitativ − im rein bildgebenden Verfahren − informieren das Schlagvolumenbild (fehlendes Schlagvolumen in akinetischen Ventrikelregionen), das Amplitudenbild (vermin-

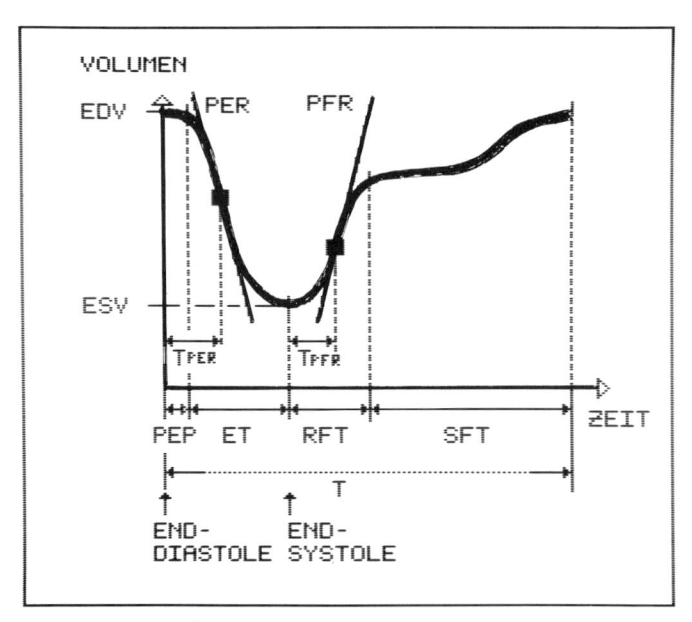

Abbildung 43 a. Äquilibrium-Radionuklidventrikulographie: Präkordiale Zeit-Aktivitäts-Volumenkurve mit Zeit- und Volumenparametern in Systole und Diastole. EDV, ESV enddiastolisches, endsystolisches Volumen, PER peak ejection rate (maximale Entleerungsrate), PFR peak filling filling rate (maximale Füllungsrate), TPER, TPFR, zur Zeit bis..., PEP pre-ejection period (Phase der isovolumetrischen Kontraktion, ET ejection time (Zeit der Entleerung), RFF rapid filling time, SFT slow filling time

5.9 Herz   147

derte bzw. fehlende Ventrikelamplitude bei Hypo- bzw. Akinesien) und das Phasenbild[1] (asynchrone, dyskinetische Ventrikelbewegung in Aneurysmen).

Für Untersuchungen während Ergometrie empfiehlt sich die Vorwahl einer niedrigen Belastungsstufe − je nach erreichter maximaler Belastung beim vorausgegangenen Belastungs-EKG, z. B. 25 oder 50 Watt −, danach Steigerung auf die jeweils vom Patienten tolerierte maximale Arbeitsbelastungsstufe.

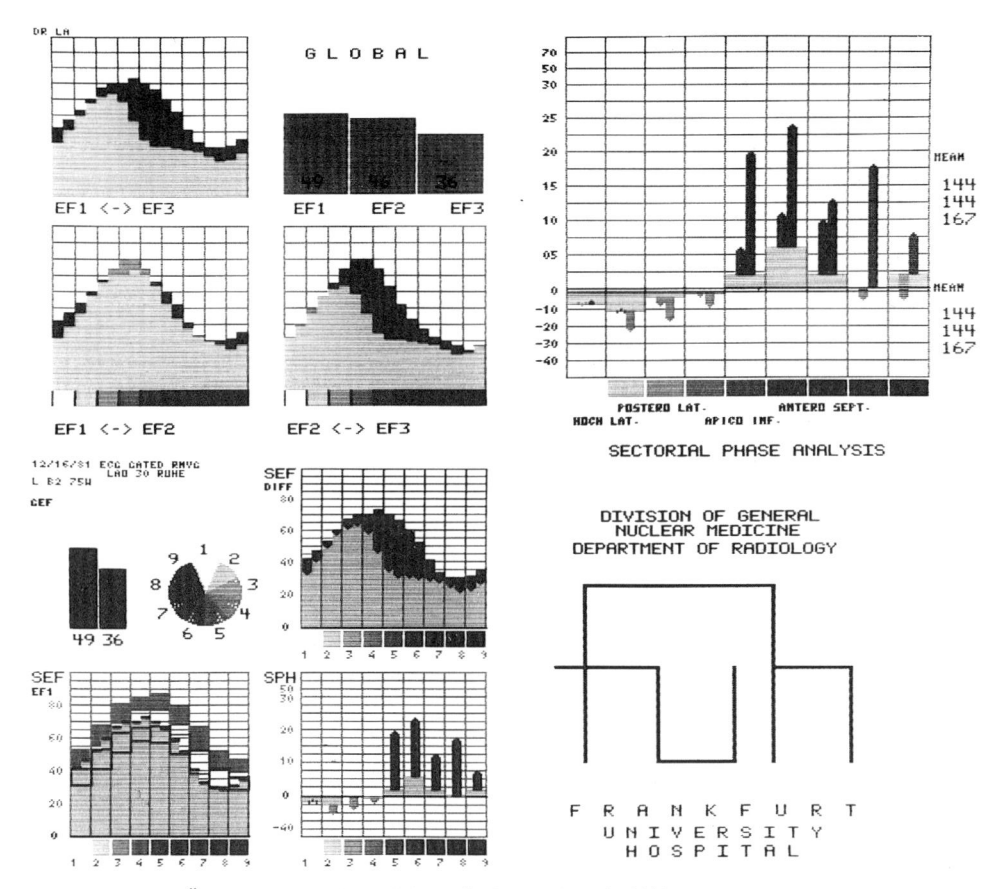

Abbildung 43 b. Äquilibrium-Radionuklidventrikulographie bei 90%iger RIA-Stenose: Leichtgradige globale Ruhehypokinesie ($EF_1 = 49\%$). Leichtgradige globale Belastungshypokinesie bei 50 Watt ($EF_2 = 46\%$). Fehlende linksventrikuläre Leistungsreserve. Mittelgradige globale Belastungshypokinesie bei 100 Watt ($EF_3 = 36\%$). Normale regionale Ruhepumpfunktion. Anteroseptal-akzentuierte, RIA-abhängige Belastungshypokinesie. (s. EF-Abfall in Ventrikelsektoren 5 und 6). Anteroseptale (RIA-abhängige) Belastungsasynchronie (s. postiver Phasenshift: schwarze Pfeile letzte Reihe rechts in den Ventrikelsektoren 5−8)

---

[1] s. Glossar, S. 106

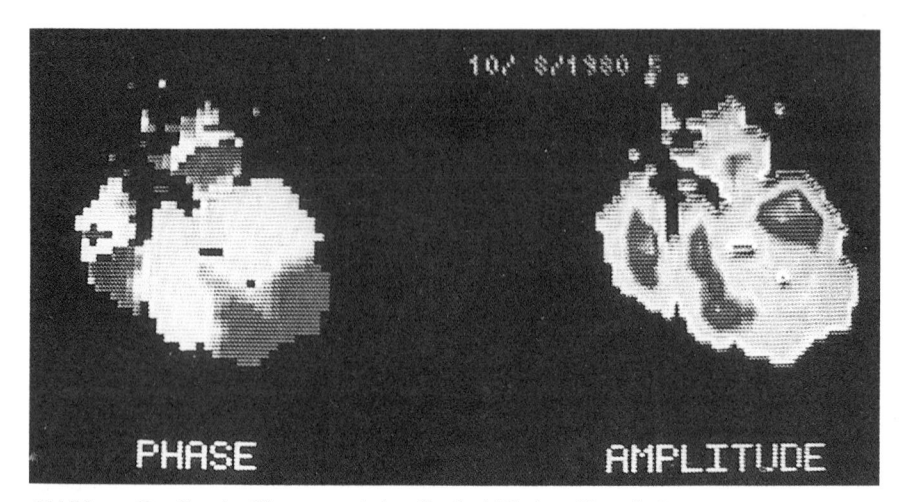

Abbildung 43c. Fourier-Phasen- und Amplitudenbild eines Ventrikelaneurysmas. Beachte in anteroposteriorer Sicht die Phasenverschiebung (dunkle Farbe: dyskinetischer Bezirk) im Vorderwand-Spitzenbereich mit Akinesie im Amplitudenbild

5.9.1.3.4 Praktische Hinweise

Die Ergebnisse aller bereits vorliegenden (nicht-) invasiven Untersuchungsdaten (Echokardiogramm, EKG, Ventrikulo-Koronarographie) sollten dem untersuchenden Nuklearmediziner bekannt gemacht werden.

Kardioselektive und koronarwirksame Medikamente werden — wenn möglich — rechtzeitig, d. h. in Abhängigkeit von deren Wirkungsdauer, vor der nuklearmedizinischen Untersuchung abgesetzt — im Konsilium mit dem behandelnden Arzt.

Die Radionuklidventrikulographie dauert bei Beschränkung auf die Analyse der Ruhefunktion (wie bei akutem Infarkt) ca. 10 min; Funktionsprüfungen während 2–3 Belastungsstufen erfordern eine Untersuchungsdauer von 30–40 min, einschließlich Vorbereitung und Computerauswertung sowie Befunderstellung.

5.9.1.4 Basisdiagnostik und alternative Verfahren

- EKG (Ruhe, Arbeitsbelastung, (ST-Senkung, Q-Zacken, Rhythmusstörungen?)
- Röntgenthoraxbild (Herzkonfiguration, Herzvolumen)
- Digitale Subtraktionsangiokardiographie (Aorten-, Ventrikelaneurysma, Durchgängigkeit aortokoronarer Bypasses, globale Ejektionsfraktion des linken Ventrikels)
- Echokardiographie, vor allem bei Vitien, Perikarderguß, Herztumoren, Vorhof-, Ventrikelthromben, Kardiomyopathie, Mitralklappenprolaps
- Rechtsherzkatheterisation (Druckmessung bei pulmonaler Hypertonie, Cor pulmonale u. a. Lungenparenchymerkrankungen)
- Linksherzkatheterisation (diagnostische Abklärung von koronarer und nichtkoronarer Herzkrankheit)
- Transmissionscomputertomographie (T-CT), (Durchgängigkeit eines aortokoronaren Bypass, Herz-, Perikardtumoren)

5.9 Herz

- Emissionscomputertomographie (^{201}Tl SPECT) (anstelle planarer Aufnahme-Technik)
- Myokardbiopsie, z. B. bei unklaren Kardiomyopathien
- Kernspintomographie (derzeit nur vereinzelt einsetzbar). In Zukunft evtl. hilfreich zur Differenzierung von Myokardnarben und Ischämien, Darstellung von (mit Bypass versorgten) Koronargefäßen, Ventrikelaneurysmen. Koronarflußmessungen und Bestimmung der globalen wie regionalen Ventrikelfunktion sind im Stadium der Erprobung.

Hauptindikation nuklearkardiologischer Verfahren in der Vorfelddiagnostik ist die Identifikation von Risikopatienten, bei dokumentierter (koronarer) Herzkrankheit die Therapiekontrolle (Tabelle 35).

Tabelle 35. Nuklearmedizinische Herzdiagnostik

Erkrankung	Koronare Herzkrankheit	
	Verdacht	Dokumentiert
Indikationen	Selektionshilfe vor Herzkatheter, Identifikation von Risikopatienten (Mehrgefäßerkrankung, Hauptstammstenose), Ischämielokalisation nach Provokation (Ergometrie) oder in Ruhe („silent ischemia") Abgrenzungshilfe instabile Angina pect. vs drohenden vs eingetretenen Infarkt: Narbe/Fibrose, Koronarspasmus bei: – Ablehnung einer Invasivdiagnostik (sek. Motivation des Pat.) – atypischer Angina (mittlere KHK-Prävalenz) – unklarem Belastungs-EKG (Betablocker, Digitalis, abgelauf. Inf., Schenkelblock, WPW-Syndrom, Rechts- und Linksherzhypertrophie) – positivem Belastungs-EKG ohne Angina pectoris und umgekehrt – normalem Koronarangiogramm bei ischäm. ST-Senkung o. Belastungs- o. Ruheangina – Ischämielokalisation von Linksschenkelblöcken	Identifikation von Risikopatienten nach Erstinfarkt mit und ohne Re-Angina, z. B. Hinterwandinfarkt und Vorderwandischämie! Abklärungshilfe einer Herzinsuffizienz (Ventrikelaneurysma!) Prüfung der hämodynamischen Wirksamkeit angiographisch als „kritisch" eingestufter Koronararterienstenosen Ausdehnung des vital-perfundierten (Restmyokards und Pumpreserve der Ventrikel vor aortokoronarem Bypass) Typische Angina pectoris mit ST-Senkung, medikamentös nicht beherrschbar, somit bypasspflichtig (Ausgangsbefunde für spätere Therapiekontrollen) Vorhersage einer verbesserten postop. Ventrikelfunktion bei präoperativ stark eingeschränkter Ventrikelfunktion (Nachweis von Ruheischämien im MSZ) Therapiekontrollen vor und nach Bypass, Vitienoperationen, transluminaler Koronarangioplastik (Katheterballondilatation kritischer Stenosen) Lokalisation infizierter Klappenprothesen[1]
Verfahren	Myokardszintigraphie (MSZ) **und** Radionuklidventrikulographie (RNV) nach bzw. während Intervention (**Ergometrie,** Pharmakologie, Kälteexposition)	
	MSZ[a]	RNV[a]
Funktionsparameter (F)	F: **Qualitätsnachweis:** Reversible oder „irreversible" ^{201}Tl-Fixationsdefekte nach Ergometrie und in Ruhe, Septumdicke, Ventrikelcava, Ruhedarstellung des rechten Ventrikels? Lungenkontrast? **Quantitativ:** Sektorales ^{201}Tl-Uptake-Profil, washout-korrigiert im Früh- und Spätszintigramm nach Ergometrie oder in Ruhe (Abb. 41)	F: **Qualitativ:** Wandbewegungsstörungen, Hypo-, A-, Dyskinesie, Ventrikeldilatation (re.? li.? biventrikulär?) **Quantitativ:** – Auswurf- bzw. Ejektionsfraktion (AF, EF), global (GEF), regional (sektoral, segmental = SEF) – Volumen- und Zeitparameter, z. B. EDV, ESV, max. Füllungs-, Entleerungsgeschwindigkeit bzw. -Rate

[1] mit ^{67}Ga- oder ^{111}In-Leukozyten

Tabelle 35. (Fortsetzung)

Erkrankung	Koronare Herzkrankheit	
	Verdacht	Dokumentiert
Normwerte (N) Bewertungskriterien (B) Artdiagnose (A) Diff. Diagnose (DD)	N: Qualitativ: Homogene myokardiale ^{201}Tl-Verteilung bei apikaler Hypofixation (physiologisch) Quantitativ: Physiologische Variation der regionalen ^{201}Tl-Aufnahme bis zu 20% vom Maximum Keine Ruhedarstellung des rechten Ventrikels B: **Ischämie**indikator: Reversible ^{201}Tl-Minderfixation mit Redistribution wie bei kritischer Koronarstenose „Narben-, Fibroseindikator": Irreversible ^{201}Tl-Fixationsstörung = identischer Defekt im Früh- und Spätszintigramm Lungenkontrast (Li.-Insuffizienz) Rechtsherzkontrast (Re.-Insuffizienz) A: Belastungs-, Ruheischämie DD: Narbenähnliche Reaktion nach früherem Infarkt, bei Fibrosen (Kardiomyopathien) Ischämie-Reaktion bei nichtkoronarer Herzkrankheit, z. B. Mitralklappenprolaps, koronaren Mikroangiopathien (Hypertonieherz) Diagnose und wahre Ausdehnung der KHK nur durch Ventrikulo-Koronarographie	− Kontraktionsablauf über Fourier-Analyse (Phasen, Amplituden, s. S. 106) − Schlagvolumen-, EF-Bild N: **Qualitativ:** Normokinesie **Quantitativ:** GEF um 65% in Ruhe, Anstieg um mindestens 5% bei adäquater Ausbelastung des Pat.[5] EDV = 164 ± 31 ml, ESV 60 ± 12 ml. Synchrones Phasen-, homogenes Amplituden- und Phasenbild B: Funktionelle **Ischämie**indikatoren: GEF (AF), SEF (AF)-Abfall = globale/regionale **Belastungshypokinese,** Phasenverzögerung („shift"), regionale **Belastungsasynchronie,** funktionelle „Narben"-Indikatoren: globale/regionale Ruhe-, Hypo-, Akinesie, regionale Ruheasynchronie A: Ventrikelaneurysma (Dyskinesie) Akute, infarktbedingte regionale Hypo-, Akinesie, z. B. anteroseptale EF-Erniedrigung bei Vorderwandinfarkt DD: Globale Ruhe- und Belastungshypokinesien, auch bei nichtkoronarer Herzkrankheit, regionale dagegen starker Hinweis auf KHK
Ergebnisse Sensitivität Spezifität Falschpositive Falschnegative	Myokardperfusion und Ventrikelfunktion in Ruhe bei 25−40% der Koronarkranken ungestört 83%[1], 92%[2] 90[4] 80%[3] 90%[1], 88%[2] 83[4] ~50%[3] 10−30% 10−30% z. B. bei nichtkoronarer Herzkrankheit ~17% ~20% z. B. bei unzureichender Ergometrie, unter koronarwirksamer Medikation	Cave koronarwirksame Medikamente! Je nach Ausworteformalismus (quantitativ, qualitativ, automatisch) und in Abhängigkeit von KHK-Prävalenz
Stellung im diagnostischen Verlauf	In **Vor**felddiagnostik: Nach Ruhe-, Belastungs-EKG, vor Ventrikulo-Koronarographie Bei **diagn.** KHK: Nach Ventrikulo-Koronarographie vor und nach Bypass oder transluminarer Koronarangioplastik zur quantifizierten Therapiekontrolle	

[a] jeweils in Ruhe und nach Intervention (Ergometrie, Pharmakologie, Kälteexposition)
[1] qualitativ, [2] quantitativ, [3] globale EF, [4] sektorale EF mit sektoralen Phasen
[5] Diskutiert wird, ob lediglich ein EF-Abfall als pathologisch zu werten ist.

Weitere Indikationen:

Akuter Myokardinfarkt

- **Infarkteintritt, bei drohendem Infarkt, aber unklarem EKG und Enzymkonstellation: MSZ[3]**
- Infarktlokalisation, Infarktgröße: MSZ, evtl. ISZ, evtl. auch Immunszintigraphie
- Hämodynamische Auswirkung auf globale und regionale Ventrikelfunktion im Spontan- und Therapieverlauf: RNV
- Infarktkomplikationen
  „Infarkt"-Vergrößerung (^{201}Tl-Defektzunahme durch Ausdehnung der Periinfarktischämiezone), kardiogener Schock (Rechts-, Linksherzversagen?), Ventrikelaneurysma, gedeckte Ventrikelperforation, Septumruptur, Papillarmuskelruptur (bedingt) durch FP und ÄRNV
- Wirksamkeitskontrolle aggressiver Therapie (intrakoronare, systemische Lyse)
- Rechtsherzbeteiligung bei Hinterwandinfarkten: ISZ, RNV
- Rechtsherzinfarkte (selten): ISZ und RNV
- Graduierung der Schweregrads, Größen, Altersbestimmung: ISZ
- Risikobeurteilung der Hospitalmortalität und Kurzzeitprognose

Kardiomyopathien

- Differenzierungshilfe zwischen ischämischer und kongestiver KMP, Septum-, Ventrikelwanddickenbestimmung (in der Regel durch Ultraschall und/oder T-CAT einwandfrei möglich)
- Abklärungshilfe bei koexistenter hypertropher KMP (Kompression des Septumperforatorastes) und koronarer Herzkrankheit
- Nachweis der Herzbeteiligung bei infiltrativen u. a. Kardiomyopathien (Sarkoidose, Sklerodermie, Amyloidose, alkoholische, diabetische, akromegale, urämische, „hypertensive" KMP)
- Kardiotoxizitätsprüfung bei Zytostatikatherapie (Adriblastin)

Herzchirurgie

- Ausmaß vitalperfundierten Restmyokards vor Bypass-OP
- Ausmaß von Narben bzw. chronischer Ruheischämie und Belastungsischämie
- Vor und nach Bypassoperation von Hauptstammstenosen und Mehrgefäßerkrankungen, symptomatischen koronaren Eingefäßerkrankungen
- Bei nicht medikamentös behandelbarer KHK
- Vor geplanter Aneurysmektomie,
- Lokalisation infizierter Klappen nach OP (mit entzündungsaffinen ^{67}Ga- oder ^{111}In-Granulozyten)
- Therapiekontrolle der Hypertrophieregression des rechten Ventrikels nach Vitienoperation

---

[3] Abkürzungen s. S. 96

- Entscheidungshilfe für Operabilität und Prognose von Aortenvitien (Regurgitationsfraktion)
- Einstellung und Kontrolle der Schrittmachertherapie

Herzerkrankungen mit Störung der koronaren Mikrozirkulation
(relative Indikationen)

- Kollagenkrankheiten, z. B. Sklerodemieherz
- Hypertonieherz
- Diabetes mellitus

Randindikationen für ^{201}Tl aus Onkologie, Immunologie und innerer Medizin

- Extrakardiale Tumorszintigraphie, z. B. Bronchial-Ca im positiven ^{201}Tl-Kontrast (heißer Bezirk)
- Kardiale Tumorszintigraphie, z. B. Angiosarkom, Rhabdomyosarkom im negativen ^{201}Tl-Kontrast (kalter Bezirk); Ultraschall u. T-CAT in der Regel überlegen
- Szintigraphie entzündlicher Herzerkrankungen wie (bakterielle) Endo-, Myo-, Perikarditis (besser mit ^{67}Ga-Citrat!), auch Therapiekontrolle. Kardiotoxizitätsprüfung bei laufender Zytostatikabehandlung, Immunszintigraphie von Tumoren

Pädiatrische Kardiologie

- Frühkindliche Prinzmetal-Angina/Infarkte auf dem Boden von anomalem Ursprung der linken Kranzarterie aus A. pulmonalis (White-Bland-Garland-Syndrom), u. a. Dysplasien wie angeborene Hypoplasie des rechten Ventrikels (Uhl-Krankheit), große Koronarfistel
- Koronariitis
- Neugeborene: Koronarthrombose (schwerer Diabetes in Schwangerschaft, Kawasaki-Erkrankung (Lymphonoduläres Syndrom), respiratorisches Distreß-Syndrom
- Kardiale Dysplasien
- Shuntbestimmung

Keine Indikation im Sinne des primären Screening oder einer einmaligen Untersuchung (ohne Serienverläufe oder geplante Prä-Posttherapiekontrolle) bei

- niedriger Prävalenz der KHK, negativem Belastungs-EKG, fehlende Risikofaktoren,
- klassischer Angina pectoris und ischämischer ST-Senkung im Belastungs-EKG, medikamentös beherrschbar, wenn also keine Bypass-OP oder Koronarangioplastik geplant ist

Glossar zum Kapitel Herz, G. Hör und H. Klepzig, jr.

Akinesie	Fehlende Wandbewegung einer Ventrikelregion, z. B. bei Narben im Gefolge abgelaufener Infarkte (Vorderwand, Hinterwand); qualitativ-visuell beurteilbar im kinematographischen Ablauf (sog. Cine-mode) im Schlagvolumen- und Amplitudenbild, quantitativ über die regionale AF (EF), die um 0% liegt.

5.9 Herz

Amplitude	s. Fourier-Amplituden- und -Phasenanalyse.
Asynchronie	Zeitliche Inkoordination des Kontraktionsablaufs asyerg kontrahierender Ventrikelregionen. Diese werden im Farbkode different dargestellt: z. B. grün = normal, synchron kontrahierende Ventrikelabschnitte, rot = asynchrone Ventrikelabschnitte. Ventrikel und Vorhöfe schlagen gegenphasisch.
Auswurffraktionsprofil	s. Differenzprofil der EFs.
Automatische Registriertechnik	Vollautomatische Registrierung sämtlicher Zeit- und Volumenparameter ohne jegliche Operatorinteraktion (keine manuelle Abgrenzung der Ventrikelgrenzen!). Ein solches Verfahren weist eine hohe Reproduzierbarkeit auf und ist in der Routine auch bei mehreren ergometrischen Belastungsstufen durchführbar.
Belastungsasynchronie	Sektoral verspätetes Auftreten der Fourier-Phasen („Phasenshift") als Ischämieindikator, z. B. bei kritischen Koronararterienstenosen (s. Abb. 43b). Bei Ventrikelaneurysmen kommen exzessive Phasenshifts, u. U. mit sog. negativen regionalen EFs zur Beobachtung.
Belastungshypokinesie	Abfall der globalen und/oder der regional-sektoralen EF bei verschiedenen Belastungsstufen (globale, regionale Belastungshypokinesie).
Differenzprofil	Ein vom Rechner erstelltes Funktionsprofil, das die AF-(EF-)Werte für jeden Ventrikelsektor als Differenz zwischen Ruhe- und Belastungs-EF berücksichtigt, s. sektorales EF-Differenzprofil, z. B. Ruhe gegenüber 1., 2., 3. Belastungsstufe, Abb. 43a, S. 147.
Dyskinesie	Paradoxe Wandbewegung (systolische Auswärtsbewegung), bei visueller Betrachtung des schlagenden Herzens, exakter durch das Fourier-Phasenbild erfaßbar: asynchrone Ventrikelaktion, bei der der aneurysmatisch befallene Ventrikelsektor vorhofsynchrone bzw. ventrikelasynchrone Kontraktionsabläufe zeigt (Abb. 43b).
Ejektions-Fraktions-Profil	s. Differenzprofile der EFs.
Fourier	Jean-Baptiste, Joseph, 1768−1830, entwickelte die „Fourier-Analyse", die 1975 erstmals in Ulm für die nuklearkardiologische Funktionsanalyse nutzbar gemacht wurde (Adam u. Bitter).
Fourier-Analyse	Mathematisches Verfahren zur Analyse von Schwingungen: Die zyklisch-periodischen Schwankungen der Herzaktion sind auflösbar in eine Summe von Sinus- und Kosinusfunktionen (sog. erste Harmonische). Die präkordial gemessene Zeitaktivitätskurve wird einer Sinuskurve angenähert („idealisiert").
Fourier-Amplitude	Bild der lokalen Bewegungsamplituden. Das Ausmaß der regionalen Ventrikelbewegung wird farbkodiert dargestellt, z. B. fehlende Bewegung schwarz (Akinesie).
Fourier-Phase	Bild der lokalen Zeitpunkte, zu denen die gleiche Ventrikelkontraktion stattfindet. Der synchron kontrahierende Ventrikel des Herzgesunden „schlägt in der Phase" und weist die gleiche Farbe auf.
Hyperkinesie	Gegenüber den „normal" kontrahierenden Ventrikelabschnitten gesteigerte Wandbewegung mit supranormalem Ausfall der AF (EF), z. B. bei hypertropher Kardiomyopathie oder länger bestehender essentieller Hypertonie.
Hypokinesie	Qualitativ umschrieben verminderte (regionale) oder den gesamten Ventrikel betreffende (globale) Wandbewegungsstörung, quantitativ durch erniedrigte AF (EF) in Ruhe (Ruhehypokinesie) oder während der erreichten Belastungsstufe (Belastungshypokinesie) errechenbar, meist im Gefolge einer ischämisch induzierten reversiblen Ventrikelfunktionsstörung bei koronaren Ein- und Mehrgefäßerkrankungen.
Leistungsreserve	s. Pumpleistungsreserve.
Normokinesie	Normale Wandbewegung mit normaler globaler und regionalsektoraler bzw. segmentaler AF (EF).
Pumpleistungsreserve	Die unter (sub-)maximaler symptomenlimitierter Ergometrie erreichte Leistung des linken oder rechten Ventrikels. Parameter sind die Auswurf-(Ejektions-)fraktion (AF/EF) und die globale (für den gesamten Ventrikel) sowie die regionale (in Sektoren oder Segmenten) bestimmte EF: globale, regionale Leistungsreserve.
Ruheasynchronien	weisen auf narben-/fibrosebedingte Kontraktionsstörungen wie nach abgelaufenem Infarkt, evtl. aber auch auf Ruheischämien (silent ischemia) hin.

Literatur

[1] Adam WE, Bitter F (1985) EKG-getriggerte Herzinnenraum-Szintigraphie. In: Hundeshagen H (Hrsg) Diagnostik II. Springer, Berlin Heidelberg New York, S 35–63 (Nuklearmedizin, Bd 15/3)

[2] Bull U, Doliwa R, Kirsch CM, Roedla D, Strauer BE (1984) Die ^{201}Tl-SPECT in der funktionellen Beurteilung koronarstenotischer Veränderungen. Ergebnisse des Vergleichs von belastungsszintigraphischen mit koronarangiographischen Befunden. Z Kardiol 73: 313–320

[3] Dressler J, Hör G (1985) Myocardial infarct imaging with $^{99\,m}$-Tc-Sn-pyrophosphate. In: Biersack HJ, Cox PH (eds) Developments in nuclear medicine – Nuclear cardiology. Nijhoff, Boston Den Haag

[4] Higgins ChB (1985): Magnetic Resonance Imaging of the Heart in: Spindola-Franco H, Fish BG, (eds), Radiology of the Heart, Springer, New York–Berlin, p. 671

[5] Hör G (im Druck) Myocardial perfusion. In: Pabst HW, Adam WE, Hör G, Kriegel H, Oeff K (Hrsg): Handbuch der Nuklearmedizin. Fischer, Stuttgart

[6] Hör G, Bussmann WD (Hrsg) (1984) Kardiovaskuläre Nuklearmedizin: Ambulanz und Intensiv-Station. Fischer, Stuttgart New York

[7] Klepzig H, Hör G (1985) Measurement of regurgitation volumes. In: Biersack HJ, Cox PH (eds) Developments in nuclear medicine – Nuclear cardiology. Nijhoff, Boston, Dordrecht, Lancester, p. 179

[8] Pretschner PD (1985) Myokardiale Szintigraphie mit ^{201}Tl. In: Hundeshagen H (Hrsg) Diagnostik II, Springer, Berlin Heidelberg New York, S 113–225 (Nuklearmedizin, Bd 15/3)

[9] Schicha H, Emrich D (1983) Nuklearmedizin in der kardiologischen Praxis. In: Mahlstedt J, (Hrsg) Methoden in der Nuklearmedizin. Giebeler, Darmstadt

[10] Treves ST, Hurwitz R, Kuruc A, Strauss HW (1985) Heart in: Treves ST (ed): Pediatric Nuclear Medicine, Springer New-York, Berlin, p. 245

5.10 Leber

H. J. Biersack

5.10.1 Verfahren

5.10.1.1 Statische Leberszintigraphie

Im Gegensatz zu Sonographie (Impedanzdifferenzen) und Computertomographie (Dichtedifferenzen) erlaubt die Leberszintigraphie direkt den Nachweis eines raumfordernden Prozesses aufgrund der Verdrängung oder Destruktion von funktionsfähigem mononuklearphagozytären Parenchym, in dem die Testsubstanz gespeichert ist.

5.10.1.1.1 Pathophysiologische Grundlagen

Radioaktiv markierte Kolloide werden vom retikuloendothelialen System (Kupffer'sche-Sternzellen) der Leber phagozytiert. Im Normalfall finden sich ca. 90% der applizierten Radioaktivität in der Leber, 5% in der Milz und 5% im RES des Knochenmarks. Raumfordernde Prozesse bewirken eine Destruktion bzw. Verdrängung des Leberparenchyms inkl. mononukleär-phagozytären Systems (MPS), so daß ein Speicherdefekt resultiert. Bei einigen seltenen Lebertumoren (beispielsweise fokal-noduläre Hyperplasie) kann jedoch das MPS erhalten bleiben bzw. aktiviert werden, so daß die Raumforderung im Szintigramm nicht oder als „hot spot" erkennbar ist.

Der szintigraphische Nachweis eines **Parenchymdefekts** hängt in erster Linie von seiner Größe und Position im Organ ab. Infolge Überlagerung durch viel speicherndes Gewebe können gelegentlich auch größere, im Massezentrum der Leber gelegene Defekte nicht erfaßt werden, während kleinere Läsionen in der Organperipherie noch nachzuweisen sind. Durch die konventionelle Gammakameraszintigraphie lassen sich peripher gelegene Raumforderungen etwa ab 1 cm Durchmesser nachweisen, während beispielsweise zentral im rechten Lappen gelegene Defekte erst ab 2-3 cm Größe sichtbar werden.

Die statische Leberszintigraphie kann auch bei **diffusen** Lebererkrankungen diagnostisch von Bedeutung sein. Insbesondere bei Leberzirrhose weist sie eine hohe Sensitivität auf. Pathognomonische Befundkonstellationen sind jedoch nur in ca. 20% zu beobachten. Die Beurteilungskriterien bei Leberzirrhose umfassen:
1. Speichermuster (inhomogen, Verschiebung des Aktivitätsmaximums in den linken Leberlappen).
2. Konfiguration (kaudale Verkürzung des rechten und relative Vergrößerung des linken Leberlappens).
3. Milzvergrößerung sowie vermehrte Kolloidspeicherung in der Milz.
4. Extrahepatolienale Kolloidfixation im MPS des Knochenmarks.
5. Umschriebene Speicherdefekte.

5.10.1.1.2 Radiopharmazeutika, Radioaktivität

Für die statische Leberszintigraphie wird ^{99m}Tc-markiertes Schwefelkolloid, Phytat oder Albuminkolloid verwendet. Die Markierung erfolgt mit generatoreluiertem ^{99m}Tc-Pertechnetat, das dem Kolloid in gewünschter Aktivitätsmenge zugefügt wird.

Erwachsene erhalten 70 MBq (2 mCi) ^{99m}Tc-Kolloid i.v., Kinder 40 MBq (1 mCi) und Säuglinge 15 MBq (0,5 mCi).
Die Szintigraphie wird 20 min nach der i.v. Applikation durchgeführt.

5.10.1.1.3 Meßtechnische Einrichtungen, Auswertetechnik

Die szintigraphische Untersuchung der Leber erfolgt an einer Szintillationskamera in ventraler, rechtsseitlicher und dorsaler Sicht. In speziellen Fällen können Schrägsichten Zusatzinformationen liefern. Vielfach ist ein quantitative Auswertung nützlich, insbesondere zur Bestimmung der Leber-Milz-Quotienten. Hierzu ist der Anschluß der Gammakamera an einen Rechner erforderlich. Der Computereinsatz ist auch zur Berechnung der Sichtfläche der Leber hilfreich, die über die Korrelation zum Körper- bzw. Idealgewicht evtl. Organvergrößerungen erkennen läßt.

Die Emissionscomputertomographie (SPECT) unter Verwendung einer rotierenden Gammakamera (s. dort) hat sich insbesondere für den Nachweis zentral gelegener Speicherdefekte als sehr nützlich erwiesen. Durch schichtweise Darstellung der Leber gelingt es, Defekte von minimal 12–15 mm im rechten Lappen nachzuweisen. Die Treffsicherheit bei Raumforderungen läßt sich so von ca. 80% auf 90% steigern (Abb. 44a, b).

5.10.1.1.4 Praktische Hinweise

Die Untersuchungszeit beträgt 15–20 min, wenn pro Einzelaufnahme 500 000 Impulse erfaßt werden.

Schwerkranke können auch im Bett untersucht werden, etwa beim Einsatz der Leberszintigraphie auf Intensivstationen.

Die Strahlenexposition für die Leber beträgt 57 µGy/MBq (340 mrem/mCi).

5.10.1.2 Leberfunktionsszintigraphie

Die Leberfunktionsszintigraphie gibt Aufschluß über den hepatobiliären Durchsatz einer gallepflichtigen Substanz. Sie erlaubt auch bei hohem Bilirubinspiegel eine Darstellung der Gallenwege, selbst wenn keine Erweiterung des Gangsystems besteht.

5.10.1.2.1 Pathophysiologische Grundlagen

Für die Leberfunktionsszintigraphie werden heute ausschließlich radioaktiv markierte Derivate des Lidocains verwendet. Aktivitätsanreicherung sowie Ausscheidung in die Galle erfolgen, im Gegensatz zum Bromsulfan oder Bengalrosa (Konjugation), über einen Ionentransportmechanismus. Aufgrund der schnellen Kinetik kommen sehr hohe Aktivi-

5.10 Leber 157

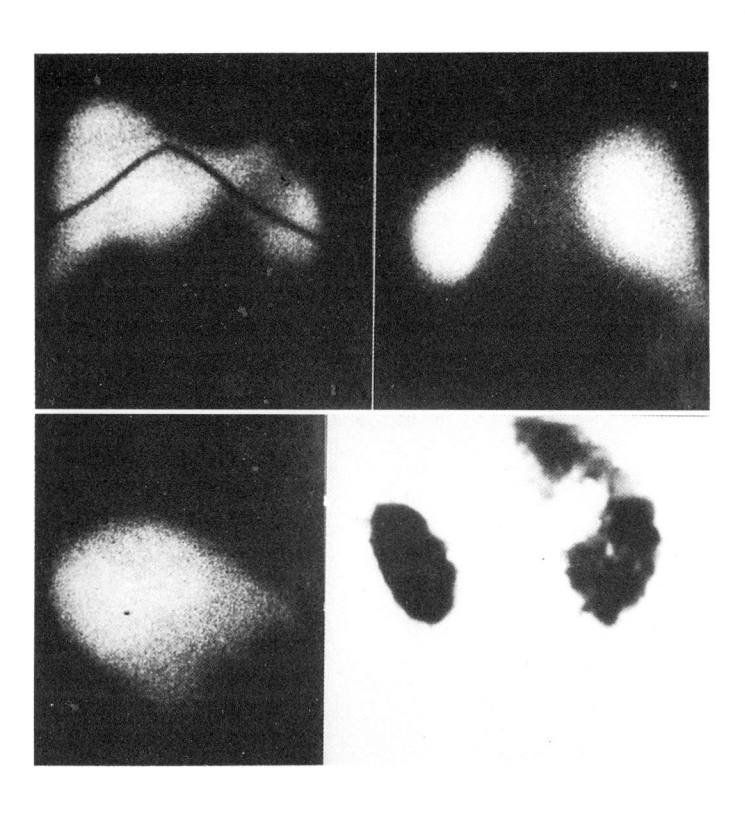

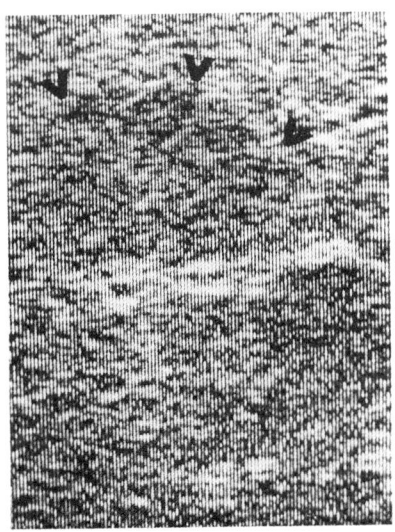

Abb. 44. Leberszintigramm bei Metastase: Die konventionellen Aufnahmen in 3 Sichten (44 **a,** links u. rechts oben sowie links unten) sind weitgehend unauffällig. Die Metastase ist erst im Emissionscomputertomogramm (44 **a,** rechts unten) sichtbar. **b** Im Sonogramm stellt sich die Metastase als echoärmerer Bezirk dar

tätsdifferenzen zwischen Leberparenchym und Gallenwegen zustande. Besteht ein Parenchymikterus, so läßt sich die Diagnose aufgrund der Ausscheidung des Radiopharmazeutikums in den Darm stellen. Im Gegensatz hierzu ist der Verschlußikterus durch fehlenden Aktivitätsübertritt ins Intestinum gekennzeichnet. In Einzelfällen sind für die Differentialdiagnose Spätaufnahmen bis 24 h p.i. erforderlich. Im Säuglingsalter kann allerdings die Differentialdiagnose neonatale Hepatitis/Gallengangsatresie erschwert sein, da aufgrund schneller renaler Exkretion nicht genügend Testaktivität von der Leberzelle aufgenommen und ggf. in das Intestinum ausgeschieden werden kann. Bei fraglichen Befunden im Säuglingsalter sollte deshalb die Leberfunktionsszintigraphie mit Bromsulfan wiederholt werden.

Zystikusverschlüsse bzw. akute Cholezystitis bewirken eine fehlende Aktivitätsanreicherung in der Gallenblase.

5.10.1.2.2 Radiopharmazeutika, Radioaktivität

Zur Leberfunktionsszintigraphie wird entweder Diäthyl-IDA (HIDA) oder Paraisopropyl-IDA (PIPIDA) verwendet. Beide Präparate stehen als Kit zur Verfügung, die Markieung erfolgt mit generatoreluiertem ^{99m}Tc-Pertechnetat.

Bei normalem Bilirubinspiegel werden in der Regel 70 MBq (2 mCi) i.v. appliziert, bei Kindern und Säuglingen etwa 15 MBq (0,5 mCi). Bei Ikterus richtet sich die Höhe der zu applizierenden Aktivität nach der Höhe des Bilirubinspiegels: Bei Bilirubin von 5 mg% 185 MBq (5 mCi), bei einem Bilirubinspiegel von 10 mg% 370 MBq (10 mCi).

Die Sequenzszintigraphie wird direkt im Anschluß an die Injektion des Testpräparats durchgeführt, wobei ggf. Spätaufnahmen nach 24 h erforderlich sind.

5.10.1.2.3 Meßtechnische Einrichtungen, Auswerteverfahren

Für die Durchführung der Sequenzszintigraphie genügt eine Szintillationskamera ohne Rechneranschluß. Ab 5 min p.i. werden bis zu 30 min Szintigramme im Abstand von jeweils 5 min aufgenommen, anschließend bis 1 h p.i. in 15 min Abständen (Abb. 45). Weitere Spätaufnahmen sind dann bis zum Nachweis von Testaktivität im Darm in Abstän-

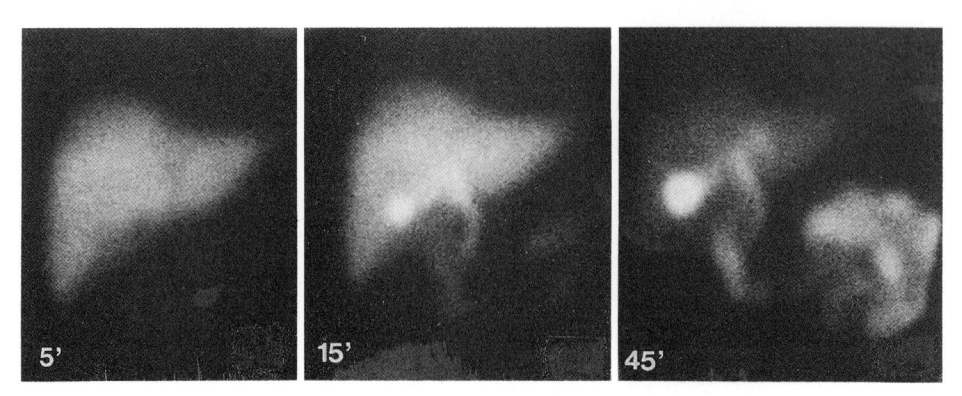

Abb. 45. Normales Leberfunktionsszintigramm mit zeitgerechter Gallenblasenfüllung und Darmausscheidung

den von 1 h erforderlich. Ist bis 3 h p.i. noch kein Aktivitätsübertritt in das Intestinum erfolgt, so muß in jedem Falle 24 h p.i. ein Spätszintigramm aufgenommen werden.

In manchen Fällen kann es sich als zweckmäßig erweisen, die hepatobiliäre Szintigraphie in der Frühphase in Form einer Funktionsszintigraphie durchzuführen. Hierbei ist der Anschluß der Gammakamera an einen Rechner erforderlich. Zur Zeit der Injektion wird eine Szintigrammsequenz gestartet, wobei als Zeitinkrement 10 s gewählt werden sollten. Die Aufnahmedauer beträgt in der Regel 30 min (180 Einzelbilder). Anschließend werden mittels ROI-Technik Funktionskurven über einem Leberparenchymareal, Gallengängen, Gallenblase und Darm erstellt. Hierdurch lassen sich der Zeitpunkt maximaler Akkumulation und die Eliminationshalbwertszeit in der Leber sowie die Füllungszeit der Gallenblase bestimmen. Parametrische Funktionsszintigramme liefern Bilder der Akkumulations- oder Eliminationskinetik.

5.10.1.2.4 Praktische Hinweise

Während der Frühphase der Untersuchung muß der Patient ca. 30 min ruhig liegen. Anschließend kann er sich zwischen den Aufnahmen frei bewegen.

Die Untersuchung kann mittels fahrbarer Gammakamera auch bei Intensivpatienten durchgeführt werden (Transplantation!).

Die Strahlenexposition für die Leber beträgt 24 µGy/MBq (0,05 mrem/mCi). Kritisches Organ ist der obere Darmtrakt mit einer Dosis von 150 µGy/MBq (0,4 mrem/mCi). Demnach kann die Leberfunktionsszintigraphie auch im pädiatrischen Bereich durchgeführt werden.

5.10.1.3 Leberperfusionsszintigraphie

Die Leberperfusionsszintigraphie erlaubt auf nichtinvasivem Wege eine Bestimmung der arterioportalen Durchblutungsrelation.

5.10.1.3.1 Pathophysiologische Grundlagen

Grundlage der Leberperfusionsszintigraphie ist eine aus der doppelten Blutversorgung (Arteria hepatica und Vena portae) resultierende biphasische Zeit-Aktivitäts-Kurve: Nach intravenöser Bolusinjektion des Testpräparats kommt es mit dem arteriellen Einstrom zu einem 1. Aktivitätsanstieg im Leberparenchym. Im Anschluß hieran erfolgt bei normaler Leberdurchblutung ein 2. portalvenöser Aktivitätseinstrom. Die Kurvenanteile lassen sich bei exakter Aufnahmetechnik abschätzen und können quantitativ ausgewertet werden. Die in der arteriellen bzw. portalvenösen Phase transportierte Radioaktivität entspricht den Blutflußanteilen.

Bei Pfortaderhochdruck kommt es zu einer verminderten portalvenösen Durchblutung und zu einer entsprechenden Veränderung des Kurvenverlaufs. Hepatische Blockformen lassen sich daher nicht unterscheiden.

Bei Lebermetastasen und malignen Hepatomen zeigt der Zeit-Aktivitäts-Verlauf im Bereich der Raumforderung einen fehlenden portalvenösen Einstrom, da lediglich arterielle Blutversorgung vorhanden ist.

5.10.1.3.2 Radiopharmazeutika, Radioaktivität

Als Testsubstanz empfiehlt sich generatoreluiertes $^{99\,m}$Tc-Pertechnetat, da nur die 1. Radionuklidpassage gemessen wird und metabolische Eigenschaften der Testsubstanz ohne Bedeutung sind.

Bei Erwachsenen werden zwischen 500 und 750 MBq (15–20 mCi) i. v. appliziert, bei Kindern zwischen 70 und 200 MBq (2–5 mCi). Bei Patienten mit eingeschränkter Leberdurchblutung muß die höhere Aktivitätsmenge vorgesehen werden, um meßstatistisch ausreichende Zählraten zu erhalten.

5.10.1.3.3 Meßtechnische Einrichtungen, Auswertetechniken

Die Leberperfusionsszintigraphie erfordert den Einsatz eines Szintillationskameracomputersystems. Die Untersuchung erfolgt in Form der Funktionsszintigraphie, wobei die Untersuchungszeit bei Zeitinkrementen von 0,5–1 s insgesamt 60 s beträgt. Die Messung wird unmittelbar nach i. v. Bolusinjektion des Testpräparats gestartet.

Nach Beendigung der Untersuchung werden mittels ROI-Technik repräsentative Areale im Bereich von Leber, Aorta und Milz ausgewählt, die zur Ermittlung der Zeit-Aktivitäts-Verläufe dienen. Bei normaler Leberdurchblutung kann gelegentlich die Bestimmung des Kurvenwendepunkts (arterieller End- und portalvenöser Fußpunkt) infolge eines schnellen intrahepatischen Transits erschwert sein. In solchen Fällen muß eine Kurvenspreizung oder der Bezug auf die Nierendurchblutungskurve erfolgen. Umgekehrt ist bei eingeschränkter portalvenöser Durchblutung aufgrund des langsamen Transits (erhöhter intrahepatischer Widerstand) der Wendepunkt zwar gut, der portalvenöse Endpunkt jedoch schlecht festzulegen. Da bei Leberparenchymerkrankungen die Durchblutung u. U. sehr inhomogen sein kann, führt die Wahl eines großen Areals evtl. dazu, daß die Kurvenpunkte undeutlich werden. In solchen Fällen müssen entsprechend kleine Areale ausgewählt und die Wendepunkte in die repräsentative Leberkurve übertragen werden.

5.10.1.3.4 Praktische Hinweise

Zur Schilddrüsenblockade müssen die Patienten 15 min vor der Untersuchung 60 Tropfen Kaliumperchlorat (Irenat) erhalten.
Die Strahlenexposition (Ganzkörper) berägt 3,7 µGy/MBq (10 mrem/mCi).

5.10.1.4 Weitere nuklearmedizinische und alternative diagnostische Verfahren:

- Anwendung tumoraffiner Substanzen (s. dort), z. B. Gallium
- Sonographie (Nachweis von Raumforderungen, Differentialdiagnose des Ikterus, Konkrementnachweis) (s. Abb. 44 b)
- Transmissionscomputertomographie (Nachweis von Raumforderungen)
- Angiographie (Differentialdiagnose von Lebertumoren)
- Endoskopisch-retrograde Cholangiographie (Differentialdiagnose des Ikterus)
- Perkutan-transhepatische Cholangiographie (Differentialdiagnose des Ikterus, Erweiterung der Gallengänge)

5.10.2 Einsatzmöglichkeiten (Tabelle 36)

5.10.2.1 Statische Leberszintigraphie

Beim Screening nach Raumforderungen in der Leber sollten Sonographie und Szintigraphie gemeinsam eingesetzt werden (s. Abb. 44), wobei die Szintigraphie insbesondere dort wertvolle Informationen zu liefern vermag, wo die Aussagekraft der Sonographie aus technischen Gründen limitiert ist.

Es handelt sich hier zum einen um Raumforderungen im Bereich der Leberkuppe, die wegen des knöchernen Thorax der Sonographie oft nur bedingt zugänglich sind. Ferner bietet sich die Leberszintigraphie bei Patienten nach operativen Eingriffen im Bauchraum (Narben!) sowie bei Polytraumatisierten an. Gerade hier ist bei intraabdominalen Blutungen und aufgrund einer Abwehrspannung die Sonographie häufig nicht optimal einsetzbar.

Darüber hinaus bietet die Szintigraphie Möglichkeiten zur Artdiagnostik von Lebertumoren, beispielsweise bei fokal-nodulärer Hyperplasie und beim Leberzelladenom (unterschiedliches Speicherverhalten für Kolloide).

5.10.2.2 Hepatobiliäre Funktionsszintigraphie

Wesentliche Bedeutung kommt der Leberfunktionsszintigraphie dann zu, wenn ein Verschlußikterus erst seit kurzem besteht und damit eine (sonographisch erfaßbare) Erweiterung des Gallengangsystems noch nicht eingetreten ist. Eine Erweiterung des Gallengangsystems tritt in der Regel erst nach 14 Tagen ein. Sonographisch ist bis zu diesem Zeitpunkt keine Differentialdiagnose möglich.

Grundsätzlich läßt die Sonographie zwar erweiterte Gallengänge erkennen, eine Aussage über den Gallenfluß ist jedoch nicht möglich. Da Patienten, bei denen früher einmal ein Verschlußikterus bestanden hat, auch noch nach Jahren und Jahrzehnten ein erweitertes Gallengangsystem haben können, ist die Aussagekraft der Sonographie eingeschränkt, wenn erneut Verdacht auf eine Gallenabflußbehinderung besteht. In solchen Fällen kann mit der hepatobiliären Funktionsszintigraphie der normale oder behinderte Gallenabfluß festgestellt werden (Abb. 46), während die Sonographie lediglich die (noch bestehende) Dilatation des biliären Systems zu erfassen vermag. So kommt der Leberfunktionsszintigraphie nach Papillotomie bzw. Anlegen einer biliodigestiven Anastomose besondere Bedeutung zu.

5.10.2.3 Leberperfusionsszintigraphie

Die Perfusionsszintigraphie stellt das einzige nichtinvasive Verfahren dar, welches eine Erfassung der arterioportalen Durchblutungsrelation erlaubt. Bei Leberzirrhose mit Pfortaderhochdruck und Ösophagusvarizen kann die Leberperfusionsszintigraphie für die Operationsplanung von wesentlicher Bedeutung sein. Dies hat seinen Grund in der differenzierten Behandlungsmöglichkeit der portalen Hypertension, wobei ein erfolgreicher operativer

Tabelle 36. Leberszintigraphie

Erkrankung	Lebermetastasen	Prim. Lebertumore	Ikterus	Gallenblasen-affektionen	Portaler Hypertonus	Leberzirrhose/-fibrose
Indikation	Nachweis von Metastasen	Differentialdiagnose von Tumoren, Operationsplanung (Ausdehnung, Lokalisation)	Differenzierung von mechanischem u. parenchymatösem Ikterus	Akute Cholezystitis	Bestimmung der arterioportalen Durchblutungsrelation	Bewertung des Kompensationsgrads, Verlaufskontrolle, Sicherung bei unklaren Fällen
Verfahren (KSz, FSz, PSz*)	KSz (einschl. ECAT), PSz	KSz (einschl. ECAT), FSz, PSz	FSz, KSz	FSz, KSz	PSz	KSz (PSz)
Bewertungs-kriterien (B) Artdiagnose (A) Differential-diagnose (DD)	B: Speicherdefekte A: nur bei bekanntem Primärtumor DD: Zyste, Abszeß	B: Defekte oder lokale Mehrspeicherung (FNH), fokale Hyperperfusion A: durch Kombination von KSz, FSz und PSz DD: solitäre Filia	B, A: erweiterte Gallengänge, fehlende oder vorhandene intestinale Aktivität	B, A: fehlende Speicherung in der Gallenblase DD: Nahrungsaufnahme	B: Abnahme des portalen Perfusionsanteils DD: nicht möglich	B: Speichermuster, Konfiguration, Milzgröße. L/M-Quotient A: nur bei zirrhosespez. Befund DD: Fibrose, Hepatitis, tox. Schaden
Ergebnisse	Nachweis von Filiae ab 8 mm bei peripherer Lage, bei zentraler Lage durch SPECT ab 12–14 mm; Nachweiswahrscheinlichkeit ca. 80%–90% (SPECT!)	Nachweisgröße: wie bei Filiae; Nachweiswahrscheinlichkeit: ca. 90%; Artdiagnose bei Hämangiom, FNH u. Adenom möglich	DD: in über 90% auch bei hohem Bilirubin, bei Bilirubin über 10 mg% immer auch KSz	DD: akute Cholezystitis/Pankreatitis in über 90%	Quantitative Best. d. arterioportalen Durchblutungsrelation (normal ca. 30/70) in über 90% d. Fälle möglich	Hohe Sensitivität, jedoch nur in 20–40% pathognomonische Befunde; gute Korrelation mit dem klinischen Kompensationsgrad
Stellung im diagnostischen Ablauf	Screening zus. mit US, in fragl. Fällen CT u. Punktion	Screening zus. mit US, dann CT, Angio, Punktion	Bei frühem Ikterus (∅ weiten Gänge): primär FSz, sonst primär US, PTC, ERCP, bei post-op. weiten Gängen: primär FSz	Primär US. in unklaren Fällen FSz, dann ERCP	Screening bei fragl. port. Hypertonus, dann Angio; Selektion zur Shunt-Op: PSz, US, Labor, Angio	Primär: Labor, dann KSz, PSz, US

KSz = Kolloidszintigramm;   FSz = Funktionsszintigramm;   PSz = Perfusionsszintigramm

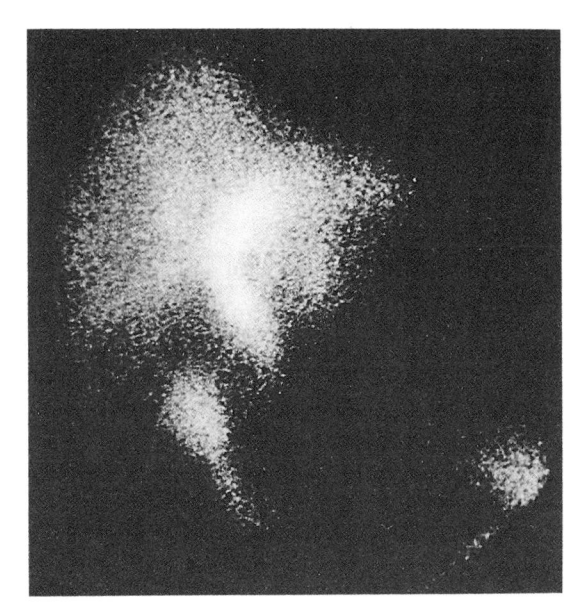

Abb. 46. Leberfunktionsszintigramm bei Papillenstenose und erweitertem D. choledochus: Aktivitätsretention im intrahepatischen Gallengangsystem und im D. choledochus

Eingriff u. a. die Kenntnis des portalvenösen Durchblutungsanteils erfordert. Nach Anlegen einer „Überlaufanastomose" erlaubt die Leberperfusionsszintigraphie eine Überprüfung der postoperativen Duchblutungsverhältnisse.
Darüber hinaus läßt sich das Verfahren auch zur Verlaufskontrolle des Pfortaderhochdrucks einsetzen.

5.10.3 Verfahren für spezielle Indikationen

5.10.3.1 Intraarterielle Zytostatikatherapie

Nach Injektion von ^{99m}Tc-markierten Mikrosphären in einen in der A. hepatica liegenden Gefäßkatheter läßt sich zum einen die Katheterposition überprüfen und zum anderen auch eine Aussage über die (arterielle) Mikrozirkulation von Lebermetastasen treffen.

5.10.3.2 Funktionsprüfung des peritoneovenösen Shunts

Nach Injektion von ^{99m}Tc-markierten Mikrosphären in den Aszites ist eine Funktionsprüfung von peritoneovenösen Shunts möglich. Hierbei ist bei durchgängigem Ventil eine Lungendarstellung zu erzielen, da die Mikropartikel über das venöse Blut in den Lungenkreislauf gelangen.

164   5 Klinik

5.10.3.3 Szintigraphie mit ^{111}In-markierten Leukozyten

Durch dieses Verfahren ist eine Erfassung von Leberabszessen möglich.

5.10.3.4 Radioimmunszintigraphie

Nach Injektion von radiojodmarkierten Antikörpern gegen tumorassoziierte Antigene kommt es aufgrund einer Antigen-Antikörper-Reaktion zu einer spezifischen Radioaktivitätsanreicherung in Tumoren und Metastasen (Abb. 47), (s. a. Kap. 5.23).

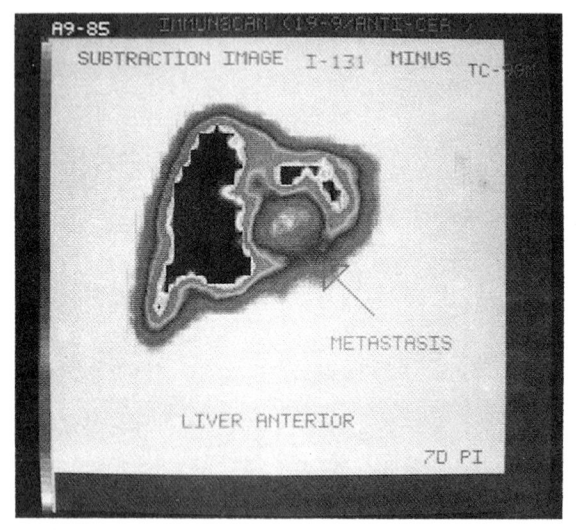

Abb. 47. Immunszintigraphie mit ^{131}J-markierten monoklonalen Antikörpern (70 MBq) (F(a b)'2-Fragmente) gegen CA 19–9 und CEA (Radioimmuncocktail): Lebermetastase eines 75jährigen Mannes bei Zustand nach Resektion eines Kolonadenokarzinoms 12 Monate vor der Untersuchung. Erhöhte Tumormarker im Serum (CA 19–9 = 81,6 U/ml, normal < 37, CEA = 36,7 ng/ml, normal < 10). Subtraktionstechnik (Doppelnuklid/Doppelcompound-Szintigramm). Befund computertomographisch und operativ gesichert (R. P. BAUM und G. HÖR, Frankfurt)

Literatur

[1] Biersack HJ (1981) Nuklearmedizinische Leberdiagnostik. Laboratoriumsblaetter 31:132
[2] Cox, PH (ed) (1981) Cholescintigraphy. Nijhoff, The Hague Boston London
[3] Hör G, Munz DL, Brandhorst I, Maul F-D, Halbsguth A (1983) Zum aktuellen Stand der szintigraphischen Diagnostik bei Lebererkrankungen. Z Gastroenterol 71:614
[4] Wolf F, Krönert E (1978) Leber und Gallenwege. In: Diethelm L, Olson O, Strnad F, Vieten H, Zuppinger A (Hrsg) Handbuch der medizinischen Radiologie, Bd 2. Springer, Berlin Heidelberg New York, S 765

5.11 Magen

B. Leisner

5.11.1 Verfahren

5.11.1.1 Entleerungsmessung

Die Funktionsszintigraphie stellt die einzige Möglichkeit dar, die Entleerung physiologischer Nahrung nichtinvasiv zu quantifizieren.

Physiologische Testmahlzeiten unterschiedlicher Konsistenz werden vom Reservoir der Magenkorpus-Fundus-Region durch peristaltische Wellen portionsweise über das Antrum in das Duodenum befördert. Die Geschwindigkeit dieses Vorgangs wird beeinflußt durch die motorische Leistungsfähigkeit des Magens, aber auch durch organische Veränderungen des Magenausgangs (Stenosen, postoperativ durch resezierende Verfahren).

5.11.1.1.1 Radiopharmazeutika

Nicht resorbierbare ^{99m}Tc- oder ^{111}In-Komplexe (Schwefelkolloid, DTPA) in flüssiger (z. B. Haferschleim) oder fester (z. B. Rührei, Leber) Mahlzeit (Abb. 48a).
● Es werden 20–40 MBq verabreicht

5.11.1.1.2 Meßtechnische Einrichtungen, Auswertetechniken

Besser als Untersuchungsverfahren mit Sonden ist der Einsatz einer Gammakamera. Neben der Anfertigung von Sequenzszintigrammen werden mit ROI-Technik (s. dort) Zeit-Aktivitäts-Kurven von Fundus und Gesamtmagen erstellt. Als Parameter haben sich die 50%-Entleerungszeit und die Retention (in % der maximalen Magenaktivität) am Ende der Untersuchung bewährt (Abb. 48b).

5.11.1.1.3 Praktische Hinweise

● Die Dauer der Untersuchung richtet sich nach der Nahrungskonsistenz (ca. 30 min für flüssige, ca. 60 min für feste Nahrung)
● Andere nuklearmedizinische Untersuchungen des Abdomens (Skelett, Leber) sollten erst nach 48 h erfolgen
● Die Strahlenexposition für das Abdomen beträgt maximal 0,6 mGy (60 mrad)

5.11.1.2 Refluxmessung

Die Refluxszintigraphie ist ein hochsensitives Verfahren zum Nachweis eines pathologischen gastroösophagealen Refluxes.

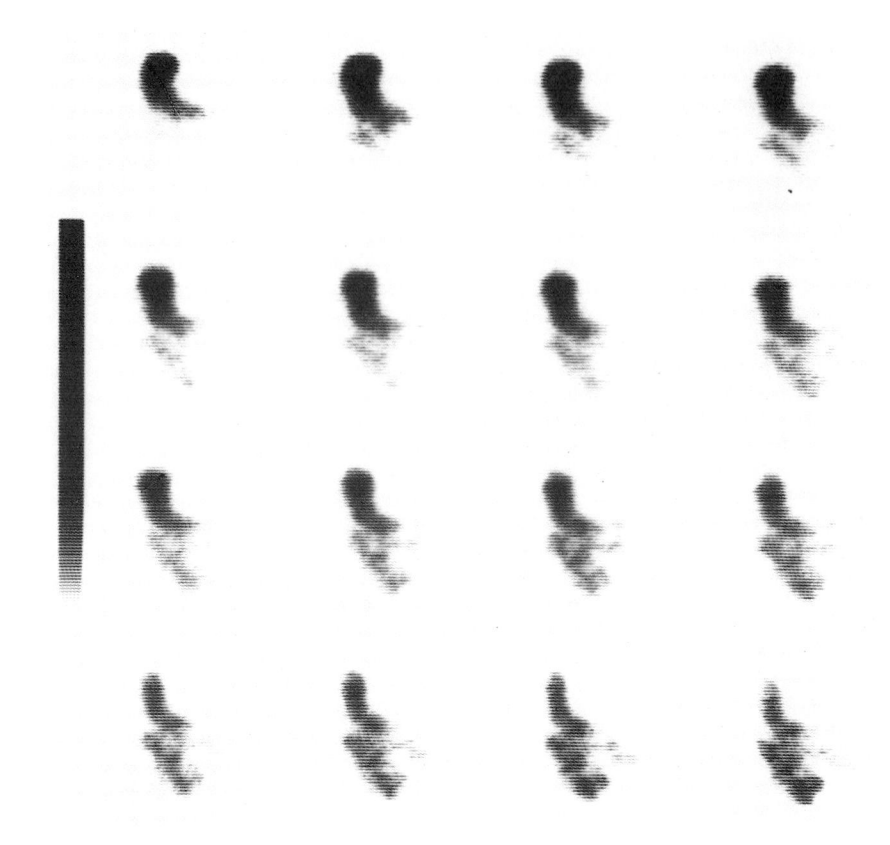

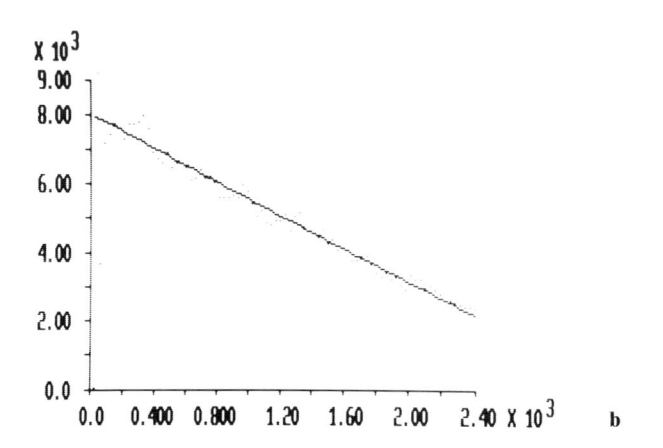

Abb. 48 a, b. a Normale Magenentleerung (Sequenzszintigraphie in posteriorer Sicht). 1. Bild: Ende der Testmahlzeit; 16. Bild: Nach 40 min befinden sich noch 25% der initialen Füllung im Magen **b** Zeit-Aktivitäts-Kurve aus einer ROI, die den gesamten Magen umschließt. Typisches lineares Entleerungsmuster

Unter dosierter Steigerung des abdominellen Drucks tritt ein Zurückfließen von radioaktiv markiertem Mageninhalt in die Speiseröhre nur bei Inkompetenz des unteren Ösophagussphinkters auf. Sie ist eine wesentliche Voraussetzung für die Entstehung einer Refluxösophagitis (Abb. 49).

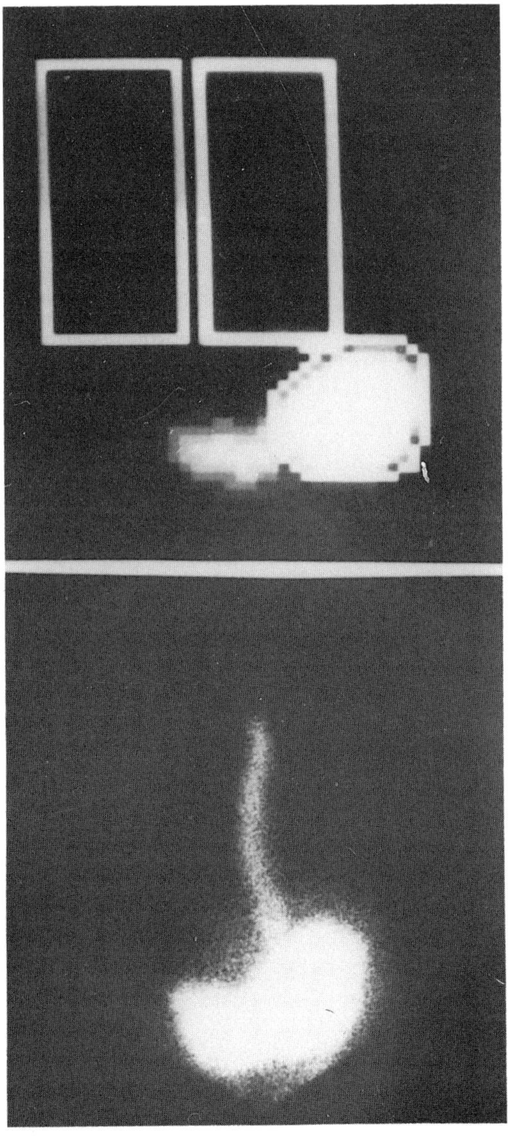

Abb. 49. oben Typische ROI bei der Prüfung auf pathol. gastroösophagealen Reflux (Ösophagus, Untergrund, Magen); **unten** Ausgeprägter Reflux (Refluxindex 25%)

5.11.1.2.1 Radiopharmazeutika

Es werden $^{99\,m}$Tc-Schwefelkolloid oder $^{99\,m}$Tc-DTPA verwendet.
- Verabreichung von 20–30 MBq in 150 ml Wasser, anschließend 150 ml Wasser zum Leerspülen des Ösophagus.

5.11.1.2.2 Meßtechnik und Auswertung

Es werden Sequenzszintigramme von je 30–60 s Dauer unter Steigerung des abdominellen Drucks (s. u.) aufgenommen. Bei simultaner Überspielung der Aufnahme auf einen Kleinrechner kann mittels ROI-Technik die Aktivität in der Ösophagusregion auf die Magenaktivität bezogen und als Refluxindex (%) angegeben werden. Ab 5% ist der Reflux szintigraphisch darstellbar (Abb. 50).

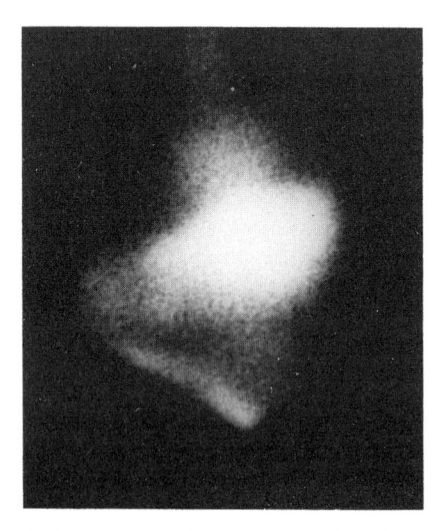

Abb. 50. Refluxszintigramm bei Hiatushernie (Reflux-Index 12%)

5.11.1.2.3 Praktische Hinweise

- Zur reproduzierbaren Erhöhung des intraabdominellen Drucks (maximal 100 mbar) wird eine aufblasbare breite Manschette angelegt.
- Die Strahlenexposition ist die gleiche wie bei der Magenentleerungsmessung (60 mrd (0,6 mGy)).

5.11.2 Einsatzmöglichkeiten (s. Tabelle 38)

Tabelle 37. Magenentleerungsmessung

Erkrankung	Ulcus duodeni (U. d.) Ulcus ventriculi (U. v.)	Nach Operationen des Magens	Gastroparese
Indikation	Präop. Differenzierung von beschleunigter oder verzögerter Entleerung, org. Pylorusstenose	Postprandiale Beschwerden nach resezierenden Verfahren und selektiver Vagotomie	Objektivierung, Prüfung der Wirksamkeit von Motilitätsreglern
Verfahren	Funktionsszintigraphie mit ROI-Technik	dto.	dto.
Bewertungskriterien (B)	Verlängerung bzw. Verkürzung der 50%-Entleerungszeit, Verlust der Reservoirfunktion des Fundus, Spätretention	dto.	z. T. extreme Verlängerung der 50%-Entleerungszeit
Diff. Diagn. (DD)	diabet. Gastropathie Sklerodermie (selten), psychogene Entleerungs-Störung	**Verzögerung:** Denervierung des Antrums, narbige Stenose von Anastomosen **Beschleunigung:** Dumping-Syndrom	frühpostoperative Entleerungsverzögerung (reversibel) U. ventriculi org. Pylorusstenose Duodenalstenose
Ergebnisse	Bei floridem Ulkus häufig Entleerungsbeschleunigung, bei chron. U. d. und U. v. Entleerungs-Verzögerung	Bei Beschwerden postop. häufig Entleerungsverzögerung, bei gutem subjektiven Ergebnis meist rasche Entleerung	z. T. deutliche Diskrepanz zum RÖ-Befund Ansprechen auf Metoclopramid oder Domperidon rechtfertigt Therapieversuche
Stellung im diagnost. Ablauf	Nach RÖ und Endoskopie zur Wahl eines form- und funktionsgerechten Op-Verfahrens	Zusatzuntersuchung nach RÖ Im Verlauf: statt RÖ	Statt RÖ im Verlauf unter Therapie

Tabelle 38. Ösophagusfunktionszintigraphie

Erkrankung	Pathol. gastroösoph. Reflux Refluxkrankheiten (mit u. ohne Ösophagitis) (Hiatushernie)	Atypische Angina pectoris	Postoperativ (Antireflux-, Ulkuschirurgie)	Kollagenosen
Indikation	Direkter Refluxnachweis unter Belastung des unteren Ösophagussphinkters	Abgrenzung ösophagealer u. kardialer Symptomatik durch direkt. Refluxnachweis	Dokumentation des Op.-Ergebnisses, Differenzierung persistierender Beschwerden	Feststellung von Ausdehnung des Organbefalls
Verfahren	Serienszintigraphie mit quant. Auswertung (ROI)	dto.	dto.	dto.
Bewertungskriterien (B)	Szintigraphischer Nachweis v. radioaktiv. Mageninhalt im Ösophagus, quant. mehr als 5% der Magenaktivität bei max. gastroösoph. Druckgradienten	dto.	dto.	dto.
Diff.-Diagn. (DD)	Entleerungsstörung des Ösophagus bei – Achalasie – pept. Ös.-stenose, Verätzung – Megaösophagus – (Kollagenosen)	dto.	Entleerungsstör. d. Ösophagus durch postop. Stenose oder pept. Stenose	Entleerungsstörung d. Ösophagus durch Grunderkrankung (z. B. Sklerodermie, L. E. D.) oder pept. Stenose
Ergebnisse	Falsch negativ bei pept. Stenosen Im Verlauf Zu- oder Abnahme des Refluxindex als Maß d. Florididät	Häufig zusätzliche Passagestörung des Ösophagus	Bei positivem Befund häufig auch Passagestörung d. tubul. Ösophagus	Positiver Befund ist meist Zeichen hoher Kankheitsaktivität. Fast immer gleichzeitig ausgeprägte Passagestör. i. tubul. Ösophagus
Stellung im diagn. Ablauf	Nach RÖ und Endoskopie (TU-Ausschluß)	Nach negativem oder fraglichem Belastungs-EKG u. neg. Tl-201-Szintigraphie d. Myokards	Nach RÖ (zur morphologischen Dokumentation des Op.-Ergebnisses)	Im Verlauf statt RÖ

5.12 Milz und Lymphknoten
D. L. Munz

5.12.1 Verfahren

5.12.1.1 Milzszintigraphie

Die Milzszintigraphie ist ein nichtinvasives Verfahren zur Beurteilung von Größe, Form, Lage und Funktion der Milz bzw. von Nebenmilzen, Splenosis oder replantiertem Milzgewebe.

5.12.1.1.1 Pathophysiologische Grundlagen, Determinanten

Der positive Kontrast (Anreicherung) im Milzszintigramm beruht auf der Phagozytose von Partikeln in den mononuklear-phagozytären Gewebsanteilen der Milz oder auf der Sequestration von geschädigten Erythrozyten in der roten Milzpulpa. Im ersteren Fall wird im Rahmen einer einzigen Untersuchung neben der Milz noch die Leber und ggf. das Knochenmark erfaßt, im letzteren wird funktionstüchtiges Milzgewebe selektiv abgebildet.

5.12.1.1.2 Radiopharmazeutika, Radioaktivität

Zur Milzszintigraphie werden ^{99m}Tc-S-Kolloid oder ^{99m}Tc-Humanserumalbumin-Millimikrosphären verwendet.

- Pro Patient injiziert man zwischen 37 und 111 MBq (1 und 3 mCi) i. v. Bei Kindern erfolgt die Berechnung nach dem Körpergewicht: etwa 0,925 MBq (25 µCi)/kg KG
- Die Szintigraphie wird 10−20 min nach der i. v. Applikation durchgeführt

Es können auch (serologisch, chemisch oder) thermisch geschädigte ^{99m}Tc-markierte autologe Erythrozyten zur (selektiven) Milzszintigraphie verwendet werden (Abb. 50a).

5.12.1.1.3 Meßtechnische Einrichtungen, Auswertetechniken

Die Milzszintigraphie erfolgt als Teilkörperszintigraphie in ventraler, linksseitlicher und dorsaler Sicht, sowie nach Bedarf in schrägen Sichten unter Verwendung einer (hochauflösenden) Gammakamera.

Zur quantitativen Szintigraphie (Q als Maß der Mehr- oder Minderspeicherung, Ermittlung des Milzflächenindex, des Gewichts bzw. Volumens sowie der Sequestrationskapazität der Milz) ist eine simultane Überspielung der Information auf einen Kleinrechner notwendig (s. dort).

Zur Größenbestimmung der Milz wird meistens die linksseitliche und/oder die dorsale Sicht bevorzugt (Normierung auf Körperoberfläche).

5.12.1.1.4 Praktische Hinweise

Die Untersuchung dauert etwa 20 min. Die Strahlenexposition für die Milz beträgt bei Verwendung von ^{99m}Tc-S-Kolloid 0,05 µGy/MBq (0,2 mrad/µCi) und bei ^{99m}Tc-Humanserumalbumin-Millimikrosphären 0,018 µGy/MBq (0,068 mrad/µCi).

5.12.1.2 Weitere nuklearmedizinische und alternative diagnostische Verfahren bei Erkrankungen der Milz

- Szintigraphische Lokalisation des Erythrozytenabbaus
- Szintigraphische Lokalisation der Thrombozytensequestration
- Szintigraphische Lokalisation extramedullärer Hämopoese
- Sonographie (Milzgröße und -morphe)
- Röntgennativdiagnostik (RÖ)
- Transmissionscomputertomographie (T-CT) (Milzgröße und -morphe)
- Angiographie (Angio) (Milzvenenthrombose)
- Peritoneallavage
- Laparoskopie, (Probe-)Laparotomie

5.12.1.3 Einsatzmöglichkeiten (Tabelle 39)

Weitere Einsatzmöglichkeiten sind gegeben bei der Differentialdiagnose von Tumoren im linken Oberbauch, der Feststellung einer Milzvergrößerung mit gesteigerter Aktivitätsanreicherung bei Hepatopathien (vor allem bei Leberzirrhose) sowie in der Diagnostik von substantieller (Zustand nach Splenektomie, Milzagenesie) und funktioneller Asplenie (z. B. bei arteriellen Durchblutungsstörungen, Milzvenenthrombose, metaplastischer Umwandlung der Milz).

Tabelle 39. Indikationen und Wertigkeit bildgebender Untersuchungsmethoden bei Erkrankungen der Milz

	Szintigraphie	Ultrasonographie	Computertomographie (T-CT)	Angiographie
Milzgröße	++	+	−	−
Nebenmilz(en), Splenosis, Milzreplantat, Dystopie	++	(+)	In Kombination mit Szintigraphie	−
Infarkt	++	−	++	+
Zyste, Echinokokkus	−	++	+	−
Tumor, Metastasen	+	(+)	+	+
Abszeß	−	++	+	+
Trauma (Ruptur, Hämatom)	(+)	+	(+)	−
Peritoneallavage pos.	−	−	−	−
Peritoneallavage schwach pos. od. neg.	+	+	(+)	(+)
Gefäßerkrankungen	−	−	−	+

5.12.1.4 Lymphoszintigraphie

Die indirekte (interstitielle) Lymphoszintigraphie ist ein nichtinvasives Verfahren zur Erfassung der Lymphodynamik sowie zur Lokalisation und Beurteilung von Lymphknoten(gruppen).

5.12.1.4.1 Pathophysiologische Grundlagen, Determinanten

Im Unterschied zur invasiven direkten Röntgenlymphographie nach Freilegen und Kanülieren eines Lymphgefäßes werden bei der nicht-invasiven indirekten Lymphoszintigraphie nach interstitieller Injektion eines lymphotropen Radiopharmazeutikums nicht einzelne Lymphgefäße, sondern die Hauptrichtung des aktiven Lymphtransports dargestellt. Während sich nicht-antigene, lösliche molekulare Substanzen wie Serumalbumin oder Dextran (Molekulargewicht muß größer als 20000 Daltons sein) durch eine rasche Passage des peripheren afferenten Lymphgefäßsystems und der Lymphknoten auszeichnen und damit vornehmlich beim Studium der Lymphodynamik Verwendung finden, werden Kolloide oder Partikel von Phagozyten (Makrophagen, eosinophile Granulozyten) im Sinussystem (vor allem Marksinus) der drainierenden Lymphknoten abgefangen (Phagozytose, Pinozytose, Mikropinozytose, „attachment"), womit die entsprechenden Lymphknoten(gruppen) – im Lymphadenoszintigramm – zur Abbildung gelangen. Generell gilt: je größer das Molekül oder Kolloid bzw. Partikel, desto langsamer bzw. geringer der Abtransport von der interstitiellen Injektionsstelle, aber desto höher die Anreicherung („uptake") in den drainierenden Lymphknoten.

5.12.1.4.2 Radiopharmazeutika, Radioaktivität

Zur Lymphoszintigraphie werden heute bevorzugt ^{99m}Tc-Antimon-Kolloid, ^{99m}Tc-Humanserumalbumin-Nanokolloid bzw. ^{99m}Tc-Humanserumalbumin und ^{99m}Tc-Dextran verwendet.

- Pro Patient werden zwischen 55,5 und 111 MBq (185 MBq) (1,5 und 3 (5) mCi) interstitiell (z. B. intrakutan, subkutan, intramukös, submukös, intraparenchymal) verabreicht.
- Die Lymphangioszintigraphie wird in Form einer Sequenzszintigraphie während der ersten Stunde p.i. durchgeführt.
- Die Lymphadenoszintigraphie erfolgt 2–6 h p.i. In diesem Zeitraum ist der Kontrast zwischen den dargestellten Lymphknoten und dem umgebenden Gewebe ausreichend hoch. Weiteres Zuwarten verbessert die Aussage nicht mehr.

5.12.1.4.3 Meßtechnische Einrichtungen, Auswertetechniken

Die Lymphoszintigraphie erfolgt entweder als Ganzkörperszintigraphie und/oder – besser – als Teilkörperszintigraphie mit Hilfe einer hochauflösenden Gammakamera. Wenn am Szintigramm quantifiziert (Q als Maß der Mehr- oder Minderspeicherung) oder Zeit-Aktivitäts-Kurven zur Gewinnung von Parametern der Lymphodynamik erstellt werden sollen, dann ist eine simultane Überspielung der Aufnahmen auf einen Kleinrechner notwendig (s. dort). Als Bezugspunkt für durch ROI (s. dort) eingegrenzte Befunde ist die kontralaterale Seite am besten geeignet.

5.12.1.4.4 Praktische Hinweise

Gelegentlich wird ein 5–15 s anhaltendes Brennen am interstitiellen Injektionsort beklagt. Bei Verwendung von ^{99m}Tc-Antimon-Kolloid beträgt die Strahlenexposition für den Injektionsort 10,8 µGy/MBq–81 µGy/MBq (40–300 mrad/µCi), für die erste drainierende Lymphknotenstation 1,08 µGy/MBq ≦ 4 mrad/µCi), für die Gonaden 0,189 µGy/MBq–18,9 µGy/MBq (0,0007–0,070 mrad/µCi), für die Leber 1,35–3,24 µGy/MBq (0,005–0,012 mrad/µCi) und für den Ganzkörper 0,189–5,14 µGy/MBq (0,0007–0,019 mrad/µCi).

5.12.1.5 Weitere nuklearmedizinische und alternative diagnostische Verfahren bei Erkrankungen des Lymphsystems

– Szintigraphie mit tumoraffinen Substanzen (z. B. ^{67}Ga)
– Röntgenkontrast-Lymphographie (direkt, indirekt)
– Ultrasonographie
– Transmissions-Computertomographie (T-CT) (vor allem von iliakal aufwärts)
– Farbstoff-Lymphographie
– Lymphknotenpunktion, -biopsie

5.12.1.6 Einsatzmöglichkeiten

Das Spektrum der Indikationen zur Lymphoszintigraphie hat sich in jüngster Zeit beträchtlich gewandelt. Die konventionelle statische Radiokolloidlymphoszintigraphie ist in der klinischen Diagnostik stark in den Hintergrund getreten. Dies ist zum einen auf die schlechte Detailerkennbarkeit und die Unmöglichkeit, die (Binnen-)Struktur der Lymphknoten zu beurteilen, zum anderen auf die bekanntermaßen erhebliche interindividuelle Variationsbreite in Zahl, Lage und Größe schon der normalen Lymphknoten und die damit verbundene Unsicherheit bei der Befundung pathologischer Lymphoszintigramme zurückzuführen.

Bei der Identifizierung der regionären Lymphknotengruppe(n) eines Primärtumors nach peritumoral-interstitieller Injektion des Radiopharmazeutikums ist die Lymphoszintigraphie eine in der Klinik bisher konkurrenzlose Methode. Dieses Verfahren ist in erster Linie indiziert beim malignen Melanom der Haut sowie bei malignen Tumoren der Schleimhaut im Mund-Rachen-Raum (potentiell auch bei anderen Schleimhauttumoren nach peritumoraler Injektion unter endoskopischer Kontrolle).

Eine weitere wichtige Indikation zur Lymphoszintigraphie ist gegeben bei Verdacht auf Lymphödem oder Lymphabflußstörungen (besonders dann, wenn die Röntgenkontrastlymphographie kontraindiziert ist) und nach Lymphgefäßtransplantationen.

Die konventionelle Lymphoszintigraphie wird heute nur noch mehr oder weniger fakultativ eingesetzt, und zwar

- die parasternale Szintigraphie bei Karzinomen der Mamma und des Bronchialsystems sowie zur Bestrahlungsplanung beim Mammakarzinom
- die axillär-infraklavikuläre Szintigraphie bei Melanomen an Rumpf und oberer Extremität sowie beim Mammakarzinom
- die iliopelvine und retroperitoneale Szintigraphie bei Karzinomen, Sarkomen und Melanomen der unteren Extremitäten, der weiblichen und männlichen Genitalien, der Nieren und ableitenden Harnwege, des Magendarmtraktes, des Pankreas und der Leber sowie bei Systemerkrankungen.

Literatur

[1] Anger K, Gelinsky P, Lagemann K (1976) Röntgenologische und szintigraphische Milzgrößenbestimmung. Radiologe 16: 135–139
[2] Ehrlich CP, Papanicolaou N, Treves S, Hurwitz RA, Richards P (1982) Splenic scintigraphy using Tc-99m-labeled heat-denatured red blood cells in pedriatic patients. J Nucl Med 23: 209–213
[3] Munz DL, Altmeyer P, Holzmann H, Encke A, Hör G (1982) Der Stellenwert der Lymphoszintigraphie in der Behandlung maligner Melanome der Haut. Dtsch Med Wochenschr 107: 86–91

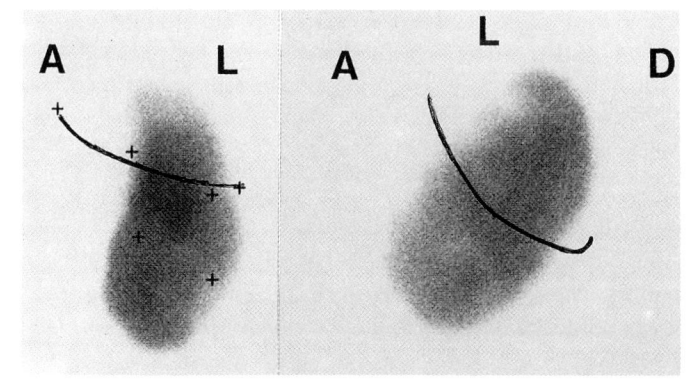

Abb. 50a. 73jährige Patientin mit Osteomyelosklerose und Splenomegalie. Selektives Milzszintigramm mit in-vivo/in-vitro (+ Pyrophosphat) ^{99m}Tc markierten, hitzegeschädigten Erythrozyten in anteriorer (links) und links-seitlicher (rechts) Ableitung. Durchgezogene Linien: Rippenbogen

5.13 Pankreas

F. D. Maul

5.13.1 Verfahren

5.13.1.1 Pankreasszintigraphie

Da ein normales Pankreasszintigramm mit großer Wahrscheinlichkeit eine Pankreaserkrankung ausschließt, wurde die Pankreasszintigraphie bei differentialdiagnostischen Problemfällen empfohlen, die mit anderen Lokalisationsmethoden nicht abgeklärt werden konnten. Sonographie und Computertomographie haben derzeit die Pankreasszintigraphie nahezu gänzlich ersetzt. Die metabolische Funktionsszintigraphie mit ^{11}C-Aminosäuren ist an hierzulande kaum verfügbare Positronenkameras gekoppelt. Spärliche Erfahrungen liegen mit der Immunszintigraphie sowie mit ^{201}Tl vor.

5.13.1.1.1 Pathophysiologische Grundlagen, Determinanten

Wegen des aktiven Aminosäuremetabolismus des Pankreas reichert sich radioaktiv markiertes Methionin nach i. v. Applikation rasch in Pankreas und Leber an. Dadurch werden Pankreasgewebe mit normaler Funktion szintigraphisch abbildbar und Läsionen des Pankreas im Negativkontrast dargestellt. Ein praktisches Problem ergibt sich aus der teilweisen Leberüberlagerung. Durch Fasten und i. v. Applikation von Pankreozymin soll die Methioninaufnahme in das Pankreas gesteigert werden.

5.13.1.1.2 Radiopharmazeutika, Radioaktivität

Es wird ^{75}Se-Methionin benutzt (^{11}C-Methionin bei Positronenszintigraphie). Aktivität: 0,111 MBq (3 µCi/kg) i. v. Die Aktivität soll insgesamt 9,25–11,1 MBq (250–300 µCi) ^{75}Se-Methionin **nicht** übersteigen!

Bei der Doppelnuklidszintigraphie (s. unten) muß zur Darstellung der Leber zusätzlich ein leberaffines Kolloid (z. B. ^{99m}Tc-Schwefelkolloid, früher ^{198}Au-Kolloid) injiziert werden.

5.13.1.1.3 Meßtechnische Einrichtungen, Auswertetechniken

Die Pankreasszintigraphie kann analogszintigraphisch nach ^{75}Se-Methioninapplikation oder besser mit Computerunterstützung und Doppelnuklidsubstraktionstechnik durchgeführt werden. Untersuchungszeit: etwa 40 min. Korrekte Lagerung: Der Patient liegt auf dem Rücken mit leicht angehobener linker Flanke. Gammakameraeinstellung: Ventrale, eventuell leicht kranial gerichtete Sicht.

5.13.1.1.4 Praktische Hinweise

Die Strahlenexposition ist höher als im Rahmen der üblichen diagnostischen Nuklearmedizin. Für 9,25 MBq (250 µCi) ^{75}Se-Methionin: Ganzkörper 2 rd, Pankreas 3 rd, Leber 6,3 rd, Hoden 2,8 rd, Ovarien 1,3 rd. Daraus leitet sich eine besonders strenge Indikation ab.
  Weitere Belastungen:

- i. v. Applikation von Pankreozymin (100 I. E.) an Stelle einer proteinhaltigen Testmahlzeit unmittelbar vor der Untersuchung (nicht obligat)
- 12stündiges Fasten
- Aufnahmezeiten bis zu 40 min.

5.13.1.2 Aktivitätsmessung im Duodenalsekret (Radioselen-Methionin-Test)

Nach i. v. Applikation von ^{75}Se-Methionin Messen der Radioaktivität im Duodenalsekret. Dabei wird etwa nach 140 min der Aktivitätspeak erreicht. Die Höhe des Peaks ist ein Maß für die exokrine Pankreasfunktion.

5.13.2 Einsatzmöglichkeiten (Tabelle 40)

Die Pankreasszintigraphie ist nur indiziert, wenn Ultraschall und CT nicht in der Lage sind, eine Pankreaserkrankung auszuschließen. Die Indikation ist heute somit extrem selten gegeben.
  Ein normales Pankreasszintigramm schließt eine Pankreaserkrankung mit großer Wahrscheinlichkeit aus.

Tabelle 40. Pankreas

Erkrankungen	Pankreas-Ca. Chron./akute Pankreatitis Andere Pankreaserkrankungen
Indikation	Nur, wenn mit Sonographie, konventioneller Radiologie und CT keine sichere Diagnostik möglich Kontraindikation: Schwangerschaft, jugendliches Alter
Verfahren	**Doppelnuklidtechnik** (^{75}Se-Methionin + ^{99m}Tc-Kolloid) erbringt bessere Ergebnisse
Ergebnisse	Artdiagnose nicht möglich – Pathologisches Szintigramm: Niedrige Spezifität Aber: Normales Pankreasszintigramm schließt eine Pankreaserkrankung (z. B. Pankreas-Ca.) mit hoher Wahrscheinlichkeit aus, nicht dagegen ein Frühstadium
Stellung im diagnostischen Ablauf	In Ausnahmefällen und als letzte diagnostische Maßnahme, wenn die übrigen konventionellen abbildenden Methoden nicht eindeutig sind

Als Screening-Test in der Vorfelddiagnostik des Pankreaskarzinoms und wenn keine Symptome vorliegen, ist das Verfahren ungeeignet.

Literatur

[1] Hundeshagen H (1978) Pankreas. In: Hundeshagen H (Hrsg) Nuklearmedizin, Teil 2. Diagnostik, Therapie und klinische Forschung. Springer, Berlin Heidelberg New York, S 853 (Handbuch der medizinischen Radiologie, Bd 15/2)

5.14 Nephrourologie

E. Moser

5.14.1 Verfahren

5.14.1.1 Funktionsszintigraphie (FSz) mit Radiojodhippuran

Die Funktionsszintigraphie der Nieren erlaubt eine nichtinvasive Bestimmung der totalen und seitengetrennten Nierenfunktion bei geringer Strahlenexposition. Haupteinsatzgebiet sind unilaterale Nierenerkrankungen. Zur Beantwortung morphologischer Fragen besitzt das Verfahren eine zweitrangige Bedeutung.

5.14.1.1.1 Pathophysiologische Grundlagen, Determinanten

Unter normalen Bedingungen erhalten beide Nieren ca. 25% (1 200–1 800 ml/min) des Herzzeitvolumens. Je nach Höhe des Hämatokrits beträgt der renale Plasmafluß (RPF) 600–900 ml/min.

Als klassische Substanz zur Messung des RPF gilt die Paraaminohippursäure (PAH). Wegen der hohen renalen Extraktion entspricht unter physiologischen Bedingungen die PAH-Clearance dem RPF. Definitionsgemäß ist die Clearance dasjenige Verteilungsvolumen, das pro Zeiteinheit von einer bestimmten Substanz (z. B. PAH) befreit wird.

PAH ließ sich nicht mit gammastrahlenden Radionukliden markieren. Statt dessen gelang die Radiojodmarkierung einer verwandten Substanz, der Orthohippursäure. Diese Substanz wird zu ca. 80% tubulär sezerniert und zu ca. 20% glomerulär filtriert.

Die nuklearmedizinische Clearancemessung kann sowohl unter **Gleichgewichtsbedingungen (steady state)** als auch nach **einmaliger Injektion des Radiopharmazeutikums (single shot)** erfolgen.

Unter Gleichgewichtsbedingungen sind die pro Zeiteinheit infundierten und ausgeschiedenen Radioaktivitätsmengen gleich. Deshalb entspricht der Quotient aus zufließender Aktivität und Plasmaaktivität der Clearance dieser Substanz. Wegen methodischer Schwierigkeiten konnte jedoch dieses Verfahren keine größere Verbreitung finden.

Statt dessen wird üblicherweise die Clearancemessung nach **einmaliger Injektion** von Radiojodhippuran durchgeführt. Gemessen werden der Verlauf der Ganzkörperretentionskurve und die Radioaktivitätskonzentration im Serum. Urinsammlung oder Blasenkatheterisierung sind nicht erforderlich.

Legt man als Näherung für die Verteilung der Clearancesubstanz ein Zweikompartimentmodell zugrunde, bestehend aus Plasma und übrigem Verteilungsraum, so ist unmittelbar nach Injektion die Radioaktivitätskonzentration im Plasma wesentlich größer als im übrigen Verteilungsraum. Tierexperimentell konnte gezeigt werden, daß 10 min nach Injektion arterielle und venöse Plasmakonzentrationen gleich sind. Durch 2 venöse Blutabnahmen im Zeitraum von 15–25 min p. i. läßt sich die Ganzkörperclearance mit einer Genauigkeit von ± 5% bestimmen.

Üblicherweise werden Clearancewerte auf eine Körperoberfläche von 1,73 m² normiert.

Statt zur Clearancebestimmung Steigung und Verlauf der Ganzkörperretentionskurve zu verwenden, hat es sich aus Praktikabilitätsgründen durchgesetzt, diese Bestimmung anhand des **E/D-Werts** durchzuführen. Hier handelt es sich um den Quotienten der Kurvenamplitude, 24 und 12 min nach Injektion. Die Werte für die Steigungen sind in Abhängigkeit von E/D für die verschiedenen Blutentnahmezeiten in Tabellen erfaßt. Diese Vereinfachung gestattet eine schnelle, problemlose Auswertung.

Die Bestimmung der **Partialfunktion** setzt die Kenntnis der Nephrogrammkurven voraus. Hier handelt es sich um den Zeit-Aktivitätsverlauf des Radiopharmazeutikums in den Nieren. Im normalen Nephrogramm lassen sich 3 Phasen unterscheiden (Abb. 51): Ein steiler initialer Anstieg, der durch das rasche Anfluten der Radioaktivität in die Niere bedingt ist und ca. 30 s dauert (Phase I = Anflutungsphase). Darauf folgt ein weiterer, weniger steiler Anstieg bis zu einem Maximum (Phase II = Sekretionsphase). Die Exkretionsphase (Phase III) ist charakterisiert durch einen stetigen Abfall. Zu diesem Zeitpunkt ist die Ausscheidung größer als die Anreicherung.

In Analogie zu den 3 Phasen des Nephrogramms können die zu einer Clearanceeinschränkung führenden Ursachen prä-, intra- oder postrenal bedingt sein. Eine Unterscheidung ist nur in Einzelfällen möglich.

Eindeutig pathologische Nephrogrammkurvenverläufe finden sich beim (s. Abb. 51):

a) Akkumulationstyp (Stauungstyp): Hier liegt ein Mißverhältnis zwischen Sekretion und Exkretion vor.

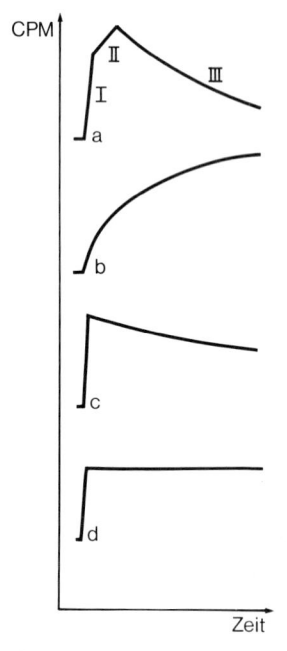

Abb. 51. Typische Nephrogrammkurven; **a** normal mit I = Anflutungsphase, II = Sekretionsphase und III = Exkretionsphase; **b** Akkumulationstyp, **c** Nephrektomietyp, **d** Horizontal (Isosthenurie)-typ

b) Horizontal-(Isosthenurie-)typ: Sekretion und Exkretion halten sich aufgrund schwerer Funktionseinschränkungen das Gleichgewicht.
c) Nephrektomietyp: Fehlender Nachweis vom funktionstüchtigen Nierenparanchym. Die Kurve entspricht im wesentlichen der Ganzkörperretention.

Als Grundlage zur Berechnung der Partialfunktion dient die Sekretionsphase (Phase II) im Zeitintervall von 36–120 s p. i. Nach experimentellen Untersuchungen hat 2 min p. i. noch kein Hippuran das Nierenbecken erreicht. Dadurch ist ausgeschlossen, daß es bei Harnstauung zu einer „Anhebung" der Phase II kommt und somit die Partialfunktion überschätzt wird.

Zur Bestimmung der relativen Seitenleistung können nun die Steigungen (Gradienten-methode) beider Nephrogrammkurven in o. g. Zeitintervall oder die Flächen (Flächen-methode) unter dem entsprechenden Teil der Nephrogrammkurven verglichen werden. Die relative Funktion errechnet sich dann aus dem Verhältnis einer Fläche (Steigung) zu der Summe beider Flächen (Steigungen).

Durch Multiplikation der relativen Seitenleistung mit der Gesamtclearance ergibt sich die Absolutfunktion jeder der beiden Nieren in ml/min.

5.14.1.1.2 Radiopharmazeutika, Radioaktivität

Zur FSz wird in der Regel Radiojodhippuran eingesetzt. Als Radionuklid findet mancher-orts noch ^{131}Jod Verwendung. Applizierte Radioaktivität: 8–11 MBq (0,2–0,3 mCi). Zunehmend, besonders bei pädiatrischen Untersuchungen setzt sich ^{123}J-Hippuran durch. Applizierte Radioaktivität: 100 MBq (3 mCi), bei Kindern: 1 MBq/kg Körpergewicht (0,03 mCi/kg Körpergewicht).

5.14.1.1.3 Meßtechnische Einrichtungen, Untersuchungsprotokoll, Auswerteverfahren

Apparative Voraussetzung: Gammakamera mit Auswerterechner.
Die Bedeutung von Sondenmessungen, z. B. in Form des teilabgeschirmten Ganzkörper-meßstands, ist stark rückläufig.
Protokoll: Vor Untersuchung: Hydrierung (10 ml/kg Körpergewicht); Blasenentleerung; falls möglich, Untersuchung im Sitzen von dorsal (Vertikal-FSz); Zentrierung von Kamera-mitte auf Nierenhöhe; Einzelbilddauer: ca 6 s; Gesamtdauer: ca. 30 min; Bildanzahl: ca. 300; vor Injektion Messung der Radioaktivität im Bohrloch; paravenöse Injektion führt zur Verfälschung der Clearancewerte; 2 Blutentnahmen: 15 und 25 min p. i.; Anfertigung von Szintiphotos in 4 min Abstand.
Spricht der Befund der Vertikal-FSz für eine lageabhängige Funktionseinschränkung (z. B. bei Ren mobilis), so kann die Untersuchung in horizontaler Position wiederholt werden (Horizontal-FSz), z. B. am darauffolgenden Tag.
Auswertung: 3 ROI: linke und rechte Niere; Untergrund: kranial beider Nieren; Erstel-lung von 3 Zeit-Aktivitäts-Kurven: Ganzkörperretentionskurve, linke und rechte Nephro-grammkurve (s. Abb. 1).
Bestimmung des E/D-Werts aus der Ganzkörperretention; Messung der Serumaktivität im Bohrloch; Normierung der Clearancewerte auf 1,73 m^2 KOF; Alterskorrektur der Clearancewerte möglich, jedoch von fraglicher klinischer Relevanz.

5.14.1.1.4 Praktische Hinweise

Nach der Untersuchung muß die Harnblase entleert werden, da sie radioaktiven Urin enthält.

Die Untersuchung dauert ca. 30 min. Während dieser Zeit darf sich der Patient nicht bewegen.

Bei Schwerkranken kann die Untersuchung im Liegen durchgeführt werden.

Die Strahlenexposition beträgt bei Jod-131-Hippuran für die Nieren 68 µGy/MBq (250 mrad/mCi). Beim Einsatz von ^{123}I-Hippuran (^{123}I ohne Kontamination mit ^{124}I) findet sich eine Strahlenbelastung für die Niere von 8 µGy/MBq (30 mrad/mCi).

5.14.1.2 Perfusionsserien(Funktions)-szintigraphie (PSS) mit ^{99m}Tc-DTPA

5.14.1.2.1 Pathophysiologische Grundlagen

Bei bolusmäßiger Injektion des Radiopharmazeutikums (s. 5.17) kann die Nierenperfusion im Seitenvergleich überprüft werden. In der Regel findet ein rein glomerulär filtrierbarer Tracer Verwendung. In diesem Falle läßt sich zusätzlich die glomeruläre Filtration bestimmen. Ihr Wert liegt normalerweise zwischen 100 und 120 ml/min. Die im Anschluß an die Perfusionsstudie erstellten sequenzszintigraphischen Bilder erlauben Aussagen über die postrenale Urodynamik.

5.14.1.2.2 Radiopharmazeutika, Radioaktivität

Verwendet wird ^{99m}Tc-markierte Diäthylentriaminpentaessigsäure (DTPA). Diese nierenpflichtige Substanz wird ausschließlich glomerulär filtriert. Applizierte Radioaktivität: 400 MBq (~ 10 mCi).

^{99m}Tc-markierte Hippuran-Analoga (z. B. ^{99m}Tc-MAG 3) sind derzeit in Erprobung.

5.14.1.2.3 Meßtechnische Einrichtungen, Auswertetechnik

Apparative Voraussetzung: Gammakamera mit Auswertesystem.

Protokoll: Positionierung wie bei 5.14.1.1.3; intravenöse Bolusinjektion; Aufnahmeparameter wie bei CARNA (s. 5.1): Einzelbilddauer: 0,4 s, Gesamtdauer: 40 s; Bildanzahl: 100; Anfertigung von Szintiphotos im 3-s-Abstand.

Im Anschluß daran statische Bilder zur Beurteilung des Abflusses.

Die Weiterführung der Untersuchung (bis ca. 35 min p. i.) zur Erfassung der glomerulären Partialfunktion (wie bei der FSz mit Radiojodhippuran 5.14.1.1.1) sollte angestrebt werden. Auswertung: 3 ROI über rechter und linker Niere sowie Untergrund. Vergleich der renalen Zeit-Aktivitäts-Kurven in Analogie zur CARNA, evtl. mit Bestimmung des tiefenkorrigierten ^{99m}Tc-DTPA-Uptakes im Seitenvergleich während Perfusion und Filtration.

5.14.1.2.4 Praktische Hinweise

Nach Abschluß der Untersuchung muß die Harnblase entleert werden, da sie radioaktiven Urin enthält.

Während der Untersuchungsdauer (bei normalen Abflußverhältnissen ca. 35 min) darf der Patient sich nicht bewegen.
Bei Schwerkranken kann die Untersuchung auch im Liegen durchgeführt werden.
Die Strahlenexposition für die Nieren beträgt 25 µGy/MBq (0,09 rad/mCi).

5.14.1.3 Statische Szintigraphie (SSz) mit tubulär fixierten Radiopharmazeutika

Die SSz erlaubt lediglich eine Abschätzung der seitengetrennten Funktion ohne Angabe eines Clearancewerts, zusätzlich jedoch die Beurteilung von Größe, Form, Lage.

5.14.1.3.1 Pathophysiologische Grundlagen

Als nierenaffine Substanzen finden Bernsteinsäurederivate Verwendung. Sie werden vorwiegend in der Nierenrinde tubulär gestapelt. Die Fixationsrate ist abhängig vom Funktionszustand der proximalen Tubuluszellen und von der Höhe des renalen Blutflusses. Durch vergleichende Messung des Uptakes über rechter und linker Niere ist die Angabe der relativen seitengetrennten Funktion möglich. Die Clearance dieser Substanzen ist sehr gering, ihr Wert hat keine klinische Bedeutung.

5.14.1.3.2 Radiopharmazeutika, Radioaktivität

Zur SSz eignen sich Dimercaptobernsteinsäure (DMSA) oder Monomercaptobernsteinsäure (MMSA). In beiden Fällen erfolgt eine Markierung mit ^{99m}Tc. Applizierte Radioaktivität: 100 MBq (3 mCi). Anfertigung der Szintigramme 2 h nach i. v. Applikation.

5.14.1.3.3 Meßtechnische Einrichtungen, Auswerteverfahren

Apparative Voraussetzung: Gammakamera mit Auswerterechner. Statische Aufnahmen (Impulsvorwahl: 250 kcts) in dorsaler und ventraler Position.
ROI-Erfassung beider Nieren sowie des Untergrunds (kranial der Nieren) in dorsaler und ventraler Sicht. Dadurch ist die Angabe eines tiefen- und untergrundkorrigierten Seitenverhältnisses möglich.

5.14.1.3.4 Praktische Hinweise

Untersuchungsdauer: ca. 5–10 min.
Die Untersuchung kann sowohl in aufrechter wie in liegender Position durchgeführt werden.
Die Zeit zwischen Injektion und Szintigraphie läßt sich für andere Untersuchungen (Sonographie) nutzen.
Die Strahlenexposition für die Nieren beträgt bei Verwendung von ^{99m}Tc-DMSA 380 µGy/MBq (1,4 rad/mCi) (!).

5.14.1.4 Furosemidrenographie/Funktionsszintigraphie

Die Untersuchung gestattet eine Unterscheidung zwischen obstruktiver und nichtobstruktiver Uropathie.

5.14.1.4.1 Pathophysiologische Grundlagen

Bei einer nichtobstruktiven Uropathie kommt es nach forcierter Diurese durch Furosemid zu einem deutlichen Abfluß.

5.14.1.4.2 Radiopharmazeutika, Radioaktivität

s. 5.14.1.1.2.

5.14.1.4.3 Meßtechnische Einrichtungen, Auswertetechniken

Beim Nachweis einer ausgeprägten Restaktivität am Ende der Routineuntersuchung, verbunden mit einem sogenannten Akkumulationstyp der Nephrogrammkurve, wird nach i. v. Gabe von Furosemid (0,5 mg Lasix/kg KG) die FSz für 15 min weitergeführt. Die Beurteilung der Zeit-Aktivitäts-Kurve nach provozierter Diurese erlaubt eine verbesserte Beurteilung der Urodynamik. Als positiver Effekt gilt eine Abnahme der Nierenradioaktivität von 50% nach 5 min. Nach operativem Eingriff ist eine Unterscheidung zwischen normalem Abfluß und Reobstruktion möglich.

5.14.1.5 Bestimmung der globalen Clearance mit Radiojodhippuran

Dieses Verfahren macht lediglich eine Angabe über die Gesamtclearance. Es kann eingesetzt werden, wenn von einer seitengleichen Nierenfunktion ausgegangen werden kann oder nur noch eine Niere vorhanden ist. Haupteinsatzgebiet dieser Untersuchung ist die Kontrolle der Nierenfunktion im Verlauf einer Behandlung mit nephrotoxischen Zytostatika (z. B. Cis-Platin), nach extrakorporaler Stoßwellenlithotripsie sowie vor und nach transluminaler Angioplastik kritischer Nierenarterienstenosen.

5.14.1.5.1 Pathophysiologische Grundlagen

s. 5.14.1.1.

5.14.1.5.2 Radiopharmazeutika, Radioaktivität

s. 5.14.1.1.2.
Pro Patient werden lediglich 1,85 MBq (0,05 mCi) ^{131}I-Hippuran intravenös appliziert.

5.14.1.5.3 Meßtechnische Einrichtung, Auswertetechniken

Erforderlich sind lediglich eine Meßsonde sowie eine Verstärkereinheit mit Schreibwerk.
  Protokoll: Vorbereitungen wie bei 5.14.1.1.3.
  Positionierung der Meßsonde über der Schläfe. Die Bestimmung des E/D-Werts erfolgt anhand der Körperabfallkurve.
  Im Verlauf der Untersuchung 2 Blutentnahmen, 15 und 25 min p. i.

5.14.1.5.4 Praktische Hinweise

Wie bei 5.14.1.1.4.

5.14.1.6 Restharnbestimmung

Das Verfahren erlaubt eine Restharnbestimmung ohne Katheteruntersuchung.

5.14.1.6.1 Radiopharmazeutika, Radioaktivität

Die Untersuchung wird üblicherweise im Anschluß an eine FSz oder eine PSS durchgeführt.

5.14.1.6.2 Meßtechnische Einrichtungen

s. 5.14.1.1.3 bzw. 5.14.1.2.3.
  Vor und nach Miktion erfolgen statische Aufnahmen der Blasenregion. Die Urinmenge muß bestimmt werden.
  Aus der Impulsanzahl über der Harnblase vor und nach Miktion sowie der Urinmenge läßt sich die Höhe des Restharns bestimmen.

5.14.1.7 Indirekte Radionuklidzystographie zur Refluxprüfung

Es handelt sich um eine Suchmethode hoher Sensitivität bei Verdacht auf vesikoureteralen Reflux mit dem Vorteil einer geringen Strahlenbelastung und dem Verzicht auf einen Blasenkatheter.

5.14.1.7.1 Pathophysiologische Grundlagen

Die ureterovesikale Einmündung ist funktionell ein Einwegventil. Bei Versagen tritt Reflux auf. Ätiologisch lassen sich obstruktive, neurogene, entzündliche und postoperativ iatrogene Ursachen fassen.

5.14.1.7.2 Radiopharmazeutika, Radioaktivität

Die Untersuchung erfolgt in der Regel im Anschluß an die PSS (5.14.1.2). Pro Patient werden 150–350 MBq (5–10 mCi) ^{99m}Tc-DTPA intravenös verabreicht.

5.14.1.7.3 Meßtechnische Einrichtung, Auswertetechniken

Apparative Voraussetzung: Gammakamera mit Kleinrechner
 Protokoll: Im Anschluß an die übliche PSS erfolgt bei leeren Nierenbecken unter „high pressure" (Husten, kräftige Kompression auf die Blase, Pressen) und während der Miktion am sitzenden Patienten in dorsaler Sicht eine Sequenz von 10−30 min mit einer zeitlichen Auflösung von 5 s pro Bild. ROIs über das Hohlsystem beider Nieren, die Ureteren sowie die Blase. Erstellung von Zeit-Aktivitäts-Kurven. Eine Aktivitätszunahme im Nierenbeckenhohlsystem ist beweisend für das Vorliegen eines vesikorenalen Refluxes. Ein vesikoureteraler Reflux läßt sich auf diese Weise ebenfalls nachweisen, sofern er nicht im distalen Drittel des Ureters liegt. Dieser Bereich läßt sich durch Einstrahlung von Blasenaktivität u. U. nicht beurteilen.

5.14.1.7.4 Praktische Hinweise

s. 5.14.1.2.4
Nicht selten wird das Untersuchungsergebnis beeinträchtigt durch psychische Faktoren bei ungewohnten Miktionsbedingungen.

5.14.1.8 Hodenszintigraphie

Diese Untersuchung ist ein einfaches, nichtinvasives Verfahren hoher diagnostischer Treffsicherheit zur Unterscheidung von traumatischen und entzündlichen Hodenläsionen.

5.14.1.8.1 Pathophysiologische Grundlagen

Bei der Hodentorsion handelt es sich um eine Durchblutungsstörung, die nach 6 h zu einem irreparablen Schaden führt. Dabei ist die Perfusion der Tunica dartos über die A. pudenda in der Regel erhalten. Bei der Epididymitis handelt es sich um ein entzündliches Geschehen mit vermehrter Durchblutung.

5.14.1.8.2 Radiopharmazeutika, Radioaktivität

Da es sich um eine Perfusionsszintigraphie handelt, wird üblicherweise $^{99\,m}$Tc-DTPA eingesetzt. Pro Patient werden durch Bolusinjektion zwischen 350 und 700 MBq (10−20 mCi) verabfolgt. Auch bei Kindern sollten 180 MBq (5 mCi) nicht unterschritten werden, da sonst keine diagnostischen Aussagen möglich sind.

5.14.1.8.3 Meßtechnische Einrichtungen, Auswertetechnik

Es genügt eine Gammakamera, ein Auswertesystem ist nicht erforderlich.
 Die Untersuchung erfolgt in liegender Sicht, der Penis ist nach oben geklappt. Das Skrotum wird so unterlegt, daß es parallel der Kollimatorfläche anliegt.
 Die Auswertung erfolgt visuell, eine Hodentorsion ist charakterisiert durch eine zentral verminderte Perfusion mit ringförmiger Anreicherung (erhaltene Perfusion der Tunica

dartos). Dagegen zeichnet sich die Epididymitis durch vermehrte Durchblutung mit einem konsekutiv erhöhten Blutpool aus.

5.14.1.8.4 Praktische Hinweise

s. 5.14.1.2.4.
Die Untersuchungsdauer ist mit maximal 15 min anzunehmen.

5.14.1.9 Alternative diagnostische Verfahren

Tabelle 41 gibt einen Überblick über alternative diagnostische Verfahren.

Bei Patienten mit erhöhtem Kontrastmittelrisiko (KM-Unverträglichkeit, Diabetes mellitus, Schilddrüsenautonomie, Gammopathie) muß die Indikation zu nuklearmedizinischen Verfahren zwangsläufig auch auf die Beantwortung morphologischer Fragen erweitert werden.

Tabelle 41. Alternative diagnostische Verfahren

Verfahren	Methode der Wahl zur Abklärung/Beurteilung von
Sonographie	Raumforderung: Screening Harnstauung
Transmissionscomputertomographie (T-CT) mit und ohne KM-Verstärkung	Raumforderung: zystisch/solide Ureterenverlauf, Harnstauung
Infusionsurographie	Oberfläche, NBKS, Abfluß Ureterenverlauf
Digitale Subtraktionsangiographie (DSA) venös oder arteriell	Nierenarterienstenose
Angiographie	Gefäßversorgung renaler Raumforderungen Vor OP
Kernspintomographie	Noch nicht validisiert Vermutliche Vorteile: neben den üblichen transaxialen Schichtbildern können frontale und sagittale Schnitte erstellt werden Höhere Spezifität als CT und US in der Abklärung renoparenchymatöser Erkrankungen Vermutliche Nachteile: Nierenkonturunschärfe infolge Organbewegung bei langen Untersuchungszeiten (Ausnahme: T-Niere), u. U. Verbesserung durch Atemtriggerung

5.14.2 Einsatzmöglichkeiten (s. Tabelle 42)

Die Reihung der einzelnen Indikationen erfolgt entsprechend ihrer Bedeutung und Häufigkeit in einem gemischt internistisch/urologischen Patientenkollektiv.

Tabelle 42. Nephrourologie

Erkrankung	Harnstauung	parenchymatöse Erkrankungen (Schrumpfniere)	Mißbildungen Anomalien	Art. Hypertonie	Akuter Hodenschmerz	Nephro-urologischer Notfall
Indikationen	– Entscheidungshilfe vor OP: Radikal? Organerhaltend? – Beurteilung des Therapieerfolgs – Rezidiv	– Bestimmung des Anteils einseitiger (z. B. pyelonephr.) Schrumpfnieren an der Gesamtclearance – Verlaufskontrolle	a: In der pädiatr. Urologie: Funktionsbeurteilung dysplastischer Nieren und Harnwege; Verlaufskontrolle n. OP b: Lageabhängige Funktionsbeurteilung b. Ren mobilis, Vas aberrans c: Nachweis von dystopem Nierengewebe	– Hypertonieabklärung: Renovaskulär/renalparenchymatös – Verlaufskontrolle nach perkutaner transluminaler Angioplastik (PTA)	– Entscheidungshilfe: Operativ – konservativ Traumatisch – entzündlich	– Identifikation der besseren Niere bei plötzlicher Oligurie/Anurie – Vor Nierenfistelung – Aortenverschluß (Thrombose) supra-/infrarenal
Verfahren	Funktionsszintigraphie FSz	(FSz)	a: FSz (^{123}J) b: Vertikal- u. Horizontal-FSz c: SSz	FSz/PSS	Perfusionsserienszintigraphie (PSS)	Sequenzszintigraphie (SSz)
Bewertungskriterien (B) Normwerte (N) Funktionsparameter (F) Differentialdiagnose (DD)	– B: Visuell: Vergleich der Anreicherung über beiden Nieren im 2'-Bild – F: EDV: Vergleich der Steigungen bei der Nephrogrammkurven (36–120 s p. i.); Proz. 20-min-Retention Stufenförmiger Abfall →Reflux – DD: Intrarenale Transportstörung/ Stauung durch Beurteilung der Szintiphotos →Furosemidrenographie (s. 5.14.1.4)	– B, F und DD wie bei (1) – N: Gesamtclearance > 300/ml/min; Einzelnierenclearance > 150 ml/min	a: B und F wie bei (1). Zusätzlich F bei regionalen Funktionsstörungen (z. B. bei Doppelniere): Ipsilateraler Vergleich durch ROI-Technik b: Vergleich von Partialfunktion und Abflußverhältnissen in vertik. und horizontaler Position c: Szintigraphische Darstellung von Abdomen und Becken (dorsal und ventral)	– PSS: B: Visuell durch Anflutung der Radioaktivität in beide Nieren – F: Perfusionsquotient, nicht validisiert, stark abhängig von anatomischen Varianten, z. B. Länge der Nierenarterien	– B: Rein visuell „Halo": Ringförmige Perfusion der Tunica dartos mit zentralem Perfusionsdefizit → Hodentorsion „Hot spot" → Epididymitis – F: –	– B: Visueller Vergleich der Anreicherung beider Nieren – F: Angabe der relativen Seitenleistung unter Berücksichtigung der Organtiefe

Tabelle 43. Nephrourologie (Fortsetzung)

Erkrankung	Harnstauung	parenchymatöse Erkrankungen (Schrumpfniere)	Mißbildungen Anomalien	Art. Hypertonie	Akuter Hodenschmerz	Nephro-urologischer Notfall
Ergebnisse	– Gesamtclearance sowie Clearancewert (ml/min) der Harnstauungsniere – Quantifizierung der Stauung	– Gesamtclearance und seitengetrennte Clearance in ml/min	Wie bei (1)	– FSz: Wie bei (1) – PSS: Perfusionsquotient (PQ)	– Beurteilung der Hodenperfusion an sequenzszintigraphischen Bildern	– Nur relative Seitenleistung ohne Clearancewert
Diagnostische Wertigkeit	– Vor op. Eingriffen; – Nach Sono und IAUG; – Im Verlauf	– Keine Aussage bei diffusen Parenchymerkrankungen: Hier Bestimmung der Retentionswerte im Verlauf oder Clearanceäquivalente: Endogene Kreatininclearance oder Inulinclearance – Nach Rö	– Nach Sono und RÖ – Bei unklarem RÖ-Befund zusätzlich indirekte Radionuklidzystographie (s. 5.14.1.7) zur Refluxprüfung – Verlaufskontrolle nach operativer Korrektur von Mißbildungen	– PSS als Screeningverfahren unbrauchbar, statt dessen DSA (s. 5.14.1.9) – FSz: Zur Verlaufskontrolle nach PTA bei Befundverschlechterung und/oder RR-Anstieg: PSS, davon abhängig; Angio mit PTA in gleicher Sitzung – Durch Kombination von PSS und FSz Verbesserung der Aussagekraft bei renal-parenchymatösem Hypertonus	– Nach Sono bei akutem Hodenschmerz	– Nach US (Ausmaß der Harnstauung) – Beurteilung erschwert, wenn bei zunehmender Niereninsuffizienz Retentionswerte stark erhöht

190   5 Klinik

Am aussagekräftigsten sind nuklearmedizinische Verfahren in der Nephrourologie bei Harnwegsobstruktion.

Abb. 52 zeigt einen typischen Befund der FSz (Abb. 52a, b) und des Ausscheidungsurogramms (Abb. 52c) bei einem 68jährigen Patienten mit chronischer Harnstauung bei Urolithiasis. Die Gesamtclearance wurde zu 281 ml/min bestimmt, davon leistete die rechte Niere 35% (98 ml/min), die linke Niere 65% (183 ml/min). Damit wurde bei gering erniedrigter Gesamtfunktion die Partialfunktion links als normal, rechts als mittelgradig eingeschränkt beurteilt.

Der Verlauf der Nephrogrammkurven (s. Abb. 52b) zeigt für die rechte Niere einen Akkumulationstyp, links ist er unauffällig. Dieser Befund findet sein Korrelat in den sequenzszintigraphischen Bildern. Während 2 min p.i. die linke Niere entsprechend ihrer besseren Partialfunktion eine deutlich stärkere Aktivitätsanreicherung aufweist, ist das Speicherungsverhältnis am Ende der Untersuchung umgekehrt. Aufgrund der Harnstauung

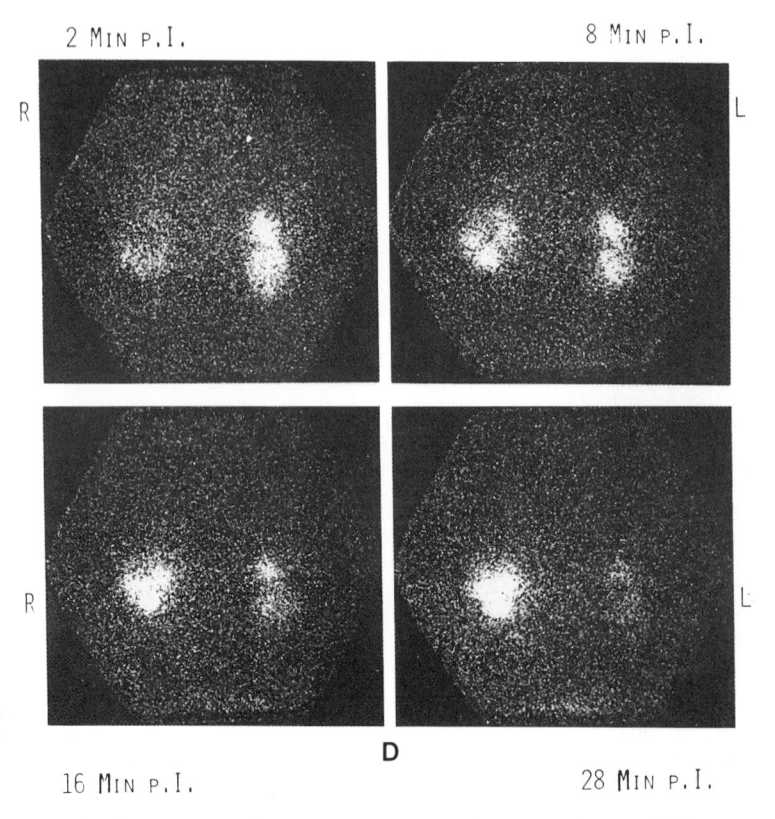

Abb. 52a. Gammakamerafunktionsszintigraphie mit 7,4 MBq (0,2 mCi) ^{131}I-Hippuran bei einem 68jährigen Patienten mit chronischer Harnstauung rechts bei Urolithiasis; Gesamtclearance (281 ml/min) sowie Partialfunktion rechts (35%, 98 ml/min) erniedrigt; Partialfunktion links (65%; 183 ml/min) normal. Im Sequenzszintigramm links unauffälliger Befund, rechts in der frühen Phase (2 min p.i.) verminderte Radioaktivitätsanreicherung, dagegen am Ende der Untersuchung (28 min p.i.) deutliche Restaktivität im Nierenbeckenhohlsystem

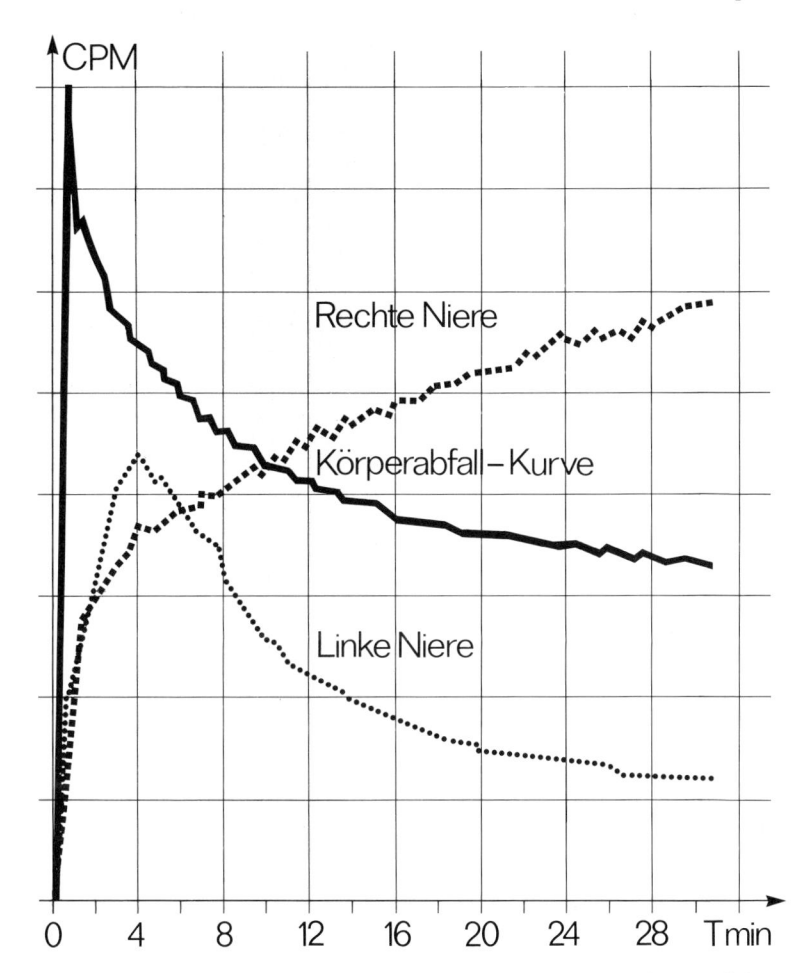

Abb. 52 b. Verlauf der Körperabfallkurve sowie der Nephrogrammkurven: links: unauffällig; rechts: Akkumulationstyp

findet sich ein deutlicher Aktivitätsnachweis im erweiterten Nierenbeckenhohlsystem (s. Abb. 52a).

Eine gewisse Bedeutung hat die schnelle Phase der PSS zur Perfusionsbeurteilung von transplantierten Nieren erlangt. Ein Vergleich der Zeit-Aktivitäts-Kurve über der T-Niere mit der über einem repräsentativen Teil der A. iliaca bzw. femoralis ermöglicht die quantitative Erfassung der T-Nierenperfusion durch Angabe des Perfusionsquotienten. Das Verfahren eignet sich besonders zur Verlaufsbeurteilung. Die Ursache für einen Perfusionsrückgang (arterielle oder venöse Gefäßkomplikation, akute tubuläre Nekrose, Abstoßungsreaktion) läßt sich häufig nicht eruieren. Lediglich für die akute tubuläre Nekrose ist die Befundkonstellation einer guten Perfusion mit mangelhafter Anreicherung in den statischen Bildern pathognomonisch.

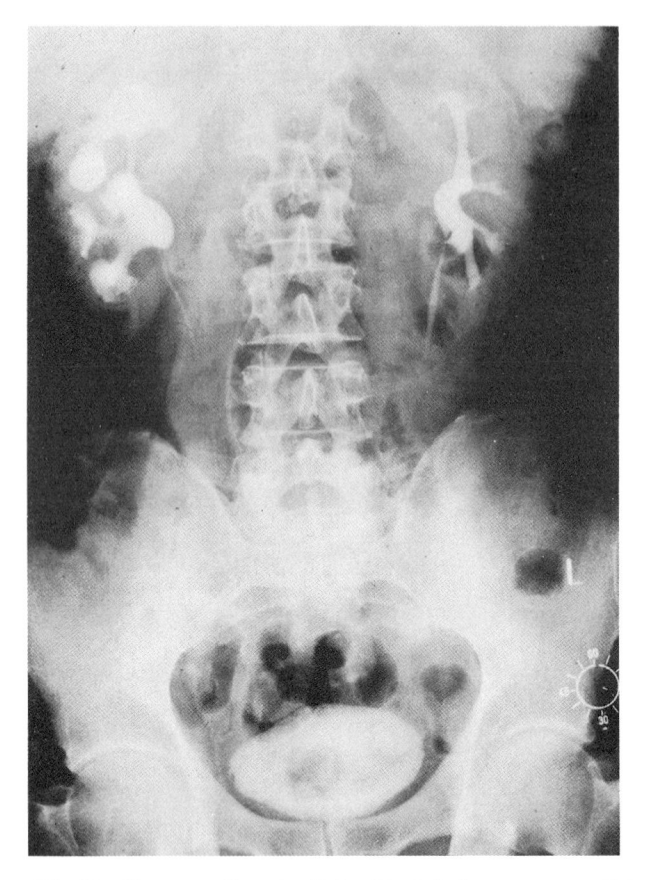

Abb. 52 c. Korrespondierender Befund im Infusionsurogramm: links unauffällige Nierendarstellung, rechts erweitertes, deformiertes Nierenbeckenhohlsystem mit verschmälertem Parenchymsaum

Abb. 53 zeigt einen unauffälligen Befund in der PSS (obere Reihe) und den anschließenden statischen Bildern (untere Reihe) bei einem 23jährigen Patienten 5 Tage nach Nierentransplantation. 11 s nach Injektion deutliche und homogene Aktivitätsanreicherung im Bereich des in der linken Fossa iliaca gelegenen Organs. Die statischen Bilder, 1–15 min p. i., ergeben einen zügigen intrarenalen Transport sowie ungestörten Abfluß des nierenaffinen Radiopharmazeutikums in die Blase.

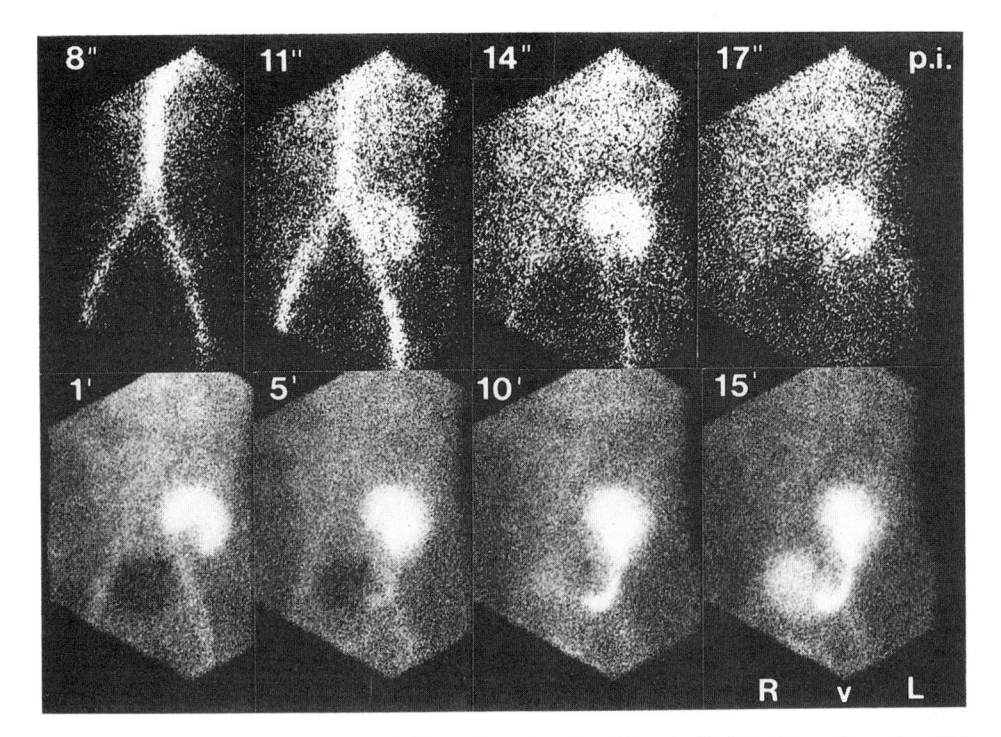

Abb. 53. 23jähriger Patient, 5 Tage nach Transplantation einer Niere in die linke Fossa iliaca. Die PSS (obere Reihe) zeigt 11 s nach Injektion eine deutliche und homogene Anreicherung im Bereich des transplantierten Organs. In den statischen Bildern (1–15 min p.i.; untere Reihe) ungestörter intrarenaler Transport und Abfluß des Radiopharmazeutikums in die Harnblase

Literatur

[1] DeGrazia J, Scheibe P, Jackson P, et al. (1974) Clinical applications of kinetic model of hippurate distribution and renal clearance. J Nucl Med 15:102
[2] Fine EJ, Scharf SC, Blaufox MD (1984) Role of nuclear medicine in evaluating the hypertensive patient. In: Freeman LM (ed) Nuclear medicine annual 1984. Raven, New York, p 23
[3] Hör G, Simrock A (1982) Nuklearmedizinische Nierendiagnostik. Dtsch Aerztebl 79:25
[4] Hör G, Baum RP (1987) Wandel nuklearmedizinischer Nierendiagnostik. G. Fischer Verlag, Stuttgart
[5] Holder LE, Melloul M, Chen D (1981) Current status of radionuclide scrotal imaging. Semin Nucl Med 11:232
[6] Kahn PC (1979) Renal imaging with radionuclides, ultrasound and computer tomography. Semin Nucl Med 9:43
[7] Oberhausen E (1981) Nuklearmedizinische Nierenclearance-Untersuchungen. Radiologe 21:548
[8] Oberhausen E (1983) Nuklearmedizinische Methoden in der Nephro-Urologie. MMW 125:465
[9] Preston DF, Luke RG (1979) Radionuclide evaluation of renal transplants. J Nucl Med 20:1095

5.15 Skelett

U. Büll

5.15.1 Verfahren

5.15.1.1 Skelettszintigraphie

Die Skelettszintigraphie ist ein hochsensitives Verfahren, da fast jede umschriebene Läsion zu einer Mehr-(oder Minder-)speicherung führt.

5.15.1.1.1 Pathophysiologische Grundlagen, Determinanten

Der positive Kontrast (Anreicherung) im Skelettszintigramm beruht auf der Chemisorption von radioaktiv markierten Chelaten an präformierten Oberflächen des Skelettsystems (Knochen, Osteoid, Bindegewebe). Der Transport erfolgt über das Blut, die Verteilung im Knochen entspricht der regionalen Perfusion und ist auch von der Kapillarpermeabilität abhängig. Spongiöser Knochen (Wirbelsäule, gelenknahe Knochenanteile) speichert daher mehr als kompakter Knochen (z. B. lange Röhrenknochen). Diese Verteilungsmechanismen sind mit der Mehrphasenszintigraphie darstellbar.

Der Knochen reagiert auf die unterschiedlichsten Schädigungen relativ monoton, weil entweder eine osteoplastische oder osteolytische Reaktion die Folge ist. Die Art der Reaktion hängt vom Typ des metastasierenden Primärtumors und von der Zeit ab, die dem Knochengewebe zur Reparation zur Verfügung steht (schnelles Wachstum bedingt oft reine Osteolysen oder eine Osteolyse mit schmalem osteoplastischen Randsaum).

Die Qualität der knochensuchenden (osteotropen, knochenaffinen) Radiopharmazeutika wird bestimmt von Bildkontrast (Knochen/Weichteil) und Befundkontrast (Läsion/Knochen). Für die Höhe der Weichteilspeicherung ist die Nierenfunktion mitentscheidend, da nichtchemisorbierte Chelate über die Nieren ausgeschieden werden (etwa 50% innerhalb von 3 h p. i.).

Mit der Skelettszintigraphie wird somit die Reaktion von Knochen und Stützgewebe auf eine beliebige Noxe erfaßt.

5.15.1.1.2 Radiopharmazeutika, Radioaktivität

Radionuklide, die am Knochenstoffwechsel teilnehmen (Radiokalzium, Radiostrontium), werden heute nicht mehr in der Routine eingesetzt.

Zur Skelettszintigraphie werden ausschließlich ^{99m}Tc-markierte Zinndiphosphonate verwendet. Es handelt sich hierbei um ^{99m}Tc-Hydroximethylendiphosphonat und ^{99m}Tc-Dicarboxidiphosphonat. Die Markierung erfolgt mit generatoreluiertem ^{99m}Tc (Abb. 54). Pro Patient werden zwischen 400 und 700 MBq (10 und 20 mCi) intravenös verabreicht. Bei Kindern erfolgt die Berechnung nach dem Körpergewicht (etwa 40 MBq (1 mCi)/10 kg). Die Szintigraphie wird 2–3 h nach der intravenösen Applikation durchgeführt. Zu diesem

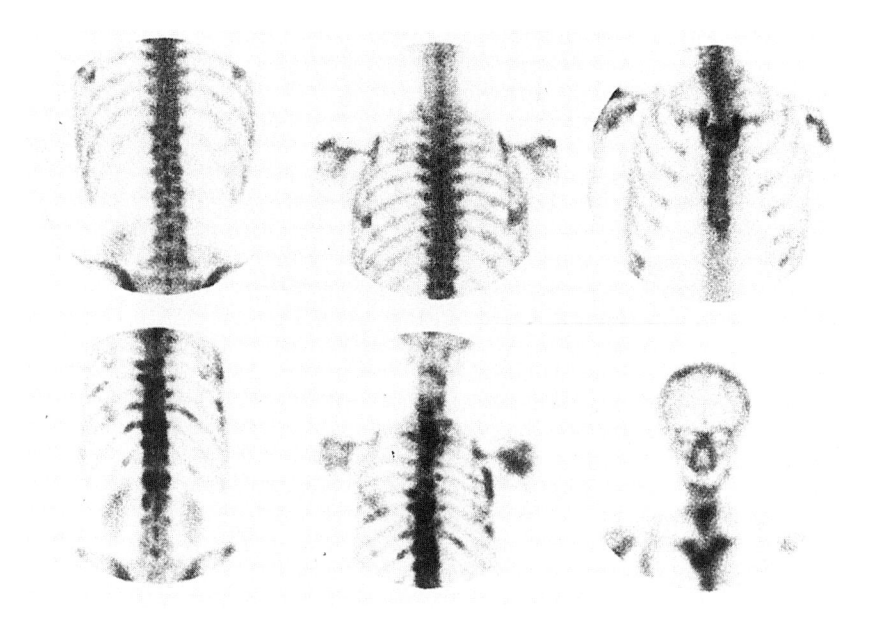

Abb. 54. Normale Verteilung von $^{99\,m}$Tc-Diphosphonat 3 h nach der Injektion (**oben, links** Lendenwirbelsäule; **Mitte** Thorax von dorsal; **rechts** Thorax von ventral). In der unteren Reihe Mehrspeicherungen in Bereich von Wirbelsäule- und Rippenanteilen sowie im Sternum bei osteoplastischer Metastasierung

Zeitpunkt sind ausreichend hohe Knochen-Weichteil-Kontraste nachzuweisen. Sie verbessern sich auch durch weiteres Zuwarten nicht mehr wesentlich.

5.15.1.1.3 Meßtechnische Einrichtungen, Auswertetechniken

Die Skelettszintigraphie erfolgt entweder als Ganzkörperszintigraphie und/oder als Teilkörperszintigraphie. Die Ganzkörperszintigraphie wird mit speziell eingerichteten Ganzkörperscannern oder besser mit Gammakameras (entweder durch konsekutiv angefertigte Teilkörperaufnahmen oder durch einen Ganzkörperzusatz) vorgenommen. Regelprojektionen sind posteriore und anteriore Ableitungen. Bei Überstrahlungen im kleinen Becken durch die radioaktivitätsgefüllte Blase kommt manchmal eine kaudale Ableitung (Patient sitzt auf der Kamera) zur Anwendung. Die Abbildungen werden entweder analog oder digital erstellt. Nur bei Verwendung einer relativ hohen Impulsrate und einer feinen Rechnermatrix erreichen digitale Abbildungen die Qualität der analogen.

Zur quantitativen Szintigraphie (Quotienten als Maß der Mehr- oder Minderspeicherung) ist eine simultane Überspielung der Aufnahme auf einen Kleinrechner notwendig (s. dort). Als Bezugspunkt für durch ROI (s. dort) eingegrenzte Befunde ist die kontralaterale Seite am besten geeignet. Bei Befunden in der Mittellinie eignet sich als Bezugspunkt die Zählratendichte über dem Os sacrum bzw. über einem definierten (z. B. dem übernächsten) Wirbelkörper.

196 5 Klinik

Zur differenzierten Erfassung der Verteilungsräume (insbesondere der Trennung von Durchblutung, regionalem Blutvolumen und Weichteilmasse sowie Knochenphase) kann die Mehrphasenszintigraphie eingesetzt werden (Sequenzszintigraphie über einem interessierenden Areal für etwa 40 s, frühstatische Aufnahmen bis 10 min p.i., übliche spätstatische Aufnahmen 2–3 h). Voraussetzung ist, daß die interessierenden Knochen- oder Gelenkregionen vorher bekannt sind. Das Verfahren zielt vor allem auf eine Verbesserung der Floridiäts- und/oder Artdiagnose umschriebener Knochen- oder Gelenkprozesse (Abb. 55, 56).

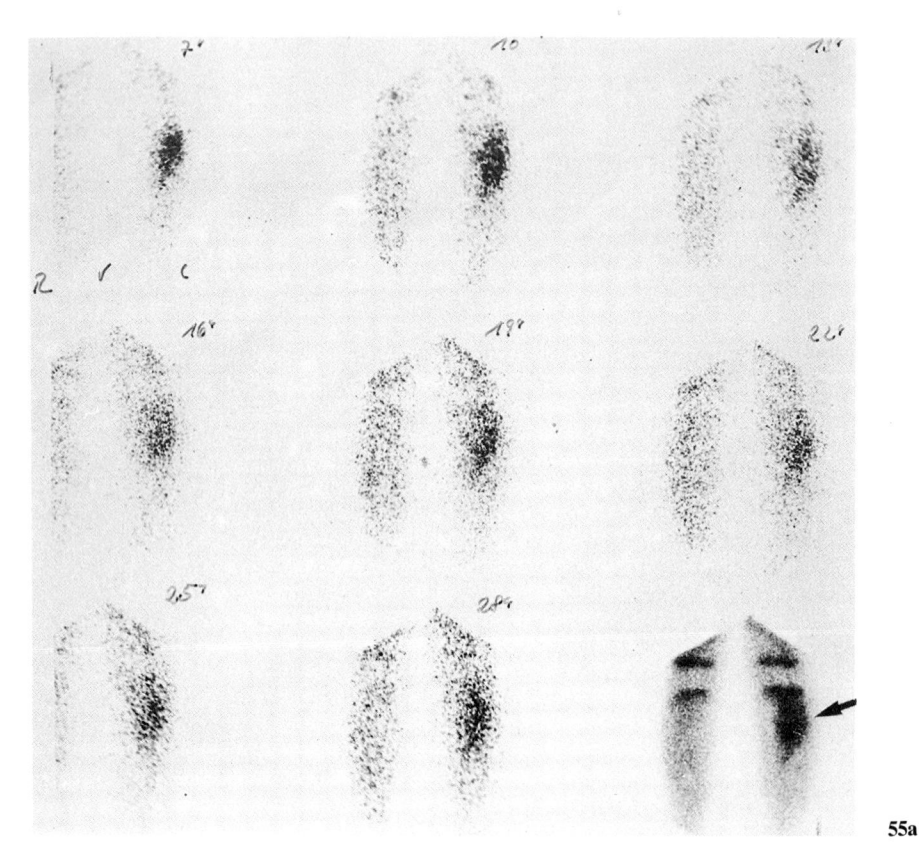

55a

Abb. 55. Ewing-Sarkom, Darstellung in der Mehrphasenszintigraphie. Im Radionuklidangiogramm **a** 7 s–28 s nach der Anflutung im Gesichtsfeld der Gammakamera (beide Kniegelenke); Darstellung einer Zone erhöhter Perfusion im linken proximalen Tibiaviertel. In den frühstatischen Aufnahmen **a**, **unten rechts** Nachweis einer vermehrten Blutmenge im Bereich der noch offenen Epiphysenfugen sowie des Tumors (Pfeil). In den spätstatischen Aufnahmen **b** Mehrspeicherung im Bereich des Tumors im proximalen Tibiaviertel. Zusätzlich Darstellung der Epiphysenfugen und der Tibiofibulargelenke. Die Mehrspeicherung „Tumor : Gegenseite", Q beträgt 2,85. Im Röntgenbefund **c** Nachweis einer unscharfen Kompaktakante der lateralen Tibia mit zwiebelschalenartigen Auflagerungen im Sinne der Artdiagnose

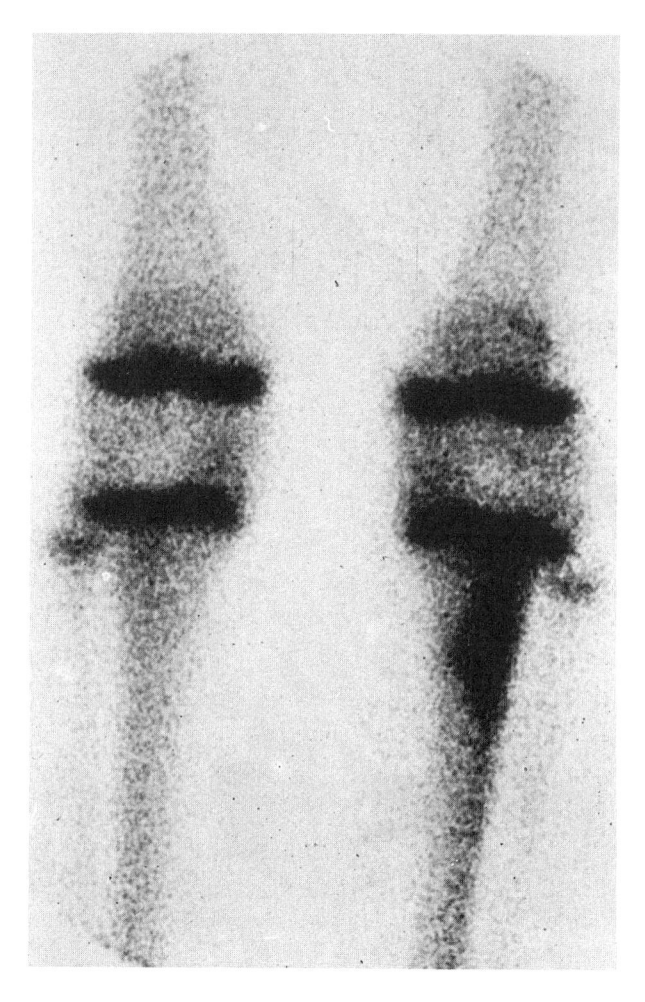

55b

5.15.1.1.4 Praktische Hinweise

Vor der Untersuchung muß die Harnblase entleert werden, da sie radioaktiven Urin enthält (und deshalb auch im Beckenbereich kleinere Strukturen überstrahlt). Die Untersuchung dauert als Ganzkörperszintigraphie etwa 20 min, bei der der Patient entweder völlig ruhig liegen (Ganzkörperszintigraphie) oder zu den einzelnen Aufnahmen (etwa 2 min pro Einzelbild) stillhalten muß. Einzelszintigramme können dabei häufig beim sitzenden Patienten angefertigt werden. Bei Schwerkranken ist das Umbetten auf eine spezielle Liege oft unerläßlich. Bei Kindern ist eine spezielle Lagerungstechnik erforderlich ähnlich wie in der Röntgendiagnostik. In der Zeit zwischen Injektion und Szintigraphie können andere Untersuchungen durchgeführt werden (z. B. Röntgendiagnostik), wenn während dieser Untersuchungen kein enger räumlicher Kontakt zwischen Personal und Patient herbeigeführt werden muß.

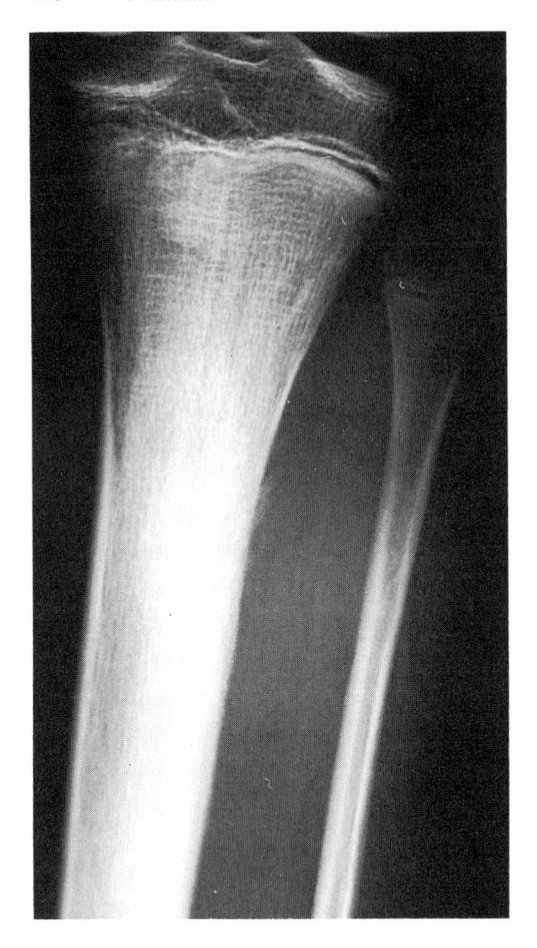

55c

Die Strahlenexposition des Skeletts beträgt bei Verwendung von $^{99\,m}$Tc-Methylendiphosphonat für Kinder 1,4 mGy/37 MBq (140 mrad/mCi) und bei Erwachsenen 4 mGy/ 370 MBq (400 mrad/10 mCi).

5.15.1.2 Retentionsmessungen

Unter Einsatz eines Ganzkörperzählers ist es möglich, die vom Ganzkörper retinierte Radioaktivität über einen längeren Zeitraum (z. B. bis 24 oder 48 h p. i.) zu bestimmen und in Prozent der applizierten Radioaktivität auszudrücken. Mit diesen speziellen Zusatzverfahren kann auch eine diffuse Mehrspeicherung erfaßt und quantifiziert werden, die größere Anteile des Skeletts betrifft (z. B. bei Stoffwechselerkrankungen, Hämodialysepatienten und (selten) bei diffuser Metastasierung). Routinemäßig durchgeführte Messungen der Knochen-Weichteil-Quotienten mittels der ROI-Technik am Skelettszintigramm (z. B. 2 h p. i.) zielen in die gleiche Richtung.

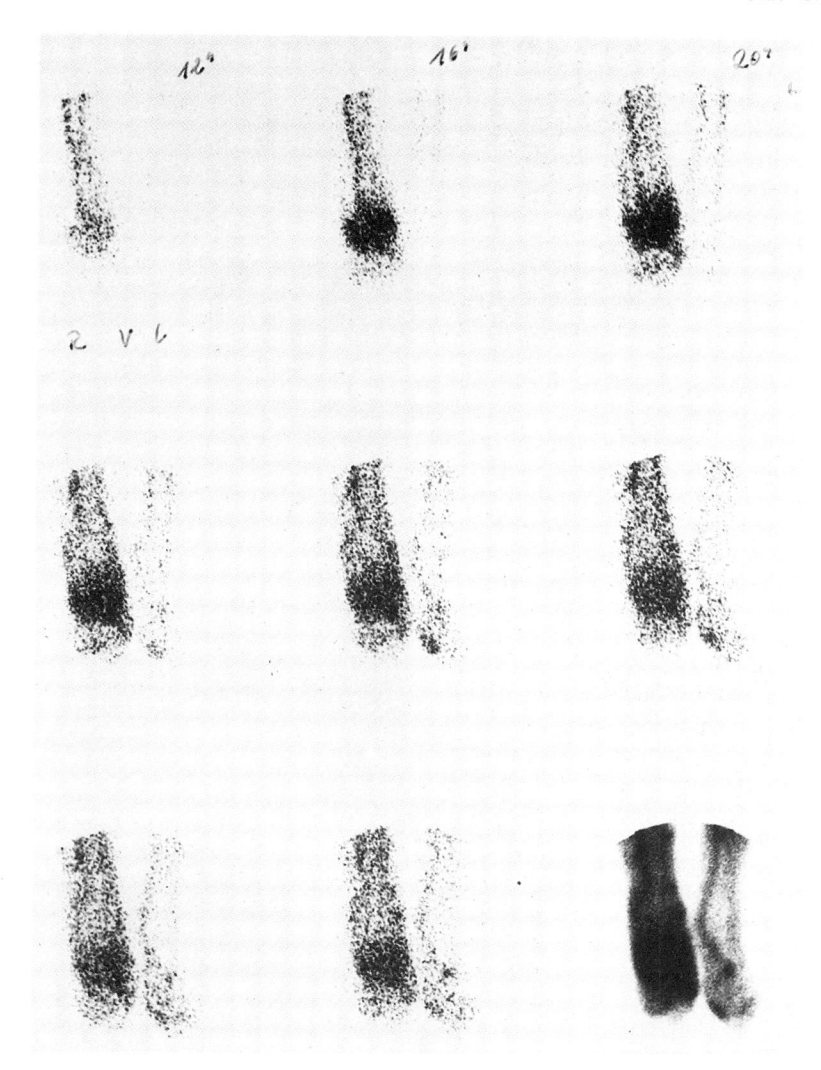

Abb. 56. Floride Osteomyelitis. Mehrphasenszintigraphische Darstellung mit $^{99\,m}$Tc-Diphosphonaten. In der radionuklidangiographischen Phase: **a** 12−34 s nach dem Erscheinen der Radioaktivität im Gesichtsfeld (beide Füße) massive Mehranflutung im rechten Fuß, insbesondere im Mittelfußgebiet (beachte: Darstellung der Gefäßversorgung im linken Bein regelrecht). In den frühstatischen Aufnahmen **a, unten rechts** massive Mehrspeicherung im gesamten linken Fuß inklusive Sprunggelenkregion und Unterschenkel („Blutpool-Weichteilphase"). In den statischen Aufnahmen **b** (3 h p. i.) Nachweis einer massiven Mehrspeicherung über dem rechten Mittelfuß, etwas weniger im Bereich des Sprunggelenks und des Vorfußes (Quotient zur linken Seite größer 10). Röntgenologisch **c** Nachweis einer mutilierenden Osteomyelitis mit Destruktion der ersten 3 Strahlen

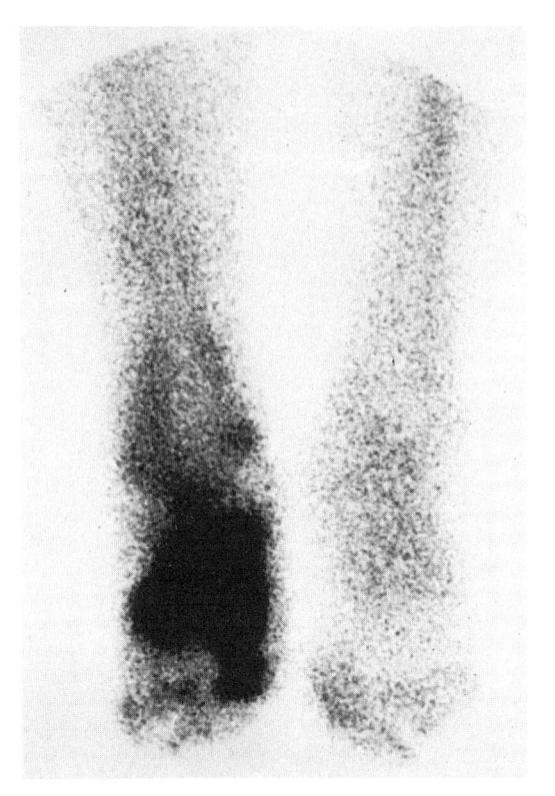

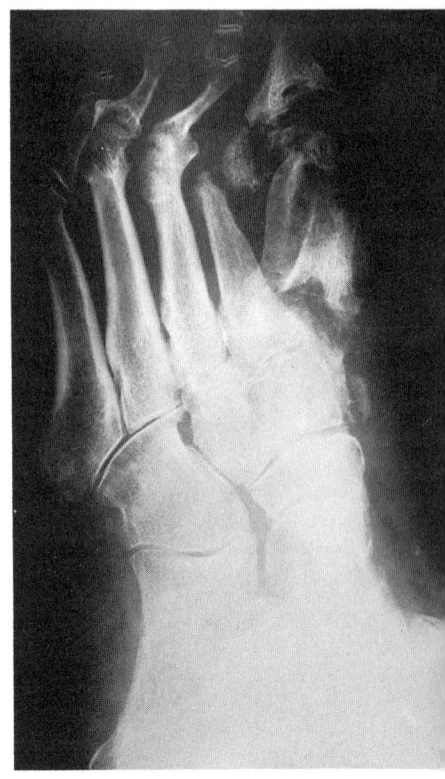

56b 56c

5.15.1.3 Knochendichtemessungen

Dieses Verfahren beruht auf der Schwächung monochromatischer Röntgenstrahlung durch Knochen und Weichteile. Verwendet werden häufig Radionuklidquellen wie ^{125}I, ^{241}Americium und Gadolinium-153. Es gelingt, die Knochendichte in der Peripherie zu messen (Radius, Handskelett, Lendenwirbelsäule). Für die Messung im Bereich des Körperstamms hat sich ^{153}Gd bewährt, Indikationen zu diesen Untersuchungen bestehen im Rahmen spezieller Osteoporoseprogramme.

5.15.1.4 Weitere nuklearmedizinische und alternative diagnostische Verfahren

- Röntgennativdiagnostik (RÖ) inkl. konventioneller Tomographie
- Transmissionscomputertomographie (T-CT)
- Angiographie (Angio)
- Beckenkammstanze

5.15.2 Einsatzmöglichkeiten (Tabelle 44)

Weitere Indikationen ergeben sich bei folgenden Erkrankungen:

- Hüftgelenksendoprothese (Lockerung) und Verlauf der Einheilung (typisches Lockerungsmuster: Mehrspeicherungen entlang der Metallkörper bzw. an den typischen Stützpunkten; Differentialdiagnose entzündliche − nicht entzündliche Lockerung bis heute nicht ausreichend möglich), evtl. Zweituntersuchung mit ^{67}Ga-Citrat oder ^{111}In-markierten Leukozyten.
- Hyperparathyreoidismus (Suche nach Knochenumbauzonen)
- Osteomalazie (Suche nach Umbauzonen)
- Lymphome (Knochenbeteiligung)
- Frakturen (Heilungstendenz durch Verlaufsuntersuchung; Versuch der Differenzierung von pathologischen und Spontanfrakturen, z. B. bei Osteoporose der Wirbelsäule, nach Osteosynthesen differentialdiagnostische Hilfe bei der Unterscheidung von verzögerter Heilung („delayed union") und Osteomyelitis.

5.15.3 Skelettszintigraphische Artdiagnostik

Aufgrund der hohen Sensitivität des Verfahrens bei osteoplastischen Reaktionen zeigen sich im Szintigramm häufig Befunde, die zu einer röntgenologischen Abklärung deshalb Anlaß geben, weil sie szintigraphisch nicht artdiagnostisch eingeordnet werden können.

Eine szintigraphische Artdiagnostik ist noch am ehesten möglich bei:

- Multifokaler Metastasierung (osteoplastisch oder osteolytisch mit osteoplastischem Randsaum) (Differentialdiagnose nur Polytrauma) (s. Abb. 54)
- Intervertebralgelenkarthrose der Halswirbelsäule (typischer paravertebraler Herd in der HWS, im seitlichen Szintigramm dorsal des Wirbelkörpers gelegen)
- Rippenfrakturen (seriell angeordnete Rippenherde)
- Folgen eines chirurgischen Eingriffs (im knöchernen Bereich des Op.-Gebiets)
- Herde bei Skoliose, Kyphoskoliose der Wirbelsäule bzw. Osteochondrose am lumbosakralen Übergang (entsprechend der Belastungsachse Mehrspeicherung an den Stützstellen, typischer Wirbelsäulenverlauf, auch Seitendifferenz in der Speicherung der Iliosakralfugen, z. T. auch Hüft-, Knie- und Sprunggelenke betreffend)
- Arthrose der großen Gelenke (herdförmige bis diffuse Mehrspeicherungen in Höhe des Gelenkspalts) (s. 5.20)
- Morbus Paget (massive, meist flächenhaft konfigurierte Mehrspeicherung in einem, im Vergleich zur Norm vergrößerten, typischen Skelettanteil, z. B. Beckenhälfte, Wirbelkörper, Schädeldach) (Abb. 57)
- Zahnextraktion, Kieferhöhlenaffektion (fokale bzw. diffuse Mehrspeicherung in entsprechender Lokalisation)
- Normvarianten (bifrontale Mehrspeicherungen der Schädelkalotte, Speicherdefekte im Sternum), Sehnenansatzstellen (fokale Mehrspeicherungen parietal oder am unteren Schulterblattwinkel)

Tabelle 44.

Erkrankung	Karzinome mit ossärer Metastasierungstendenz (Mamma-, Bronchial-, Nieren-, Prostata-, Schilddrüsenkarzinom)	Primäre Knochentumoren Tumorähnliche Läsionen	Osteomyelitis (spezifisch, unspezifisch	Arthritis/Arthrosen	Nekrosen
Indikation	Suche nach Metastasen, Verlauf (auch unter Therapie)	Dignitätsbewertung, Verlauf	Feststellung von Ausdehnung und Floridität	Bestimmung von Floridität/Aktivität, Verlauf unter Therapie	Feststellung, insbes. große Gelenke
Verfahren	Ganzkörperszintigraphie (zur Verlaufskontrolle ROI empfehlenswert)	Mehrphasenteilkörperszintigraphie (ROI empfehlenswert)	Mehrphasenteilkörperszintigraphie (ROI empfehlenswert)	Mehrphasenteilkörperszintigraphie (ROI empfehlenswert)	Teilkörperszintigraphie (ROI), Pinhole-Kollimator
Funktionsparameter (F) Normwerte (N) Bewertungskriterien (B) Artdiagnose (A) Differentialdiagnosen (DD)	B: Fokale Mehr- oder Minderspeicherungen A: Verteilungsmuster, Lokalisation, Intensität; meist RÖ notwendig (Abb. 54) DD: Frakturen, M. Paget, degenerative Veränderungen an Wirbelsäule und Gelenken	B: Flow, Mehrspeicherung, Ausdehnung Hoch-, Niederflußmuster, Maß der Mehrspeicherung Q (im Seitenvergleich) meist RÖ nötig A: DD: Metastasen, Frakturen, Osteomyelitis (Abb. 55)	B: Flow, Mehrspeicherung, Ausdehnung und Intensität A: Maß der Mehrspeicherung Q (im Seitenvergleich), Flußmuster, Weichteilphase, RÖ DD: Reparation nach Fraktur oder Therapie (Abb. 56)	B: Flow, diffuse/fokale Mehrspeicherung in großen und kleinen Gelenken A: Maß der Mehrspeicherung in Korrelation zu Klinik und RÖ DD: Traumen, Nekrose	B: Speicherungsdefekt A: Defekt mit umgebendem Randsaum, Zunahme im Verlauf (Q) RÖ DD: Aktivierte Arthrose
Ergebnisse	Osteoblastische Metastasen ab 1 cm Ø, osteolytische ab 2–2,5 cm Ø. Selten falsch negativ (z. B. bei kleinfleckiger gemischter und diffuser Metastasierung). Verlauf: Zu- und Abnahme der Intensität im Vergleich zu RÖ	Q <1,20: benigne wahrscheinlich Q <2,00: benigne Q >3,00 + Hochfluß: wahrscheinlich maligne, Ausnahmen: tumorähnliche Läsionen (RÖ!) Q im Verlauf konstant: eher benigne	Fehlende Mehrspeicherung schließt Floridität aus. Bei Mehrspeicherung oft Verlaufskontrolle nötig akut: Fluß hoch, Weichteil massiv. Q↑ chron.: Fluß gering, Weichteil gering, Q klein	Schmerzhafte Gelenke Speichern, keine Unterscheidung Arthritis/Arthrose, Verlaufskontrollen sehr empfindlich (hierzu: Q) Synovitisnachweis durch Hochflußmuster	Normales Speicherungsmuster schließt floride Nekrose aus. Defekt mit Randsaum und rasch ansteigendes Q machen Nekrose wahrscheinlich
Stellung im diagnostischen Ablauf	Screening, unspezifische Beschwerden, vor großen Eingriffen; vor RÖ. Bei umschriebenen Beschwerden, fraglicher Floridität: nach RÖ Zum Verlauf: vor RÖ; bei Beschwerdefreiheit: statt RÖ	Zusatzuntersuchung, nach RÖ Suche nach skip-lesions: TCT	Zusammen mit RÖ bewerten, nach exakter klinischer Abklärung, vor ^{111}In-Leukozyten-Szintigraphie	Zusatzuntersuchung, nach exakter klinischer Abklärung und RÖ s. 5.20	Nach exakter klinischer Untersuchung, zusammen mit RÖ bewerten, NMR!

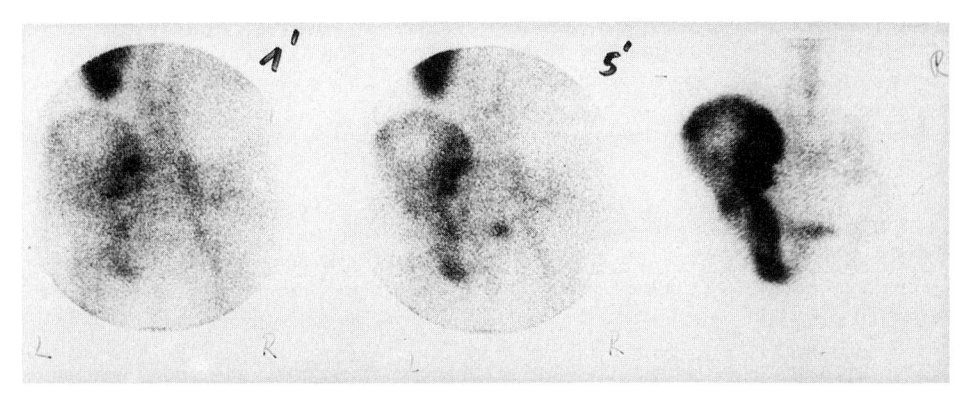

Abb. 57. Morbus Paget. 1 min **(links)**, 5 min **(Mitte)** und 3 h **(rechts)** nach der Injektion Darstellung einer vermehrten Blutansammlung bzw. Knochenspeicherung in der linken Beckenhälfte **oben links** Mitdarstellung der Niere. Beachte: In Übereinstimmung mit dem Röntgenbefund Nachbildung des halben Beckens. (Os sacrum ausgenommen) (artdiagnostische Aussagemöglichkeit)

Falsch-negative Befunde ergeben sich bei kleinen (bis 2 cm Durchmesser), rein osteolytischen Bezirken (Beispiel: Plasmozytomherde, rein osteolytische Metastasen). Einige Osteomyelitiden im Kindesalter speichern nur gering, dies gilt auch für einige primäre maligne Knochentumoren (als Ausnahme).

Falsch-positive ossäre Mehrspeicherungen gibt es praktisch nicht. Ossäre Minderspeicherungen ohne Krankheitswert treten in knöchernen Regionen auf, die in einem Bestrahlungsfeld (z. B. eine Seite der LWS bei Nierenkarzinomnachbestrahlung) gelegen sind. Dieser typische Befund kann erst einige Jahre nach der Bestrahlung sichtbar werden; röntgenologisch meist unauffällige Morphologie.

Nicht ossäre Anreicherungen finden sich manchmal bei Abszessen, Aszites, Pleuraergüssen, Lebermetastasen, intrakraniellen Tumoren, nekrotischem Hirngewebe, metastatischen Verkalkungen als nephroszintigraphischer Kontrast (Tubuluszell-Nekrosen) und bei Myokardläsionen.

Die Mitdarstellung der Niere und der Blase führt häufig zur Möglichkeit der Beurteilung von Lage, Größe und Abflußverhältnissen der Niere, gelegentlich auch zur Erstdiagnose von Dystopien (Nephroptosen), Dysplasien (Hufeisenniere) oder renalen Raumforderungen (Zysten, Tumoren). Verunreinigungen durch radioaktiven Urin können praktisch bei jedem Patienten vorkommen und bedürfen der Wiederholung nach Reinigung bzw. seitlicher und gedrehter Aufnahmen zum Nachweis der oberflächlichen Lage der Mehranreicherung.

Literatur

[1] Themenheft (1984) Knochenszintigraphie (I). Nuklearmediziner 7:71–141
[2] Themenheft (1984) Knochenszintigraphie (II). Nuklearmediziner 7:251–300
[3] Feine U, Müller-Schauenburg W (Hrsg) (1985) Nuklearmedizinische Knochendiagnostik. Neuere bildgebende Verfahren. Wachholz, Nürnberg

5.16 Knochenmark

D. L. Munz

Die Knochenmarkszintigraphie ist ein nichtinvasives Verfahren zur Beurteilung von Größe, Verteilungsmuster und Funktionstüchtigkeit des erythropoetischen und retikuloendothelialen Anteils des Knochenmarkorgans bzw. des „mononuklear-phagozytären" Systems (MPS).

5.16.1 Verfahren

5.16.1.1 Knochenmarkszintigraphie

5.16.1.1.1 Pathophysiologische Grundlagen, Determinanten

Der positive Kontrast (Anreicherung) im Knochenmarkszintigramm beruht auf 2 unterschiedlichen biokinetischen Mechanismen:

1. Einbau von intravenös injiziertem Radioeisen oder – mit Einschränkung – Radioindium in die Erythropoese des Knochenmarks.
2. Endozytotische Aufnahme (Phagozytose, Pinozytose, Mikropinozytose) oder Zelloberflächenanlagerung („attachment") von intravenös injizierten Radiokolloiden oder -millimikrosphären in den retikuloendothelialen Gewebsanteilen des Knochenmarks.

Beim Gesunden und bei den meisten Erkrankungen ist die Verteilung der erythropoetischen und der retikuloendothelialen Knochenmarkanteile im Skelettsystem praktisch kongruent. Bei Panmyelopathie, isolierter Erythroblastopenie, ineffektiver Erythropoese, Osteomyelosklerose sowie Zustand nach Strahlen- und Chemotherapie finden sich teilweise unterschiedliche Verteilungsmuster.

Beim gesunden Neugeborenen enthalten alle Knochen mit Markräumen aktives rotes Knochenmark. Im Verlaufe der Ontogenese ändert sich die Verteilung des roten Knochenmarks in den einzelnen Skelettabschnitten in charakteristischer Weise (zentripetale Fettmarksubstitution). Beim normalen Erwachsenen findet sich rotes Knochenmark in Schädel, Wirbeln, Kreuzbein, Becken und Sternum, Rippen, Claviculae und Scapulae sowie im proximalen Drittel der Femora und Humeri (Tabelle 45). Der übrige Markraum enthält inaktives gelbes Fettmark, welches der szintigraphischen Darstellung entgeht.

Rotes und gelbes Knochenmark sind verschiedene Funktionszustände ein und desselben Organs. Beim Übergang vom einen in das andere beobachtet man eine metaplastische Umwandlung von Retikulumzellen in Fettzellen und umgekehrt. Wandelt sich gelbes Knochenmark unter bestimmten Bedingungen in rotes um, und dehnt sich dabei das rote Knochenmark in den Extremitätenknochen zentrifugal über das proximale Drittel der Femora und/oder Humeri in die Peripherie aus, so spricht man von einer peripheren

Tabelle 45. Normale Verteilung des peripheren roten Knochenmarks in verschiedenen Lebensaltern.

0–2 Jahre	Femur, Tibia, Fibula, Fußskelett / Humerus, Ulna, Radius, Handskelett
2–5 Jahre	Femur, prox. Tibia und Fibula / Humerus, prox. Ulna und Radius
5–10 Jahre	Femur (prox. Tibia/Fibula) / Humerus (prox. Ulna/Radius)
über 10 Jahre	Femur (prox. ⅓–½) / Humerus (prox. ⅓–½)
Ab 12.–15. Lebensjahr: Erwachsenenverteilung: Femur (prox. ⅓) / Humerus (prox. ⅓)	

Expansion (Extension) des (roten) Knochenmarkorgans. Weitere pathologische Befunde im Knochenmarkszintigramm sind die Verdrängung des zentralen Knochenmarks in die Peripherie, die fast oder vollständig fehlende Darstellung von Knochenmark sowie das Vorliegen fokaler Läsionen, d. h. von Herden verminderter bzw. fehlender (cold lesions) und/oder vermehrter (hot lesions) Aktivitätsanreicherung.

5.16.1.1.2 Radiopharmazeutika, Radioaktivität

Zur Szintigraphie des erythropoetisch aktiven Knochenmarks sollte ^{52}Fe verwendet werden, das aber nur an wenigen Zentren mit Zyklotron- und Positronenkamera möglich ist. ^{111}In ist als Ersatz für Radioeisen umstritten, da hiermit offensichtlich nicht nur der erythropoetische, sondern auch der retikuloendotheliale Knochenmarkanteil abgebildet werden kann. ^{99m}Tc-Humanserumalbumin-Mikrokolloid liefert unter den derzeit praxisgängigen MPS-affinen Radiopharmazeutika die qualitativ besten Knochenmarkszintigramme.

Radiopharmazeutikum	Appl. Aktivität	Szintigraphiebeginn p. i.
^{52}Fe-Zitrat (-Chlorid)	3,7 MBq (100 µCi)	4–24 h
^{111}In-Zitrat (-Chlorid)	74 MBq (2 mCi)	24–72 h
^{99m}Tc-HSA-Mikrokolloid	5,55 MBq (150 µCi)/kg KG	20–30 min
^{99m}Tc-HSA-Millimikrosphären	5,55 MBq (150 µCi)/kg KG	5–15 min

5.16.1.1.3 Meßtechnische Einrichtungen, Auswertetechniken

Die Knochenmarkszintigraphie kann entweder in Form einer statischen Ganzkörper- und/oder Regionalszintigraphie oder als kombinierte Funktions-/Lokalisationsszintigraphie („funktionelle Knochenmarkszintigraphie") durchgeführt werden, bei ^{111}In bzw. den ^{99m}Tc-markierten Präparaten mittels einer hochauflösenden Gammakamera. Zur quantitativen Szintigraphie ist eine simultane Überspielung der Aufnahmen auf einen Kleinrechner notwendig (s. dort). Als Referenzregion für das zentrale Knochenmark sind Iliosakralregion bzw. Becken am besten geeignet.

5.16.1.1.4 Praktische Hinweise

Die Knochenmarkszintigraphie ist eine relativ zeitaufwendige Methode (durchschnittliche Dauer 45–60 min).

Die Strahlenexposition für das rote Knochenmark beträgt bei Verwendung von ^{52}Fe 6,76 mGy/MBq (25 mrad/µCi), bei ^{111}In 0,97 mGy/MBq (3,6 mrad/µCi), bei $^{99\,m}$Tc-HSA-Nanokolloid 14,3 µGy/MBq (0,053 mrad/µCi) und bei $^{99\,m}$Tc-HSA-Millimikrosphären 4,86 µGy/MBq (0,018 mrad/µCi).

5.16.1.2 Ferrokinetische in-vivo-Untersuchung

Unter Einsatz eines Ganzkörperzählers oder äußerer Meßsonden (z. B. über Kreuzbein, Milz, Leber, Herz) ist es möglich, Eisenverteilung im Organismus, organspezifische Eisenutilisation, Eisenumsatz und erythropoetische Aktivität (intra-, extramedullär) zu erfassen. Verwendet wird hierbei gewöhnlich ^{59}Fe (0,05–0,2 µCi (0,0018–0,0074 MBq)/kg KG i. v.; Strahlenexposition des Knochenmarks 13,52 mGy/MBq (50 mrad/µCi)).

5.16.1.3 Weitere nuklearmedizinische und alternative diagnostische Verfahren

- Szintigraphische Lokalisation des Erythrozytenabbaus
- Szintigraphische Lokalisation der Thrombozytensequestration
- Bestimmung der Erythrozytenüberlebenszeit
- Bestimmung der Thrombozytenüberlebenszeit
- Vitamin-B_{12}-Resorptionstest bzw. -Urin-Exkretionstest (Schilling-Test)
- Skelettszintigraphie (s. dort)
- Szintigraphie mit tumoraffinen Substanzen (z. B. ^{67}Ga)
- Röntgennativdiagnostik (RÖ) inkl. konventioneller Tomographie
- Transmissionscomputertomographie (T-CT)
- Kernspinresonanztomographie
- Knochenmarkpunktion, -biopsie

5.16.2 Einsatzmöglichkeiten

Die Knochenmarkszintigraphie ermöglichte in den letzten Jahren zunehmend detailliertere Einblicke in die topographische Verteilung und Struktur des funktionstüchtigen Knochenmarkorgans bei einer ganzen Reihe von Erkrankungen.

Indiziert ist das Verfahren in erster Linie bei malignen Systemerkrankungen (Hodgkin-, Non-Hodgkin-Lymphome, multiples Myelom) und Tumormetastasen mit ausgeprägtem Myelotropismus (z. B. bei kleinzelligem Bronchialkarzinom und Neuroblastom, Phäochromozytom), da es einen Befall des Knochenmark-Skelett-Systems oft schon in einer Phase erkennen läßt, wenn Skelettszintigramm und Röntgenbild noch negativ sind.

Weitere Indikationen bzw. Einsatzmöglichkeiten der Knochenmarkszintigraphie nennt Tabelle 46.

Tabelle 46. Indikationen/Einsatzmöglichkeiten der Knochenmarkszintigraphie

1. Nachweis von herdförmigen Ausfällen des funktionstüchtigen Knochenmarks infolge von:
   - Nodulär proliferierenden Systemerkrankungen (maligne Lymphome, multiples Myelom)
   - Metastasen mit ausgeprägtem Myelotropismus (z. B. kleinzelliges Bronchialkarzinom, Neuroblastom)
   - Infarkten (z. B. bei Sichelzellanämie)
   - Radiotherapie
2. Differenzierung unklarer skelettszintigraphischer Befunde
3. Auswahl der Orte für eine gezielte Punktion oder Biopsie des Knochenmarks (wenn Ergebnis der ungezielten Markbiopsie und übrige hämatologische Daten nicht in Einklang)
4. Nachweis einer diffusen Knochenmarkerkrankung, wenn andere Tests nicht aufschlußreich (in erster Linie bei akuten Leukämien und idiopathischer Myelofibrose)
5. Typisierung des Stadiums bei der Osteomyelosklerose
6. Erfassung des Beginns und des Fortschreitens der Fibrosierung des Knochenmarks bei Polyzythaemia vera und chronischer myeloischer Leukämie
7. Differenzierung zwischen akuter und chronischer hämolytischer Anämie
8. Abgrenzung einer Streßpolyzythämie von einer Polyzythaemia vera oder einer sekundären Polyzythämie
9. Nachweis der Orte extramedullärer Hämopoese (nur mit Radioeisenmethoden)
10. Erfassung von Ausdehnung und Verteilung des funktionstüchtigen Knochenmarks (z. B. vor Splenektomie bei myeloischer Metaplasie)
11. Erfassung des Erfolgs oder Mißerfolgs einer Knochenmarktransplantation
12. Erfassung von Knochenmarkschädigungen nach experimentellen, physikalischen, chemischen und medikamentösen Einwirkungen

Literatur:

[1] Munz DL (1984) Knochenmarkszintigraphie; Grundlagen und klinische Ergebnisse. Nuklearmediziner 7, 251

5.17 Große Gefäße, arteriell

E. Moser

5.17.1 Verfahren

5.17.1.1 Periphere Radionuklidangiographie („Perfusionssequenzszintigraphie")

Die periphere Radionuklidangiographie besitzt zur Abklärung großer arterieller Gefäße lediglich eine supplementäre Rolle (s. 5.17.1.3).

5.17.1.1.1 Pathophysiologische Grundlagen, Determinanten

Hierzu s. 5.1 (CARNA) und 5.14.1.2 (Perfusionsszintigraphie der Nieren).

5.17.1.1.2 Radiopharmazeutika, Radionuklide

Soll die gefäßpathologische Veränderung im First-pass-Verfahren untersucht werden, so hat sich die Verwendung von ^{99m}Tc-markierter Diäthylentriaminpentaessigsäure (DTPA) bewährt. Im Vergleich zu ^{99m}Tc-Pertechnetat ist die Strahlenexposition für den Patienten infolge rascher renaler Elimination dieses Radiopharmazeutikums deutlich geringer. Wird im Anschluß an die First-pass-Studie eine Untersuchung im Äquilibrium durchgeführt, so finden mit ^{99m}Tc in-vivo-markierte Erythrozyten oder mit ^{99m}Tc markiertes Humanserumalbumin Verwendung (Blutpoolszintigraphie, s. 5.9).

5.17.1.1.3 Meßtechnische Einrichtungen, Auswertetechnik

Apparative Ausrüstung: Gammakamera mit Auswertesystem.
Jede Form der Perfusionssequenzszintigraphie setzt eine manuelle Bolusinjektion des Radiopharmazeutikums voraus. Hierzu ist eine hohe Radioaktivität pro Volumeneinheit erforderlich (>370 MBq/ml; >10 mCi/ml). Pro Untersuchung werden zwischen 400 und 800 MBq (10–20 mCi) ^{99m}Tc-DTPA i. v. appliziert.

Als vorteilhaft hat sich die Verwendung eines Injektionssystems erwiesen (Abb. 58). Auf einen venösen Verweilkatheter ist ein Verschlußstopfen aufgeschraubt, in dessen rückwärtige Membran die beiden großlumigen Kanülen eingeführt sind. Unmittelbar nach Injektion des Radioaktivitätsbolus erfolgt die Injektion von 10–20 ml einer NaCl-Lösung unter maximalem Druck. Hierdurch läßt sich erreichen, daß der Bolus in möglichst konzentrierter Form den Ort der gefäßpathologischen Veränderung erreicht.

Die Auswertetechniken müssen problemorientiert durchgeführt werden. Bei paarigen Organen bietet sich die Bestimmung des Rechts-Links-Quotienten an. Häufig ist jedoch eine visuelle Beurteilung der Sequenzszintigramme ausreichend. Die parametrische Funktionsszintigraphie und die Fourier-Phasen-Amplituden-Analyse sind z. Z. in Erprobung.

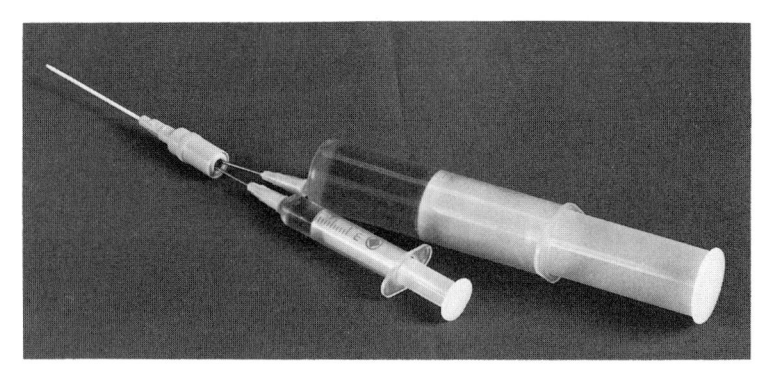

Abb. 58. Injektionssystem zur bolusmäßigen i. v. Applikation von Radiopharmazeutika. Auf dem venösen Verweilkatheter (je nach Venenverhältnissen 18-G bis 22-G) ist ein Verschlußstopfen aufgeschraubt, in dessen rückwärtige Membran die beiden großlumigen Kanülen eingeführt sind. In der kleineren Injektionsspritze befindet sich das Radiopharmazeutikum mit hoher Radioaktivität pro Volumeneinheit, die größere Spritze dient zur anschließenden Injektion von 10–20 ml NaCl-Lösung unter maximalem Druck

5.17.1.1.4 Praktische Hinweise

Die Untersuchung dauert in der Regel weniger als 1 min, wenn sie im First-pass-Verfahren erfolgt. Sie kann sowohl in aufrechter wie in liegender Position erfolgen. Eine Kooperation des Patienten ist in der Regel nicht erforderlich.

Bei Abschluß der Untersuchung Entleerung der Harnblase, da sie radioaktiven Urin enthält.

Die Strahlenexposition beträgt bei Verwendung von ^{99m}Tc-DTPA: für die Nieren: 25 µGy/MBq (90 mrad/mCi); für das Ovar: 1,9 µGy/MBq (7 mrad/mCi); für die Testes: 1,4 µGy/MBq (5 mrad/mCi) und für das rote Knochenmark: 2,7 µGy/MBq (10 mrad/mCi).

5.17.1.2 Weitere nuklearmedizinische Verfahren

5.17.1.2.1 Angioszintigraphie

Dieses Verfahren ist wegen der intraarteriellen Injektion von radioaktiv markierten Eiweißpartikeln invasiv und wird gewöhnlich nur in Zusammenhang mit einer peripheren Röntgenarteriographie durchgeführt. Die Angioszintigraphie gestattet wie bei der Lungenperfusionsszintigraphie aufgrund der Mikroembolisation von Kapillaren die bildliche Dokumentation lokaler Durchblutungsstörungen im Bereich der Extremitäten sowie die Quantifizierung von arteriovenösen Shunts. Hier ist die richtige Größenwahl der eingesetzten Eiweißpartikel entscheidend.

5.17.1.2.2 ^{201}Tl-Perfusionsszintigraphie

Nach i. v. Applikation verteilt sich ^{201}Tl primär proportional zur Muskelmasse und innerhalb des Muskels in Relation zum regionalen Blutfluß (s. Abschn. 5.9.1.1: ^{201}Tl-Myokardszintigraphie). Während partikuläre Radiopharmazeutika infolge Mikroembolisation im Kapillarbett hängen bleiben, unterliegt das ^{201}Tl-Ion einer kontinuierlichen Rückverteilung in ischämischen Muskelbezirken.

Wie bei der Belastungsmyokardszintigraphie werden nach erreichter muskulärer Ausbelastung 80 MBq (2 mCi) ^{201}Tl-Chlorid i. v. appliziert und die Belastung noch weitere 3 min fortgesetzt. Unmittelbar anschließend erfolgt die Messung der ^{201}Tl-Verteilung über der Skelettmuskulatur der unteren bzw. oberen Extremitäten mit Hilfe eines Gammakamerarechnersystems. Nach 5–6 h erfolgt die Anfertigung des Ruheszintigramms.

5.17.1.2.3 Clearanceverfahren

Diese Verfahren beruhen auf der Registrierung des Efluxes („wash out") eines Radiopharmazeutikums aus einem lokalen Gewebedepot, diese Größe ist mit der nutritiven Durchblutung des betreffenden Areals korreliert. Voraussetzung ist, daß der verwendete Radioindikator frei diffusibel ist. Diese Forderung wird vor allem von lipophilen Edelgasen wie ^{133}Xe oder ^{85}Kr erfüllt.

Mit Hilfe von Clearanceverfahren kann die Durchblutung von Muskulatur, Unterhaut und Haut gemessen werden. Wie bei der ^{201}Tl-Perfusionsszintigraphie ist die Aussage von Clearanceverfahren zuverlässiger, wenn sie unter Belastungsbedingungen durchgeführt werden; denn die hämodynamische Wirksamkeit eines Strömungshindernisses kommt unter Belastung deutlicher zum Ausdruck.

Die Clearanceverfahren erlauben die Angabe von Perfusionswerten in ml/100 g Gewebe/min. Minimalwerte der Hautperfusion, die zur Primärheilung nach Amputation erforderlich sind, wurden bereits ermittelt.

5.17.1.3 Alternative Verfahren

5.17.1.3.1 Doppler-Sonographie

Nichtinvasives Screening-Verfahren ohne Strahlenexposition, das sich besonders zur Abklärung der Karotiden bewährt hat. Veränderungen distal der Schädelbasis sind in ca. 70% der Fälle mit der transkraniellen Doppler-Sonographie erfaßbar.

5.17.1.3.2 Digitale Subtraktionsangiographie (DSA)

Die DSA wird zunehmend für die Abklärung großer arterieller Gefäße eingesetzt. Im Gegensatz zu den nuklearmedizinischen Verfahren wird der Einsatz der DSA limitiert durch Kontrastmittelunverträglichkeit, bewegungsbedingte Untersuchungsartefakte, fehlende Kooperationsfähigkeit des Patienten und eingeschränkte Beurteilbarkeit der großen Hirnarterien oberhalb der Schädelbasis. Wird das Kontrastmittel venös appliziert, ist die diagnostische Aussagekraft der DSA i. allg. niedriger als bei intraarterieller und damit invasiver Kontrastmittelgabe.

5.17.1.3.3 Sonographie

Dieses Verfahren hat sich als Erstuntersuchung, z. B. bei Verdacht auf Bauchaortenaneurysma, durchsetzen können.

5.17.2 Einsatzmöglichkeiten (Tabelle 47)

Bei der perfusionsszintigraphischen Abklärung eines Bauchaortenaneurysma (BAA) läßt sich – ähnlich wie bei der Aortographie – eine Verbreiterung der Radioaktivitätssäule nur dann erkennen, wenn das BAA nicht wandständig thrombosiert ist und dadurch ein normales Gefäßlumen vortäuscht.

Entscheidend ergänzen sich Perfusionsszintigraphie und Sonographie, wenn es um die Abklärung der hämodynamischen Relevanz des BAA auf den Nierenkreislauf geht, besonders im Fall eines akuten Nierenversagens. Hier liefert erst die Perfusionsszintigraphie den Nachweis einer einseitigen oder doppelseitigen renalen Perfusionsminderung bzw. eines (sub-)totalen Nierenperfusionsausfalles.

Tabelle 47. Nuklearmedizinische Verfahren zur Abklärung großer arterieller Gefäße (Verweis auf ausführliche Besprechung)

Erkrankung	V. a. zerebrovaskuläre Erkrankung	1. V. a. Nierenarterienstenose 2. V. a. Bauchaortenaneurysma	Angiopathie, z. B. bei Ulcus cruris	Stenose oder Verschlüsse peripherer Arterien (Claudicatio intermittens)
Indikation	Prüfung der Hemisphärenperfusion (Re.-li.-Vergleich)	1. Perfusionsvergleich der Nieren 2. Ausdehnung des BAA (infra-/suprarenal)	Beurteilung der Mikrozirkulation und damit des Heilungspotentials Optimale Höhenlokalisation der Amputation	Prüfung der hämodynamischen Relevanz; Erfolgskontrolle einer Revaskularisierung bei fehlender Indikation zur Rearteriographie oder unklaren angiographischen Befunden
Verfahren	CARNA	Perfusionssequenzszintigraphie (PSS)	Angioszintigraphie (u. U. selektiv) ^{133}Xe-Clearance-Verfahren	^{133}Xe-Clearance-Verfahren ^{201}Tl-Perfusionsszintigraphie vor und nach Belastung
Details in	5.1.1.1	5.14.1.2	5.17.1.2.1 5.17.1.2.3	5.17.1.2.3 5.17.1.2.2

Literatur

[1] Hör G, Munz L D (1986) Nuklearangiologische Methoden zur Untersuchung des peripherarteriellen Gefäßsystems in: Simon H J, Schoop W (Hrsg): Diagnostik in der Kardiologie und Angiologie. Georg Thieme Verlag Stuttgart–New York, S. 381–390

5.18 Große Gefäße, venös, einschließlich Thromboseszintigraphie

D. L. Munz

5.18.1 Verfahren

5.18.1.1 Radionuklidphlebographie

Die Radionuklidphlebographie der unteren (selten oberen) Extremitäten ist ein nichtinvasives Verfahren zur Beurteilung der venösen Drainage mit Darstellung tiefer und oberflächlicher Venen sowie Abbildung von Gefäßverschlüssen, -einengungen und Kollateralkreisläufen.

5.18.1.1.1 Pathophysiologische Grundlagen, Determinanten

Die Injektion eines Radiopharmazeutikums in eine möglichst distal gelegene Fuß- bzw. Handrückenvene führt bei fest angezogenen Staubinden (z. B. supramalleolär) zur positiven Kontrastierung tiefer Venen und insuffizienter Perforansvenen. Nach Lösen der Staubinden kommt es – auch ohne erneute Injektion – zur positiven Kontrastierung oberflächlicher Venen. Als pathologische Befunde im Radionuklidphlebogramm gelten die fehlende Darstellung einer Vene bzw. eines Venensegmentes, umschriebene Verschmälerungen des Venenaktivitätsbandes sowie die Abbildung von Kollateralkreisläufen und retrograde Füllung von Perforansvenen. Umstritten ist die Bedeutung umschriebener Aktivitätsanreicherungen („hot spots") im Venensystem (Endothelläsion? Thrombus? Stase in Klappen oder Thrombus).

5.18.1.1.2 Radiopharmazeutika, Radioaktivität

Zur Radionuklidphlebographie werden heute im klinischen Routinebetrieb ^{99m}Tc-Humanserumalbuminmikrosphären oder ^{99m}Tc-Humanserumalbuminmakroaggregate verwendet (Möglichkeit der Kombination mit der Lungenperfusionsszintigraphie).

– Pro Patient werden zwischen 111–259 MBq (3 und 7 mCi) bolusförmig in eine dorsale Fußrückenvene verabreicht (z. B. Unterschenkeletage: 29 MBq (0,8 mCi) beidseitig; Oberschenkeletage: 44 MBq (1,2 mCi) beidseitig; Becken-/Abdomenetage: 55 MBq (1,5 mCi) beidseitig).
– Die (Sequenz-)Szintigraphie wird sofort nach der i. v. Applikation durchgeführt.

Bestehen (relative) Kontraindikationen für den Einsatz der genannten Radiopharmazeutika (z. B. pulmonal-arterielle Hypertonie, Rechts-links-Shunt, Überempfindlichkeit gegenüber Humanserumalbumin), so können – unter Verzicht auf das Lungenperfusionsszintigramm – auch andere Radiopharmazeutika, wie z. B. ^{99m}Tc-DTPA oder ^{99m}TcO$_4$ herangezogen werden.

5.18.1.1.3 Meßtechnische Einrichtungen, Auswertetechniken

Die Radionuklidphlebographie erfolgt als Sequenzszintigraphie, im Bereich der unteren Extremitäten am besten in Form der Dreietagenszintigraphie (Unterschenkel-, Oberschenkel- und Becken-/Abdomenetage) in ventraler Ansicht unter Verwendung einer (hochauflösenden) Gammakamera. Wenn am Szintigramm quantifiziert werden soll (z. B. Ermittlung von Kreislaufzeiten), dann ist eine simultane Überspielung der Aufnahmen auf einen Kleinrechner notwendig (s. dort).

5.18.1.1.4 Praktische Hinweise

Mikrosphären sind in wenigen ml physiologischer Kochsalzlösung aufgeschwemmt. Das Verfahren kennt keine lokalen Reaktionen oder Thrombophlebitiden als Komplikation. Die Strahlenexposition für die Lungen beträgt bei Verwendung von ^{99m}Tc-Humanserumalbuminmikrosphären bzw. -makroaggregaten 108,1 µGy/MBq (0,40 mrad/µCi).

5.18.1.2 Thromboseszintigraphie

Die Thromboseszintigraphie umfaßt verschiedenartige nichtinvasive Verfahren zur spezifischen direkten Erfassung bzw. Darstellung von Thromben in der venösen und arteriellen Strombahn.

5.18.1.2.1 Pathophysiologische Grundlagen, Determinanten

Der positive Kontrast (Anreicherung) im Thromboseszintigramm beruht auf folgenden Mechanismen: Radioaktiv markiertes Fibrinogen und Heparin sowie radioaktiv markierte Thrombozyten und Leukozyten werden hauptsächlich während der Thrombusbildung (Lokalisierung frischer Thromben), radioaktiv markiertes Plasminogen und Plasmin sowie radioaktiv markierte Streptokinase und Urokinase größtenteils während der Thrombolyse (Lokalisierung frischer und älterer Thromben) eingebaut.

5.18.1.2.2 Radiopharmazeutika, Radioaktivität

Zur Thromboseszintigraphie werden heute im klinischen Routinebetrieb im wesentlichen ^{123}J- oder ^{99m}Tc-markiertes Fibrinogen sowie ^{111}In-markierte Thrombozyten eingesetzt. Radioaktiv markiertes Fibrinogen lokalisiert vornehmlich die im venösen Gefäßsystem anzutreffenden „Koagulationsthromben". Radioaktiv markierte Thrombozyten werden naturgemäß bevorzugt in „weiße Thromben", welche in Gefäßabschnitten mit schnellem Blutfluß und hohem Druck entstehen, eingebaut und sind damit in erster Linie zum Thrombosenachweis in der arteriellen Strombahn geeignet. Die Präparate werden intravenös injiziert.

Radiopharmazeutikum	Appl. Aktivität	Szintigraphie p. i.
^{123}I-Fibrinogen	55–140 MBq (1,5–4,0 mCi)	6–24 h
^{99m}Tc-Fibrinogen	111–185 MBq (3,0–5,0 mCi)	2–24 h
^{111}In-Thrombozyten	3,7–18,5 MBq (0,1–0,5 mCi)	1–48 h

214 5 Klinik

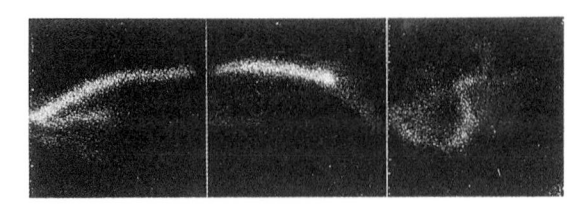

Abb. 59. 3-Etagen-Radionuklidphlebogramm (Unterschenkel, Oberschenkel, Beckenregion) bei Beckenvenenthrombose. Man beachte den massiven Umgehungskreislauf

Bei Injektion in eine Fuß- oder Handrückenvene ist im Rahmen derselben Untersuchung die Anfertigung eines Radionuklidphlebogramms (s. 5.18.1.1) möglich.

Leukozyten, Heparin, Plasminogen, Streptokinase, Urokinase und Plasmin, mit verschiedenen Radionukliden markiert, haben sich in der Praxis entweder nicht bewährt oder noch nicht durchgesetzt.

5.18.1.2.3 Meßtechnische Einrichtungen, Auswertetechniken

Die Thromboseszintigraphie erfolgt entweder als Ganzkörperszintigraphie und/oder als Teilkörperszintigraphie. Die Ganzkörperszintigraphie kann mit speziell eingerichteten Ganzkörperscannern oder besser mit Gammakameras (entweder durch überlappend angefertigte Teilkörperaufnahmen oder durch einen Ganzkörperzusatz) vorgenommen werden. Wenn am Szintigramm quantifiziert werden soll, dann ist eine simultane Überspielung der Aufnahme auf einen Kleinrechner notwendig (s. dort).

5.18.1.2.4 Praktische Hinweise

Die Strahlenexposition für den Ganzkörper beträgt bei Verwendung von ^{123}I-Fibrinogen 13,5 µGy/MBq (0,050 mrad/µCi), diejenige für die Leber bei Verwendung von ^{99m}Tc-Fibrinogen (0,45 mrad/µCi) und diejenige für die Milz bei Verwendung von ^{111}In-Thrombozyten 121,6 µGy/MBq (25–34 mrad/µCi) (jeweils kritisches Organ).

5.18.1.3 Fibrinogen-Uptake-Test

Nach Blockade der Schilddrüse mit Na-Perchlorat oder Jodid werden 3,7 MBq (100 µCi) ^{125}I-Fibrinogen intravenös injiziert. Der Nachweis einer vermehrten Aktivitätsanreicherung erfolgt mit Hilfe einer Meßsonde (z. B. tragbarer Detektor mit Ratemeter) punktuell im Abstand von ca. 5 cm über der dorsalen Fläche beider Unterschenkel und der ventromedialen Fläche beider Oberschenkel. Die Messung beginnt ca. 4 h p. i., spätestens jedoch 24 h p. i. und kann – in 1–2tägigem Abstand – bis zu 7–8 Tagen fortgesetzt werden. Ein Anstieg der Aktivität von mindestens 20% im Vergleich zum Vorwert an derselben Stelle gilt als Hinweis auf eine akute Thrombose. Das – sehr aufwendige – Verfahren wird prospektiv eingesetzt, in erster Linie bei operierten Patienten mit Thromboserisiko zum Nachweis bzw. Ausschluß einer sich entwickelnden Thrombose sowie zur Verlaufskontrolle.

Die Strahlenexposition für die (blockierte) Schilddrüse beträgt 1350–4050 µGy/MBq (5–15 mrad/µCi).

5.18.1.4 Alternative diagnostische Verfahren

- Blutpool-Darstellung der großen Gefäße durch Markierung der Erythrozyten mit ^{99m}Tc
- Röntgenkontrastphlebographie
- Impedanzplethysmographie
- Doppler-Ultraschall-Methode
- Lymphgefäß-Sequenzszintigraphie

5.18.2 Einsatzmöglichkeiten (Tabelle 48)

Tabelle 48. Einsatzmöglichkeiten der Radionuklidphlebographie und/oder Thromboseszintigraphie

1. Verdacht auf tiefe Bein- oder Beckenvenenthrombose
2. Verlaufskontrolle bei tiefen Bein- oder Beckenvenenthrombosen (Beurteilung medikamentöser und chirurgischer Therapieeffekte)
3. Verdacht auf Lungenembolie bei unbekannter Emboliequelle
4. Beurteilung des venösen Abflusses bei postthrombotischem Syndrom
5. Prüfung der Durchgängigkeit von Venensperrmaßnahmen (z. B. Cavafilter)
6. Nach mißlungener Röntgenphlebographie
7. Verdacht auf Venenokklusion durch raumfordernde Prozesse (z. B. Tumoren, Hämatome)
8. Differentialdiagnostik des „dicken Beins"
9. Absolute oder relative Kontraindikation für die Röntgenphlebographie (Kontrastmittelallergie, schwere Nieren- und Leberschädigung, Hyperthyreose, autonomes Adenom der Schilddrüse, hochgradige venöse Stauung)

Literatur

[1] Buttermann G, Pabst HW (1984) Zur Diagnostik und Prophylaxe thromboembolischer Erkrankungen. In: Hör G, Bussmann WD (Hrsg) Kardiovaskuläre Nuklearmedizin. Fischer, Stuttgart, S 171
[2] Lisbona R, Darbekyan V, Novales-Diaz JA, Rush CL (1985) Tc-99 m red blood cell venography in deep venous thrombosis of the lower limb: An overview. Clin Nucl Med 10(3):208
[3] Munz D, Brandhorst I, Hör G (1984) Prinzip, Aussagewert und Indikationen der 3-Etagen-Radionuklidphlebographie. In: Hör B, Bussmann WD (Hrsg) Kardiovaskuläre Nuklearmedizin. Fischer, Stuttgart, S 151

5.19 Blutungsquellen

I. Brandhorst und G. Hör

5.19.1 Verfahren

5.19.1.1 Szintigraphische Lokalisation von Blutungsquellen

Szintigraphischer Nachweis und Lokalisation gastrointestinaler Blutungsquellen gelingen nichtinvasiv mit radioaktiv in-vivo-markierten Erythrozyten („Blutpool-Scan"). Domäne der nuklearmedizinischen Diagnostik sind die „endoskopieblinden" Darmabschnitte.

5.19.1.1.1 Physiologische Grundlagen, Determinanten

Radioaktiv markierte Erythrozyten werden im intravasalen Blutraum (Blutpool) retiniert. Ein Leck im Blutgefäßsystem des Gastrointestinaltrakts führt zum Austritt von Blut in das Darmlumen und damit zur fokalen Anreicherung („hot spot").

5.19.1.1.2 Radiopharmazeutikum, Radionuklide

Die Erythrozyten werden mit ^{99m}Technetium markiert. Voraussetzungen: Dem nüchternen Patienten werden zunächst 50–60 Tropfen Irenat (oder 20 µg/kg Körpergewicht Natriumperchlorat) oral gegeben und danach 1,0–1,5 ml Pyrophosphat (oder 14 µg/kg Körpergewicht Zinn-Chlorid) intravenös verabreicht. 20–30 min später erfolgt die i.v. Gabe (Bolusinjektion) von 90–370 MBq (2,5–10 mCi) ^{99m}Technetium (Natriumpertechnetat).

5.19.1.1.3 Meßtechnische Einrichtungen, Auswertetechniken

Hochauflösende Gammakameras, möglichst mit on-line-angeschlossenem Rechnersystem sind erforderlich. Dadurch ist gewährleistet, daß zugleich dynamische Studien als Analogszintigramme und Computerdaten der Blutungskinetik für einzelne Abdominalregionen gewonnen werden. Die Untersuchung wird in 3-Phasen-Technik durchgeführt (Perfusion, Blutpool, spätstatische Verteilung). Nach der frühen Sequenz folgen statische Einzelaufnahmen, ggf. in halbschrägen und/oder seitlichen Sichten. Diese Regionalszintigramme werden bis 8 h, nötigenfalls bis 24 h p.i. angefertigt (statische Aufnahmen mit 700 000 counts).

5.19.1.1.4 Praktische Hinweise

S. Tabelle 49.

Tabelle 49. Strahlenexposition (Äquivalentdosis/applizierte Aktivität) bei Untersuchungen mit $^{99\,m}$Tc-markierten Erythrozyten. [Nach 4]

Organ	rd/mCi	mSv/GBq
Ganzkörper	0,019	5,135
Herz	0,078	21,081
Milz	0,050	13,514
Leber	0,070	18,919
Blut	0,055	14,865
Lunge	0,056	15,135
Nieren	0,054	14,595
Knochenmark	0,033	8,919

5.19.2 Einsatzmöglichkeiten

Die abdominelle Sequenzszintigraphie mit in-vivo-markierten Erythrozyten (Blutpool-Szintigraphie) lokalisiert intestinale Blutungsquellen, wobei bedacht werden muß, daß die meisten gastrointestinalen Blutungen, auch die klinisch massiven, intermittierend auftreten (Abb. 60a, b). Angiographie und Endoskopie sind nur dann eine Hilfe auf der Suche nach Blutungsquellen, wenn zum Zeitpunkt der Untersuchung eine Blutung vorliegt.

Wichtigste Indikation im Kindesalter ist der Verdacht auf ein blutendes Meckel-Divertikel (Abb. 61). Darüber hinaus sind die in der Tabelle zusammengefaßten Indikationen zu beachten.

Mit der langen Verweildauer der Aktivität im Intravasalraum ist eine deutlich größere Treffsicherheit gegeben, pro Zeiteinheit auch gering blutende Läsionen zu entdecken. Als

Tabelle 50. Einsatzmöglichkeiten der Blutpool-Szintigraphie

Erkrankung	Akuter chronischer Blutverlust mit Anämie bei Ausschluß von Systemerkrankungen. Unklarer Hb-Abfall
Indikation	Frage nach intestinalen Blutverlust in „endoskopisch blinden" Darmabschnitten und die genaue Lokalisation
Verfahren	Blutpool-Szintigraphie mit $^{99\,m}$Technetium-markierten Erythrozyten
Auswertekriterien	Fokale Anreicherung (hot spot) im Abdominalbereich mit Bildung einer Aktivitätsstraße durch peristaltikbedingten Abtransport (Regionalszintigramme in Sequenz)
Differentialdiagnosen	1. Blutendes Meckel-Divertikel 2. Angiodysplasien 3. Blutende Polypen 4. Benigne/maligne intestinale Tumore 5. Mißbildungen (Divertikel, zystische Duplikaturen)
Normalbefund	Diffuse Aktivitätsverteilung mit Blutpool-Darstellung der großen Gefäße, Leber, Milz und Nieren, ohne fokale Aktivitätsanreicherung oder umschriebene Mehrkontrastierung
Stellung im diagnostischen Ablauf	Zweituntersuchung nach Klinik und eventueller Endoskopie, vor Angiographie

Ursache für gastrointestinale Blutverluste mit Hämatemesis (Quelle oberhalb des Pylorus) und Meläna (Quelle unterhalb des Pylorus), verbunden mit Teerstühlen, blutigen Diarrhöen, Blutauflagerungen oder auch nur okkultem Blut im Stuhl, kommen verschiedene Erkrankungen in Betracht (Tabelle 50).

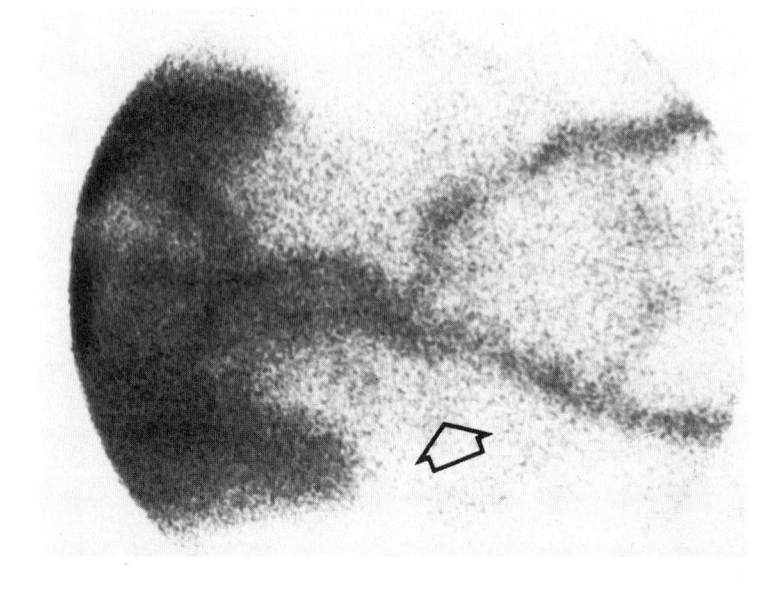

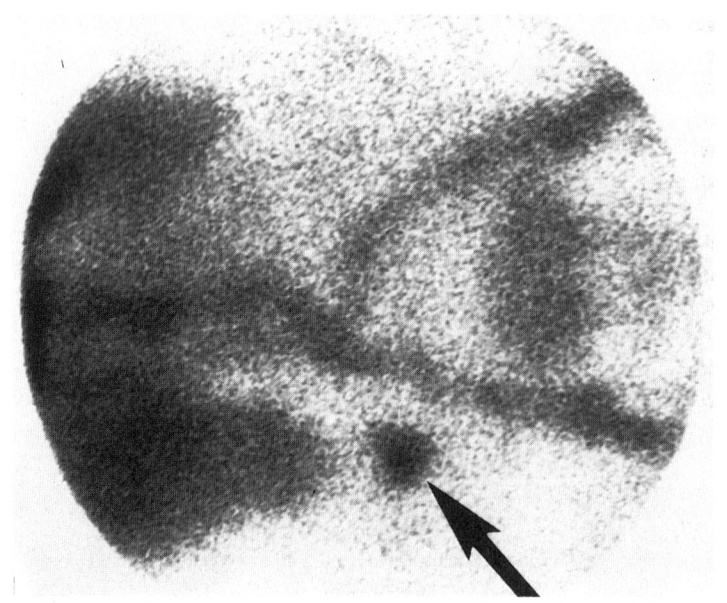

Abb. 60a, b. Gammakamerasequenzszintigramme 5 min p. i. **a** und 75 min p. i. **b** in ventraler Sicht (Querlage). Deutliche Darstellung einer fokalen Aktivitätsanreicherung in Sicht auf den ileozökalen Übergang bei Angiodysplasie in diesem Bereich bei einer 79jährigen Patientin mit rezidivierenden Anämien

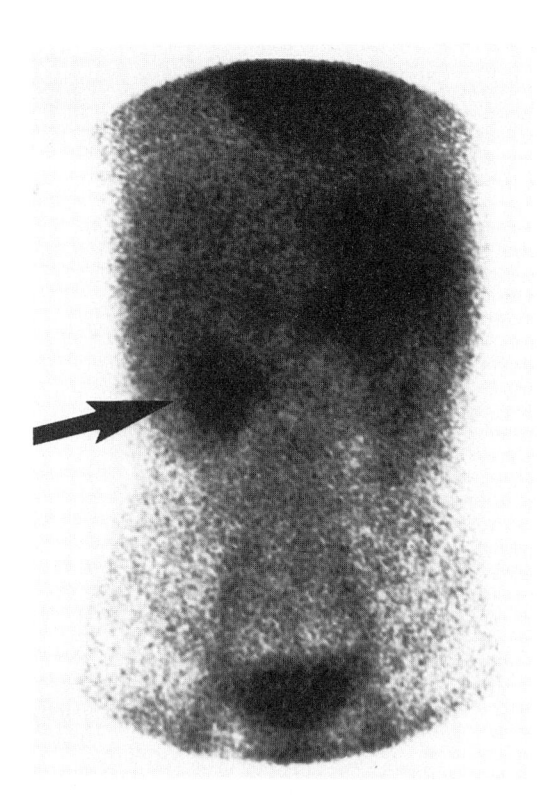

Abb. 61. 8jähriger Junge mit intermittierenden Bauchschmerzen und Blutungsanämie (Teerstühle intermittierend). Gammakamerasequenzszintigramm 23 min p. i. mit deutlicher Aktivitätsanreicherung in Sicht auf die kaudale C-Schlinge des Duodenums bei einem blutenden Doppeldivertikel, Aufnahme in ventraler Sicht

Literatur:

[1] Alavi A (1982) Detection of gastrointestinal bleeding with ^{99m}Tc-sulfur colloid. Sem in Nucl Med 12:126–138
[2] Hör G, Munz DL, Brandhorst I, Happ J (1984) Abdominelle Sequenzszintigraphie bei Meckel-'schem Divertikel. Kinderarzt 15:1406–1409
[3] Srivastava SC, Chervu LR (1984) Radionuclide-labeled red blood cells: Current status and future prospects. Sem in Nucl Med 14:68–82
[4] Winzelberg GG, McKusick KA, Froelich JW, Callahan RJ, Strauss HW (1982) Detection of gastrointestinal bleeding with ^{99m}Tc-labeled red blood cells. Sem in Nucl Med 12:139–146

5.20 Gelenkweichteile

D. L. Munz

Die Gelenkweichteilszintigraphie ist ein sensitives, aber unspezifisches Verfahren zur Erfassung und Quantifizierung der Aktivität/Floridität eines (entzündlichen) Gelenkprozesses.

5.20.1 Verfahren

5.20.1.1 Gelenkweichteilszintigraphie

5.20.1.1.1 Pathophysiologische Grundlagen, Determinanten

Der positive Kontrast (Anreicherung) im Gelenkweichteilszintigramm beruht in der Frühphase, d. h. 5–30 min nach i. v. Injektion von ^{99m}Tc-Pertechnetat auf einer Hyperämie, und in der Spätphase (ca. 2 h p. i.) auf der Penetration von freiem ^{99m}Tc-Pertechnetat ins Synovialgewebe oder in die Synovialflüssigkeit, verursacht durch Permeabilitätsstörungen.

5.20.1.1.2 Radiopharmazeutika, Radioaktivität

Zur Gelenkweichteilszintigraphie wird ^{99m}Tc-Pertechnetat (nach Blockade der Schilddrüse, z. B. mit Perchlorat) verwendet.

Pro Patient werden zwischen 370 und 555 MBq (10 und 15 mCi) verabreicht.
Die Szintigraphie wird zwischen der 5. (10.) und 30. min p. i. durchgeführt.

Für die Vergleichbarkeit der Resultate, insbesondere für Verlaufs- und Therapiekontrollen, ist eine Standardisierung der Methode hinsichtlich gleicher Vorbereitung des Patienten, identischer Aktivität, identischem Zeitraum zwischen Injektion und Szintigraphie, identischer anatomischer Positionierung, Aufnahmezeit und Abbildungszeit unerläßlich.

5.20.1.1.3 Meßtechnische Einrichtungen, Auswertetechniken

Die Gelenkweichteilszintigraphie erfolgt als Teilkörperszintigraphie mit einer (hochauflösenden) Gammakamera. Zur quantitativen Szintigraphie (Q als Maß der Mehrspeicherung) ist eine simultane Überspielung der Aufnahme auf einen Kleinrechner notwendig (s. dort). Als Bezugspunkt für die durch ROI (s. dort) eingegrenzten Gelenke sind die kontralaterale Seite und/oder „normale" benachbarte Gelenke am besten geeignet. Es hat sich gezeigt, daß die semiquantitative visuelle Auswertung der Aktivitätsanreicherung (0, (+), +−++++) in kleinen Gelenken der Hände und Füße sowie in Ellenbogen- und Kniegelenken mit der quantitativen ROI-Technik sehr gut korreliert. Die − sehr zeitaufwendige − ROI-Technik wird vor allem bei Verlaufs- und Therapiekontrollen eingesetzt. Eine weitere gängige Auswertetechnik ist die Erstellung von Aktivitätsprofilkurven über den Gelenken.

5.20.1.2 Skelettszintigraphie („Gelenkknochenszintigraphie")

Zur Erfassung einer Beteiligung bzw. eines Befalls der gelenkbildenden Knochen müssen osteotrope Radiopharmazeutika (z. B. ^{99m}Tc-markierte Zinndiphosphonate) verwendet werden (s. 5.15 Skelett). Wird die Skelettszintigraphie in Form einer Mehrphasenszintigraphie (s. dort) durchgeführt, so ist eine Beurteilung der Gelenkweichteile und der gelenkbildenden Knochen im Rahmen einer einzigen Untersuchung möglich (Voraussetzung: die interessierende Gelenkregion muß vorher bekannt sein). Bei der Frage einer (entzündlichen) Erkrankung der Iliosakral-, Hüft- und Schultergelenke sollte die Skelettszintigraphie der Gelenkweichteilszintigraphie vorgezogen werden; zur Erfassung einer Iliosakralarthritis kann eine quantitative Auswertung (z. B. ROI-Technik) hilfreich sein.

5.20.1.3 Weitere nuklearmedizinische und alternative diagnostische Verfahren

- Szintigraphie mit entzündungsaffinen Substanzen/Präparationen (z. B. ^{67}Ga, ^{111}In-Leukozyten)
- Thermographie
- Laborparameter
- Röntgennativdiagnostik (RÖ) inkl. konventioneller Tomographie
- Transmissionscomputertomographie (T-CT)
- Arthrographie
- Arthroskopie
- Angiographie

5.20.2 Einsatzmöglichkeiten

Tabelle 51 gibt die Indikationen zur Gelenkweichteilszintigraphie (bzw. Skelettszintigraphie) bei verschiedenen klinischen Fragestellungen wieder. Das Verfahren wird am häufigsten eingesetzt bei chronischer Polyarthritis, Gicht, Infektarthritis, Psoriasis arthropathica u. a. dermatologischen Erkrankungen, z. B. M. Behcet, Pustulosis palmaris et plantaris etc., Morbus Reiter, Lupus erythematodes und Morbus Bechterew sowie zur Differenzierung zwischen Arthritis und Arthrose.

Die Gelenkweichteilszintigraphie sollte vor allem zur Untersuchung der kleinen Gelenke im Bereich der Hände und Füße sowie der Ellenbogen- und Kniegelenke, die Skelettszintigraphie zur Erfassung eines pathologischen Prozesses im Bereich der stammnahen Gelenke sowie im besonderen zum Nachweis einer Iliosakralarthritis (z. B. beim Morbus Bechterew) angewandt werden.

Tabelle 51. Indikationen zur Gelenkweichteilszintigraphie (bzw. Skelettszintigraphie) (s. auch 5.15)

1. Früherkennung eines pathologischen Gelenkprozesses (vor allem bei seronegativer chronischer Polyarthritis)
2. Klinischer Verdacht auf pathologischen Gelenkprozeß bei negativem Röntgenbefund
3. Ausschluß eines hyperämischen (entzündlichen) Gelenkprozesses bei normalem Gelenkweichteilszintigramm (Differenzierung zwischen Arthritis und Arthrose; cave: Möglichkeit falsch positiver Resultate bei aktivierter Arthrose)
4. Zweifelhafter Röntgenbefund im Gelenk
5. Bestätigung eines positiven Röntgenbefunds im Gelenk (Möglichkeit falsch negativer szintigraphischer Befunde bei ankylosierten Gelenken)
6. Beurteilung bzw. Quantifizierung der Aktivität/Floridität eines pathologischen Gelenkprozesses
7. Dokumentierung der Ausdehnung eines pathologischen Gelenkprozesses bei positivem Röntgenbefund
8. Erstellung eines Ganzkörpergelenkstatus bei Polyarthropathien
9. Erfassung einer Gelenkbeteiligung bei Skelettsystemerkrankungen
10. Verlaufskontrolle bei pathologischen Gelenkprozessen (quantitative Auswertung!)
11. Objektivierung von Therapieeffekten bei pathologischen Gelenkprozessen (quantitative Auswertung!)
12. Nachweis einer Bursitis oder Tendovaginitis

Literatur

[1] Holzmann H, Hör G, Hahn K, Altmeyer P (Hrsg) (1985) Dermatologie und Nuklearmedizin. Thieme, Stuttgart
[2] Kolarz G, Thumb N (1982) Methods of nuclear medicine in rheumatology. Schattauer, Stuttgart

5.21 Abszeß, Entzündung
P. Georgi

5.21.1 Verfahren

5.21.1.1 Leukozytenszintigraphie

Die Leukozytenszintigraphie zeichnet sich durch eine hohe „Spezifität" aus; chronische Prozesse lassen sich in der Regel nicht darstellen.

5.21.1.1.1 Pathophysiologische Grundlagen

Die mit einer akuten Entzündung nach kurzzeitig auftretender Vasokonstriktion verbundene persistierende Vasodilatation führt durch den verlangsamten Blutfluß bzw. die Stasis zu einer Margination und Immigration von Leukozyten. Die gesteigerte Permeabilität der Gefäßwand bewirkt gleichzeitig den Austritt von Plasma innerhalb des Entzündungsherds. Diese Vorgänge können durch den Einsatz radioaktiver Tracer dargestellt werden.

Da die Migration der Granulozyten und Monozyten zum Entzündungsherd u. a. von einer intakten Chemotaxis abhängig ist, dürfen die Zellen durch die radioaktive Markierung möglichst nicht beeinträchtigt werden. Bewährt hat sich hierbei ^{111}In, das an Oxine, Acetylaceton oder Tropolon gebunden, die Zellmembran zu durchdringen in der Lage ist. Da dies jedoch für alle Zellen zutrifft, müssen vor der Markierung die erforderlichen patienteneigenen Leukozyten von den Erythrozyten und Thrombozyten durch aufwendige Zentrifugationsvorgänge abgetrennt werden.

- Die physiologische Speicherung markierter Leukozyten in Milz, Leber und Knochenmark kann die Beurteilung dieser Organe bzw. Organregionen erschweren
- Bei Spätaufnahmen (> 24 h) können falsch-positive Befunde im Abdomen erhoben werden durch gastrointestinale Migration sequestrierter ^{111}In-markierter Leukozyten

Die durch Phagozytose von ^{99m}Tc-Mikrokolloiden selektiv im Vollblut markierten Granulozyten und Monozyten haben sich trotz des sehr viel einfacheren Verfahrens bisher nicht durchsetzen können.

5.21.1.1.2 Radiopharmazeutika, Radioaktivität

Zur Markierung der Leukozyten mit ^{111}In-Oxinen, Acetylaceton bzw. Tropolon werden 50–100 ml heparinisiertes Blut des Patienten benötigt. Die Abtrennung der Leukozyten erfolgt durch mehrere Zentrifugationsvorgänge (u. a. Gradientenzentrifugation mittels Unterschichten mit Metrizamid) unter sterilen Kautelen. Wichtig hierbei ist, daß Veränderungen des pH und der Osmolarität möglichst vermieden und die Zellen umgehend nach der Abtrennung in Serum resuspendiert werden, damit sie ihre Vitalität nicht verlieren. Die

Effizienz der Markierung, die in der Regel bei über 60% liegt, ist von einer ausreichenden Zellzahl abhängig. Die Dauer der Zelltrennung und Markierung beträgt zwischen 2 und 3 h.

- Pro Patient werden bis zu 18 MBq (0,5 mCi) ^{111}In-markierter Eigenleukozyten intravenös appliziert
- Die Szintigraphie erfolgt in der Regel 24 h nach Applikation. Frühaufnahmen nach 4 h und Spätaufnahmen nach 48 h können erforderlich sein

5.21.1.1.3 Meßtechnische Einrichtungen, Auswertetechniken

^{111}In emittiert Gammaquanten von 171 keV und 245 keV, so daß die Gammakameraaufnahmen mit einem Mittelenergiekollimator durchgeführt werden müssen. Wegen der Speicherung markierter Leukozyten in Milz, Leber und Knochenmark kann es notwendig werden, Subtraktionsbilder mittels Computer durch zusätzliche Leber-, Milz-, Knochen- und Knochenmarkszintigraphie in Doppeltracertechnik (^{111}In: 245 keV; ^{99m}Tc: 141 keV) herzustellen.

5.21.1.1.4 Praktische Hinweise

Die höchste Strahlendosis erhält die Milz mit 311 µGy/MBq (11,5 rad/mCi). Die Strahlendosis der Leber beträgt 132 µGy/MBq (4,9 rad/mCi), die des Ganzkörpers 11 µGy/MBq (0,4 rad/mCi). Bedingt durch die hohe Strahlenexposition ist eine strenge Indikationsstellung dringend erforderlich. Nach Möglichkeit sollte die applizierte Aktivität nicht über 18,5 MBq (500 µCi) liegen.

Die Dauer von Einzeluntersuchungen liegt zwischen 10 und 20 min, d. h. bei der Suche nach okkulten Herden muß mit einer Gesamtuntersuchungszeit von über 1 h gerechnet werden.

5.21.1.2 Galliumszintigraphie

Bei der Suche nach okkulten Prozessen hat sich die Galliumszintigraphie klinisch bewährt, wobei jedoch eine Differenzierung zwischen entzündlichen und neoplastischen Herden nicht möglich ist.

5.21.1.2.1 Pathophysiologische Grundlagen

Die mit der Entzündung einhergehende gesteigerte Permeabilität der Gefäßwand führt zu einem Austritt von Plasma innerhalb des Entzündungsherds. Hierdurch ist es möglich, mit markierten Serumproteinen den Entzündungsprozeß szintigraphisch darzustellen. Während ^{111}In-markierte Serumproteine, wie z. B. Transferrin, sich klinisch nicht durchsetzen konnten, hat ^{67}Ga-Citrat eine große klinische Verbreitung gefunden. Es wird diskutiert, daß Gallium – an Transferrin gebunden – durch die erhöhte Permeabilität der Gefäßwand in den Entzündungsherd gelangt und hier von Makrophagen und Histiozyten angereichert wird. Diskutiert wird aber auch eine In-vivo-Markierung von Leukozyten durch die Bindung an Lactoferrin. Hiergegen spricht jedoch die Beobachtung, daß das Gallium in den Granulozyten des Entzündungsprozesses kaum nachzuweisen ist.

5.21 Abszeß, Entzündung

Da Gallium auch in Tumoren angereichert wird, ist es für eine Differenzierung zwischen entzündlichen und neoplastischen Prozessen nicht geeignet. Die Ausscheidung über den Darm beeinträchtigt die Untersuchung des Abdomens. Da Gallium zusätzlich osteotrope Eigenschaften hat, ist die Differenzierung zwischen nichtentzündlichen Knochenumbauprozessen von solchen mit einer akuten Entzündung schwierig.

5.21.1.2.2 Radiopharmazeutika, Radioaktivität

Appliziert wird kommerziell erhältliches trägerarmes ^{67}Ga-Citrat. Bedingt durch die relativ kurze physikalische Halbwertzeit von 3,25 Tagen ist es in den meisten nuklearmedizinischen Einrichtungen nicht ständig vorrätig.

- Pro Patient werden zwischen 100–200 MBq (3 und 5 mCi) i. v. appliziert
- Die Gammakameraaufnahmen werden frühestens nach 24 h, in der Regel jedoch nach 2–3 Tagen angefertigt

5.21.1.2.3 Meßtechnische Einrichtungen

Aufgrund der relativ niedrig zu applizierenden Aktivität sind Ganzkörperszintigraphien in der Regel nicht möglich, so daß auch bei der Suche nach okkulten Prozessen Einzelaufnahmen mit der Gammakamera angefertigt werden müssen. Da ^{67}Ga Gammaquanten unterschiedlicher Energie emittiert (0,09 MeV (40,5%); 0,18 MeV (20,4%); 0,30 MeV (15,0%)), ist es wünschenswert, für die Aufnahmen eine Gammakamera mit 2 oder möglichst sogar 3 Energiebereichen einzusetzen.

5.21.1.2.4 Praktische Hinweise

^{67}Ga wird über den Darm ausgeschieden, so daß die höchste Strahlendosis im unteren Dickdarm erreicht wird. Bei der Suche nach okkulten Entzündungsprozessen im Bereich des Abdomens ist vor der Szintigraphie eine gründliche Entleerung des Darms erforderlich (Abführmittel, Reinigungseinlauf).

- Die Strahlendosis beträgt für den unteren Dickdarm 240 µGy/MBq (0,9 rad/mCi), die der Gonaden 70 µGy/MBq (0,25 rad/mCi)

5.21.2 Einsatzmöglichkeiten

Die Suche nach okkulten entzündlichen Prozessen und der klinische Verdacht auf eine bakterielle Entzündung nach operativen Eingriffen, insbesondere im Bereich des Abdomens und des Skeletts (Alloarthroplastik), stellen die wichtigsten Indikationen zur Entzündungsszintigraphie (s. Tabelle 52). Mit ^{111}In-Leukozyten lassen sich in der Regel nur akute Prozesse darstellen, so sind z. B. chronische Osteomyelitiden szintigraphisch negativ (Abb. 62a–c). Dagegen sind mit ^{67}Ga-Citrat häufiger subakute und auch chronische Prozesse nachzuweisen. Während für ^{67}Ga eine etwa gleich hohe Sensitivität und Spezifität

Tabelle 52. Indikationen zur Entzündungsszintigraphie

Erkrankung/Symptome	Verfahren	Fehldiagnosen
Fieber unklarer Ursache und Leukozytose	^{67}Ga, ^{111}In-Leuko	FP: nichtentzündliche Leuko-Reaktion (z. B. Tumorperipherie) Reversible Ischämien im Darm FN: Pankreatitis, Leber- und Milzabszesse
Fieberanstieg nach OP (+ Schmerzen)	^{67}Ga, ^{111}In-Leuko	FP: nichtentzündliche Leuko-Infiltration
Verdacht auf Abdominalabszeß bzw. entzündlichen Prozeß im Abdomen	^{111}In-Leuko (^{67}Ga)	FP: akzessor. Milz, M. Crohn, asept. Pankreatitis Cave: ^{67}Ga im Darmlumen FN: z.T. Leber-, Milz- und subphrenische Prozesse
Nierenabszesse, fokale bakterielle Nephritis	^{111}In-Leuko, ^{67}Ga	FP: Nierentumoren mit begleitender akuter Entzündung Cave: ^{67}Ga, z.T. über Nieren ausgeschieden
Hämatogene und exogene akute Osteomyelitis	^{111}In-Leuko	FP: „aktiviertes" Knochenmark Tumoren mit begleitender akuter Entzündung FN: Tbc-Osteomyelitis Cave: osteotropes Verhalten von ^{67}Ga
Verdacht auf bakterielle, septische Arthritis	^{111}In-Leuko	FP: Schub bei chronischer Arthritis, Reizzustand, Periarthritis
Infizierte Alloarthroplastik, DD. TEP-Lockerung	^{111}In-Leuko	FP: aggressives Granulom, „aktiviertes" Knochenmark

FP: gehäuft falsch positive Befunde; FN: gehäuft falsch negative Befunde

(85–90%) angegeben wird, haben einige Autoren für die ^{111}In-Leuko-Szintigraphie eine etwas höhere Spezifität bei geringerer Sensitivität gefunden (Tabelle 53).

Klinische Bedeutung wird der ^{67}Ga-Szintigraphie in der Lungendiagnostik zugeschrieben, da bei aktiver Tbc, M. Boeck und Pneumocystis carinii eine hohe Galliumspeicherung zu finden ist, die nach erfolgreicher Therapie zurückgeht.

Literatur

[1] Froelich JW, Swanson D (1984) Imaging of inflammatory processes with labeled cells. Semin Nucl Med 14:128
[2] Georgi P, Sinn H, Wellman H, Clorius JH (1981) Clinical applications of Indium-111-Acetylacetone-labeled blood cells. In: Medical radionuclide imaging, vol 1. IAEA-SM-247/39, Vienna
[3] Goodwin DA, McDongall JR (1982) Critical evaluation of the diagnostic usefulness of In-111-labeled white cells. Clin Nucl Med 7:44
[4] Staab EV, McCartney WH (1978) Role of Gallium-67 in inflammatory disease. Semin Nucl Med 8:219–233

Tabelle 53. Ergebnisse der Entzündungsszintigraphie (Mittelwert und Extremwerte aus 8 bzw. 6 Literaturangaben)

Sensitivität	Spezifität	Treffsicherheit
91,4% (70–98)	91,6% (75–100)	89,5% (83–94)

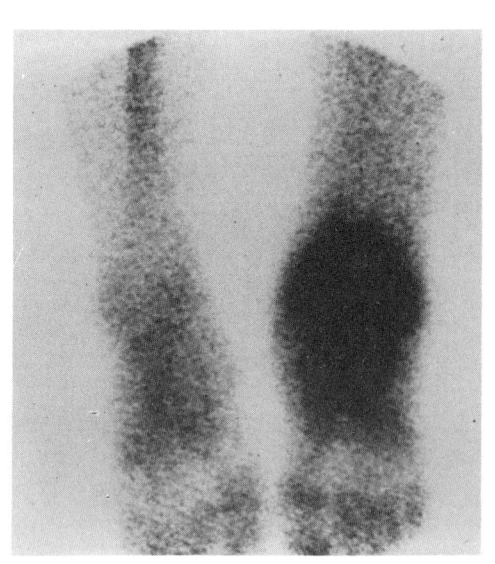

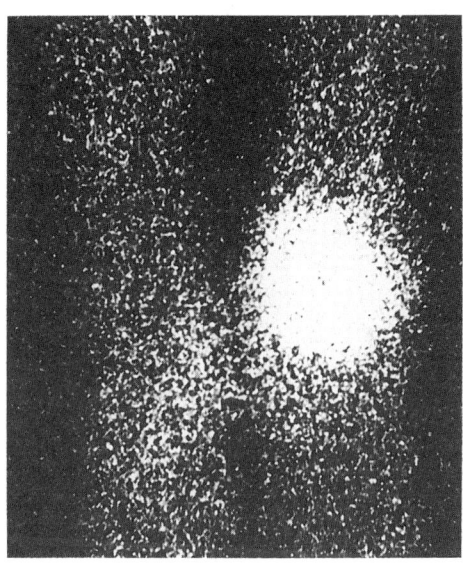

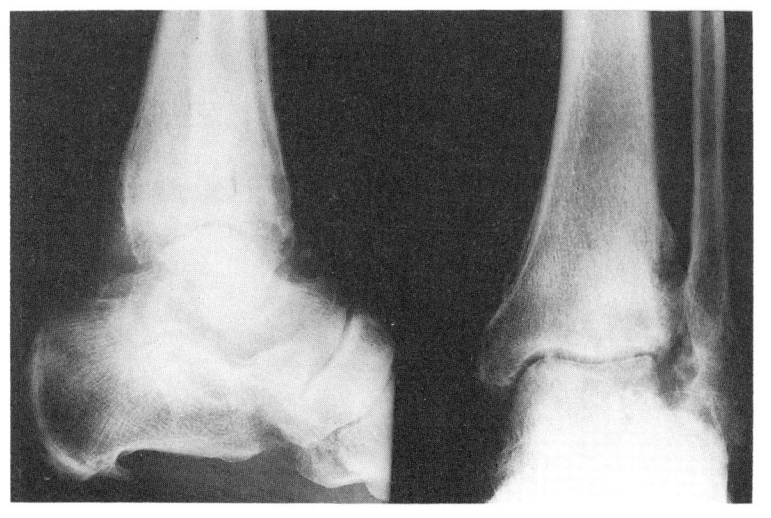

62a

62b

62c

Abb. 62 a–c. 51jähriger Patient mit iatrogener bakterieller Arthritis im linken oberen Sprunggelenk.
a Knochenszintigramm beider Füße 4 h nach i.v. Injektion von 555 MBq (15 mCi) ^{99m}Tc-MDP;
b Leukozytenszintigramm 24 h nach i.v. Injektion von 18,5 MBq (0,5 mCi) ^{111}In-Eigenleukozyten;
c Rö-Aufnahme des linken oberen Sprunggelenks

5.22 Maligne Tumoren

P. Georgi

5.22.1 Verfahren

5.22.1.1 ^{67}Ga-Szintigraphie

In der organ- bzw. gewebeunbhängigen Tumorszintigraphie hat bisher nur ^{67}Ga-Citrat eine klinische Bedeutung beim Staging bzw. der Verlaufskontrolle von Patienten mit Morbus Hodgkin und Non-Hodgkin-Lymphomen von hohem Malignitätsgrad erlangt.

5.22.1.1.1 Pathophysiologische Grundlagen, Determinanten

Der Mechanismus der Galliumanreicherung im Tumor ist noch immer weitgehend ungeklärt. Es wird angenommen, daß für die Speicherung des ^{67}Ga im Zytoplasma seine Bindung an Transferrin von Bedeutung ist. Der ^{67}Ga-Transferrin-Komplex reagiert mit einem spezifischen Transferrinrezeptor der Tumorzelle und wird so von dieser aufgenommen und in den Lysosomen deponiert. Ein Teil des Galliums wird ähnlich dem Eisen an Ferritin gebunden gespeichert. Der größere Anteil gelangt jedoch in andere subzelluläre Anteile, wie z.B. in das endoplasmatische Retikulum, wo es an für die Tumorzellfunktion wichtige Makromoleküle gebunden wird. Da es sich hierbei um einen unspezifischen Vorgang handelt, ist eine differentialdiagnostische Abklärung zwischen malignen und benignen neoplastischen sowie entzündlichen Prozessen nicht möglich.

5.22.1.1.2 Radiopharmazeutika, Radioaktivität (s. Abschn. 5.21.1.2.2)

Kommerziell erhältliches ^{67}Ga-Citrat wird bei Tumorpatienten in einer Dosierung von 185–370 MBq (5–10 mCi) intravenös verabreicht. Gegenüber der Entzündungsszintigraphie erfolgt hier die Aufnahme in der Regel erst nach 3–5 Tagen. Wiederholungsaufnahmen, insbesondere vom Abdomen, können für die Beurteilung hilfreich sein.

5.22.1.1.3 Meßtechnische Einrichtungen

s. Abschn. 5.21.1.2.3

5.22.1.1.4 Praktische Hinweise

s. Abschn. 5.21.1.1.4

5.22.1.2 Spezifische tumoraffine Radiopharmazeutika und Radiopharmaka

Bei hochdifferenzierten Tumoren besteht die Möglichkeit, diese mit speziellen radioaktiv markierten Metaboliten oder Antimetaboliten szintigraphisch nachzuweisen.

- ^{131}I-meta-benzylguanidin (MIBG), ein Derivat des Guanethidins, blockiert ebenso wie dieses den Stoffwechsel der Katecholamine, da es weder von der Katechol-O-methyltransferase noch von der Monoaminooxidase metabolisiert wird. Hierdurch kann es in Tumoren mit chromaffinem Gewebe – wie **Phäochromozytomen** und auch Neuroblastomen – zu so hohen Anreicherungen des Radiopharmakons kommen, daß ^{131}I-MIBG zur selektiven Strahlentherapie genutzt werden kann (s. a. S. 260).
- Mit Hilfe radioaktiv markierter Tyrosinderivate wie Methyltyrosin können sowohl **Nebennierenmarktumoren** als auch Melanome szintigraphisch nachgewiesen werden.
- Steroidproduzierende **Nebennierenrindentumoren** sind mit Cholesterinabkömmlingen, wie z. B. 6-methyl-(^{75}Se)-selenomethyl-19-norcholesterol oder 6-(^{131}I)-methyl-19-norcholesterol szintigraphisch darzustellen (s. Kap. 5.7).
- Die Anreicherung von ^{201}Thalliumchlorid in verschiedenen Tumoren, wie z. B. im **C-Zell-Karzinom** der Schilddrüse, ist wahrscheinlich auf Veränderungen der Mikrozirkulation des Tumorgewebes zurückzuführen.
- Radioaktiv markierte Zytostatika, wie z. B. ^{111}In oder ^{51}Cr markiertes Bleomycin, haben nach anfänglich beschriebenen Erfolgen keinen Eingang in die klinische Diagnostik gefunden.

5.22.1.3 Immunszintigraphie

Ziel der Immunszintigraphie ist es, mit markierten Antikörpern gegen die Strukturmerkmale von Tumorzellen einen selektiven Tumornachweis zu führen. Bei den bisher mitgeteilten ersten Ergebnissen handelt es sich nicht um direkte Tumorantigene bzw. Tumorantikörper, sondern um tumorassoziierte Antigene, wie z. B. die onkofetalen Antigene CEA (karzinoembryonales Antigen) und AFP (Alphafetoprotein). Da diese jedoch eine gewisse Organ- und Tumorspezifität aufweisen, konnten sie in präklinischen Studien zur Tumordarstellung bereits mit Erfolg eingesetzt werden.

Von Nachteil für die Tumorszintigraphie ist die lange Verweilzeit der markierten intakten Antikörper im Blut, so daß eine Blutpool-Subtraktionsszintigraphie mittels ^{99m}Tc markierter Erythrozyten und eines Computers notwendig wird. Da hierbei die Gefahr einer Artefaktbildung immer gegeben ist, wird versucht, ^{131}I- oder ^{111}In-markierte Fragmente der Antikörper (z. B. Fab oder F(ab')$_2$) zur Immunszintigraphie einzusetzen, da diese sehr viel schneller aus dem Blut eliminiert werden als IgG.

Über den Ersatz polyklonaler Antikörper durch monoklonale (MAb) konnte die Spezifität wesentlich verbessert werden. Die ersten klinischen Versuche zeigen somit auch eine hohe Spezifität, wobei jedoch die Sensitivität aufgrund der möglicherweise variierenden Antigeneigenschaften – nicht nur innerhalb einer Tumorart, sondern auch von Primärtumor zur Metastase – geringer ist. Ein negatives Immunszintigramm erlaubt es daher noch nicht, einen bisher unbekannten Tumor oder Metastasen eines bekannten Primärtumors bzw. ein Rezidiv sicher auszuschließen.

Die bisher mitgeteilten Ergebnisse (Tabelle 54) wurden mit nicht kommerziell erhältlichen, in der Regel mit Laborbezeichnung versehenen Antikörpern durchgeführt.

Tabelle 54. ^{67}Ga-Tumorszintigraphie

	Krankheit	Ergebnisse	Besonderheiten
1. Klinisch relevant	M. Hodgkin histiozytäres Non-Hodgkin-Lymphom	Sensitivität ~70% Spezifität >90%	Sensitivität abhängig von Lokalisation und Histologie (z. B. Mediastinum >95%; Paraaortale-iliakale Region ~50%); Höchste Sensitivität bei nodulär sklerosierendem Typ
	Burkitt-Lymphom	Sensitivität ≦100%	Gleichgute Ergebnisse bei Primärtumor und metastatischen Foci
	Hepatome	Sensitivität ~90%	DD: Hepatome und Pseudotumoren bei Zirrhose
	Melanome	Sensitivität ~50% Spezifität >90%	Höhere Sensitivität beim Nachweis von Metastasen
	Leukämie	Nachweis fokaler Herde	Therapiekontrolle; DD: entzündliche Komponente nicht zu differenzieren
2. Bedingt nützlich	Non-Hodgkin-Lymphome mit niedrigem Malignitätsgrad	Sensitivität <70%	Lymphozytische NHL niedrigste Sensitivität (~50%)
	Seminome, embryonale Hodenzellkarzinome	Sensitivität ~60%	Klinische Bedeutung bei Suche nach Metastasen
	Bronchialkarzinome	Sensitivität ~75%	Präoperatives Staging, Nachweis eines hilären u. mediastinalen Befalls
	Pleuramesotheliome	Oftmals typische, großflächige intensive Speicherung	Wichtig für zusätzliche Absicherung durch nichtinvasive Diagnostik
3. Keine Indikation	Tumoren des Kopf- und Nackenbereichs	Sensitivität <40%	FP Befunde durch physiologische Speicherung im Nasen-Rachen-Raum
	Schilddrüsenkarzinome	Sensitivität <40%	FP Befunde bei benignen Schilddrüsenläsionen
	Tumoren des Abdomens	Sensitivität <50%	Pankreas-Ca. Sensitivität ca. 15%, Kolon-Ca. 20–40% Beurteilung durch Darmaktivität erschwert
	Urologische Tumoren	Sensitivität <50%	Beurteilung durch Darmaktivität erschwert
	Mammakarzinom	Sensitivität ~50%	FP Befunde durch an Lactoferrin gebundenes ^{67}Ga; Physiologische Speicherung bei Mamma lactans
FP: mögliche falsch positive Befunde			

5.22 Maligne Tumoren   231

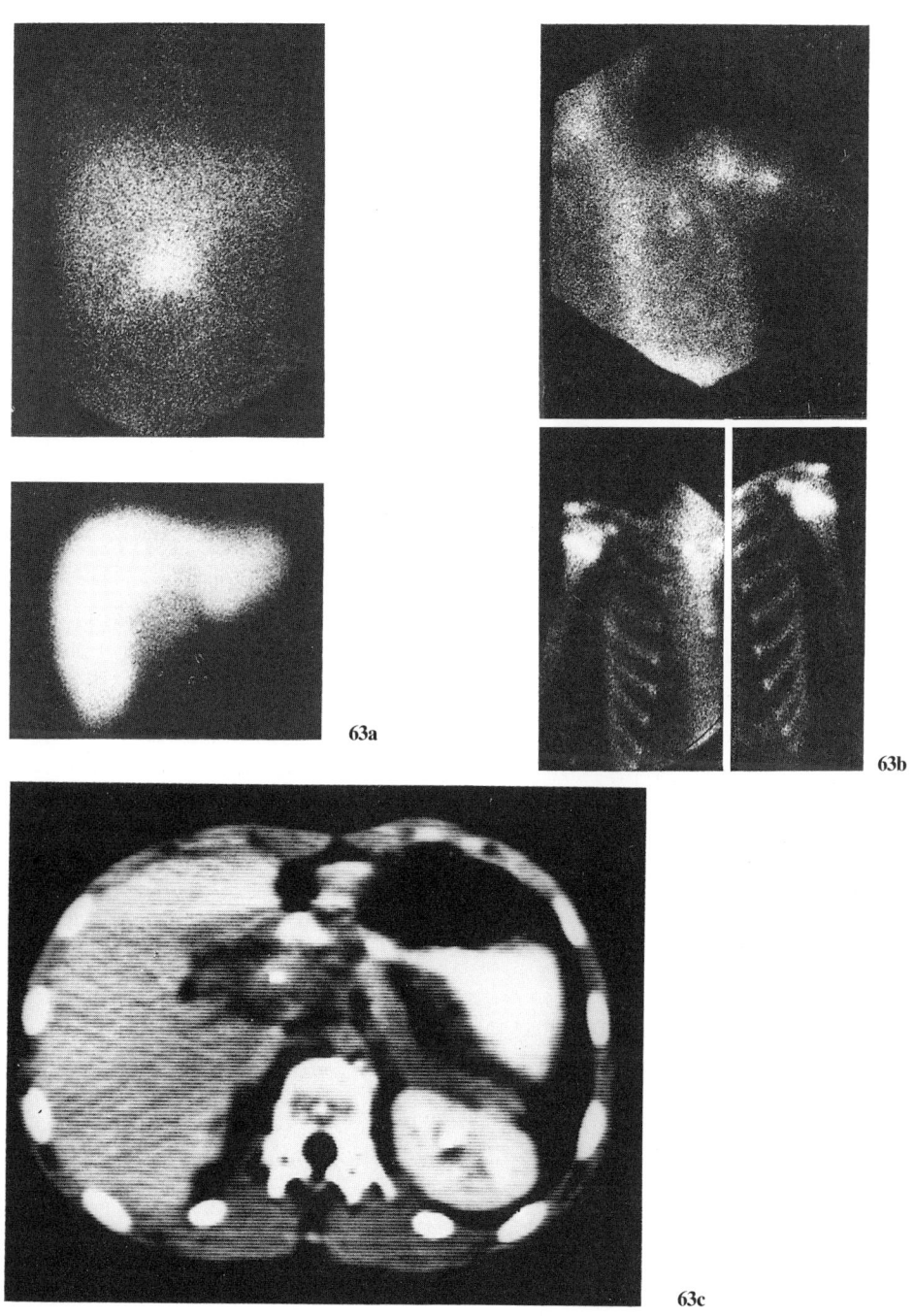

Abb. 63 a–c. 15jähriger Patient mit M. Hodgkin Stadium IV. **a** Im ^{67}Ga-Szintigramm 3 Tage nach Applikation von 185 MBq (5 mCi) (oben) positiver Befund im Leberhilus bei entsprechendem Defekt (unten) im Leberszintigramm. **b** Die CT-Kontrolle zeigt im Bereich der Leberpforte eine 2–3 cm große Zone mit Dichtewerten zwischen 45 und 55 HE. **c** Im ^{67}Ga-Szintigramm der gleichen Untersuchung (a) 2 positive Befunde im linken proximalen Humerus (oben), die röntgenologisch bestätigt wurden, im Knochenszintigramm (unten) aber nicht zur Darstellung kommen. Ein weiterer Herd stellt sich im Obergeschoß der linken Lunge dar

5.22.2 Einsatzmöglichkeiten

^{67}Ga-Citrat wird nicht nur von verschiedenen Tumoren unterschiedlich gespeichert, sondern auch von solchen mit gleicher Histologie. Da somit eine relativ hohe Rate an falsch negativen, aber auch an falsch positiven Befunden erhalten wird, ersetzt die Galliumszintigraphie andere diagnostische Verfahren nicht. Ihre besondere klinische Bedeutung ist im Staging maligner Systemerkrankungen zu sehen (Abb. 63 a–c). Der Vorteil liegt hierbei in der hohen Spezifität, der Möglichkeit, Ganzkörperübersichtsaufnahmen anzufertigen und Therapiekontrollen durchzuführen. Sowohl nach erfolgreicher Strahlentherapie als auch nach erfolgreicher zytostatischer Behandlung bleibt die Galliumspeicherung aus. Bei persistierend positivem ^{67}Ga-Szintigramm kann dagegen davon ausgegangen werden, daß der Tumor auf eine Therapie nicht anspricht und eine entsprechend schlechte Prognose besteht.

Bei soliden Tumoren hat die ^{67}Ga-Szintigraphie lediglich eine gewisse Bedeutung beim Nachweis und Staging erlangt, wenn der Prozeß im Thorax gelegen ist. Bis zu 90% der Lungentumoren lassen sich unabhängig von ihrer Histologie darstellen. Gegenüber Röntgenaufnahme und TCT kann im Einzelfall das Szintigramm zusätzliche Angaben über die hiläre und mediastinale Tumorausdehnung liefern. Die meist sehr gute ^{67}Ga-Citrat-Speicherung in Pleuramesotheliomen kann die hier zu fordernde nichtinvasive Diagnostik wertvoll ergänzen. Eine hohe Galliumspeicherung beim Ösophaguskarzinom spricht meistens für ein inoperables Tumorstadium (Tabelle 55).

Tabelle 55. Möglichkeiten einer Immunszintigraphie.
(MAb: monoklonaler Antikörper; z.T. vom Autor angegebene Laborbezeichnungen der Antikörper)

Krankheit	MAb	Treffsicherheit
Colorektale Tumoren	CEA, CA 17-1A CA 19-9	um 80%
Melanome	225.28 S p 97 48.7	Primärtumor: 85% locoreg. Filiae: 70% Fernmetastasen: 40%
Ovarialkarzinome	HMFG-2 CA 12-5	85%

Literatur

[1] Botsch H (1985) Galliumszintigraphie – Diagnostik bei entzündlichen Erkrankungen und Tumoren. Springer, Berlin Heidelberg New York Tokyo
[2] Freeman LM, Blaufox MD (eds) (1985) Nuclear oncology, part 2, 3. Semin Nucl Med January, April
[3] Hoffer P (1980) Stations of Gallium-67 in tumor detection. J Nucl Med 21:394–398
[4] Larson SM, Carrasquillo JA (1984) Nuclear oncology 1984. Semin Nucl Med 14:268–276
[5] Winkler C (Ed) (1986) Nuclear Medicine in Clinical Oncology, Springer, Berlin

5.23 Tumormarker in vitro

F. D. Maul, R. P. Baum und G. Hör

5.23.1 Grundlagen

Tumormarker sind entweder

1. Substanzen, die von malignen Tumoren direkt erzeugt werden und dann in vitro im Serum und anderen Körperflüssigkeiten sowie in vivo als zellgebundene Antigene immunszintigraphisch nachgewiesen werden können oder
2. indirekte Reaktionsprodukte maligner Tumoren; sie können nur in vitro untersucht werden.

5.23.1.1 Pathophysiologische Grundlagen, Determinanten

Tumormarker können eingeteilt werden in:

1. **direkte Tumormarker** (tumor derived products) tumorassoziierte Antigene, Hormone, Enzyme, teilweise Proteine;
2. **indirekte Tumormarker** (tumor associated products) Proteine.

Völlig spezifische Tumormarker stehen bisher nicht zur Verfügung.

5.23.1.2.1 Direkte Tumormarker

5.23.1.2.1.1 Tumorassoziierte Antigene

Tumorassoziierte Antigene sind die klinisch wichtigste Gruppe. Es handelt sich in der Regel um Differenzierungsantigene der Embryonal- oder Fetalzeit. Die Antigene können grundsätzlich auch im Erwachsenenalter von nichtmalignen Geweben gebildet werden, dann aber in geringen Mengen. Unter bestimmten Bedingungen, vor allem bei Entzündungen, kann es zu einem unspezifischen Anstieg dieser Tumormarker kommen.

Zur Gruppe der tumorassoziierten Antigene gehören insbesondere die karzinoembryonalen/karzinofetalen Antigene. In die klinische Routine eingeführt sind:

Karzinoembryonales Antigen (CEA):
gastrointestinale Karzinome, Mamma-Ca., Bronchial-Ca.

CA 19-9:
gastrointestinale Karzinome, vor allem Pankreas-Ca., Kolon-Ca.

CA 12-5:
seröses Ovarial-Ca., gastrointestinale Karzinome

α-Fetoprotein (AFP):
primäres Leberzell-Ca., Teratome.

Das Tissue-Polypeptid-Antigen (TPA) wird ebenfalls zu den tumorassoziierten Antigenen gerechnet. Nach neueren Erkenntnissen handelt es sich um Bestandteile des Zytoskeletts. Es wird einerseits von proliferierenden Zellen sekretiert, andererseits kann es aber auch von nekrotisierenden Prozessen freigesetzt werden. Wegen der hieraus resultierenden geringeren Spezifität ist bei TPA eine besonders sorgfältige klinische Beurteilung erforderlich.

5.23.1.1.1.2 Hormone

Verschiedene Hormone können Tumormarker sein, wenn

1. entweder das Organ, welches dieses Hormon produziert, chirurgisch entfernt wurde (z. B. Kalzitonin beim C-Zell-Ca. nach Thyreoidektomie) oder
2. geschlechtsspezifische Hormone beim jeweils anderen Geschlecht auftreten.

5.23.1.1.1.3 Enzyme

Die größte Bedeutung hat die saure Prostataphosphatase beim Prostata-Ca. Die radioimmunologische bzw. quantitativ immunologische Bestimmung ist der enzymatischen Bestimmung überlegen.

5.23.1.1.1.4 Proteine

Als indirekte Tumormarker haben sie beim Schilddrüsen-Ca. in Form des humanen Thyreoglobulins (hTg) Bedeutung. Analog wie bei den Hormontumormarkern ist der Nachweis oder Anstieg von hTg nach Thyreoidektomie tumor- bzw. metastasenspezifisch.

5.23.1.1.2 Indirekte Tumormarker

Sie sind in der Regel weniger spezifisch als die direkten Tumormarker. Es handelt sich um Akutproteine, Schwangerschaftsproteine ($β_2$PAG), Ferritin u. a.

5.23.1.2 Sekretion bzw. Freisetzung von Tumormarkern

Tumorassoziierte Antigene sind Oberflächenbestandteile von Tumorzellen. Sie können sessil sein, z. B. CA 17-1A und lassen sich dann nur immunszintigraphisch oder immunhistochemisch nachweisen. Die meisten tumorassoziierten Antigene werden von den Zellen sekretiert („shedding"). Hormone und Proteine werden sezerniert. Tumormarker können auch durch Tumornekrose freigesetzt werden.

5.23.1.3 Antikörper-/Tumorkomplexe

Gegen Tumorantigene werden in verschiedenem Ausmaß autologe Antikörper gebildet. Diese sinnvolle Reaktion des Organismus auf einen malignen Tumor kann den Nachweis von Tumorantigen im Serum erschweren. Niedrige oder negative Tumormarkerspiegel können Folge einer Komplexbildung von autologen Tumorantikörpern des Patienten mit dem Tumorantigen sein. Eine große Rolle spielen diese Antikörper z. B. beim hTg-Nachweis im Rahmen der Schilddrüsenkarzinomnachsorge. Durch geeignete Testverfahren können sie nachgewiesen und Fehlinterpretationen vermieden werden.

5.23.2 Testverfahren

Ähnlich wie bei Hormonbestimmungen, wo kleinste Substanzmengen in kleinsten Volumina bestimmt werden müssen, haben sich quantitative immunologische Methoden, vor allem der „Radioimmunoassay" (RIA) und der „Radioimmunometrische Assay" (IRMA) bewährt.

5.23.2.1 Polyklonale vs. monoklonale Antikörper

Bis vor kurzem standen zur Durchführung radioimmunologischer Tests nur polyklonale Antikörper zur Verfügung. In letzter Zeit haben sich monoklonale Antikörper zur Bestimmung von tumorassoziierten Antigenen immer mehr durchgesetzt. Der erste Tumormarker, der in Europa routinemäßig mit einem monoklonalen Antikörper bestimmt werden konnte, war CA 19-9. Von monoklonalen Antikörpern ist eine höhere Testspezifität zu erwarten, weil Kreuzreaktionen mit nicht tumorspezifischen Substanzen vermieden werden. Dies kann z. B. bei der Bestimmung von CEA mittels polyklonaler Antikörper stören.

Monoklonale Antikörper bzw. die entsprechenden Antigene werden häufig nach dem Klon benannt, der diesen Antikörper produziert, z. B. CA 19-9, CA 12-5, CA 15-3 (im Serum nachweisbar) oder CA 17-1A (sessiler Antikörper).

5.23.2.2 Praktische Hinweise

Da es sich um In-vitro-Verfahren handelt, wird der Patient, abgesehen von der Blutentnahme, keinerlei Belastungen ausgesetzt.

5.23.3 Einsatz (Tabelle 56)

Screening:
Derzeit keine Indikation
(Ausnahme: Kalzitonin im Rahmen des Familienscreening bei C-Zell-Ca.).
Differentialdiagnose:
Limitierter Einsatz möglich, z. B. Höhe und Verlauf des CA 19-9-Spiegels beim Pankreas-Ca. vs. Pankreatitis.

Tabelle 56. Einsatz der wichtigsten Tumormarker (vorwiegend vom Typ tumorassoziiertes Antigen)

Erkrankungen	Kolon-, Rektum-Ca.	Pankreas-Ca.	Mamma-Ca.	Bronchial-Ca.	Thyreogen	Schilddrüsen-Ca. C-Zell-CA.	Seröses Ovarial-Ca.	Teratome Chorion-Ca.	Prostata-Ca.
Indikation				Verlaufskontrolle/Therapiekontrolle					
Tumormarker (RIA-Tests)	CEA CA 19-9 CA 125	CA 19-9 CA 125 CEA	CEA CA 15-3 TPA (CA 125)	CEA TPA	hTG	Kalzitonin CEA	CA 125	AFP β-HCG	PAP TPA CEA
Cut off (Normgrenze)	CEA (testabhängig) <2/5/10 ng/ml CA 19-9 <37 U/ml CA 125 <35 U/ml		TPA 60 U/L CA 15-3 <24 U/ml		Nachweisbare Spiegel	Familienscreening (0,3 ng/ml)	CA 125 <35 U/ml	AFP β-HCG	PAP
Stellung im diagnostischen Ablauf/nuklearmedizinische Lokalisation	Leber-Milz-Sz. Skelett-Sz. ^{67}Ga-Sz. Immunszintigraphie		Skelett-Sz. Leber-Milz-Sz. ^{67}Ga-Sz. Immunszintigraphie		^{131}J-Sz. Skelett-Sz. ^{201}Tl-Sz.	Immunszintigraphie Skelett-Sz.			Skelett-Sz.

Frühdiagnose:
Limitierter Einsatz – in der Regel werden nur metastasierende Karzinome erfaßt.
Prognose:
Für das in der klinischen Routine am häufigsten eingesetzte CEA ist der Zusammenhang zwischen Tumormarkerspiegeln vor Erstbehandlung und der Prognose für viele Karzinome gesichert.
Verlaufs-/Therapiekontrolle:
Eigentliches Einsatzgebiet für Tumormarker. Hierdurch können **frühzeitig** Rezidive erkannt und durch eine Zweitoperation evtl. erfolgreich behandelt werden.

Hier dürfte zukünftig auch ein therapieentscheidendes Einsatzgebiet für die Immunszintigraphie liegen, die bei steigenden Tumormarkerspiegeln metastatische Läsionen oder Rezidive lokalisieren kann.

Die Wirkung onkologischer Behandlungsverfahren kann durch eine Verlaufskontrolle der Tumormarkerspiegel überwacht werden: Die biologische Aussage geht über die morphologische Aussage von CT oder Sonographie hinaus.

Beispiel:
Der Tumormarkerspiegel ist nur gering rückläufig oder ein 2. Tumormarkerspiegel bleibt konstant erhöht als Hinweis, daß trotz guter morphologischer Rückbildung gewisse Tumoranteile therapierefraktär sind.

5.23.3.1 Kombinierte Bestimmung von Tumormarkern

Sie ist bei vielen malignen Tumoren sinnvoll:

1. Weil ein Tumor verschiedene Marker exprimieren und sich das Markerprofil im Krankheitsverlauf ändern kann. Beispiel: CEA und CA 19-9 bei gastrointestinalen Tumoren.
2. Weil durch die Kombination verschiedener Markertypen eine bessere Überwachung möglich ist. Beispiel: tumorassoziiertes Antigen und Hormon: AFP und β-HCG bei Teratomen.

5.23.2 Kombination von Tumormarkerbestimmungen mit anderen abbildenden nuklearmedizinischen Verfahren

In-vitro-Tumormarker zeigen eine Tumorprogression an. Zur gezielten Tumor-/Metastasenlokalisation kommen in Frage (Tabelle 56):

1. **direkte** Lokalisation;
   a) **spezifische** Lokalisation durch Immunszintigraphie mit identischen Antikörpern oder in Kombination mit anderen Antikörpern (Radioimmuncocktail);
   b) **unspezifische** Lokalisation durch ^{67}Ga- oder ^{201}Tl-Onkoszintigraphie
2. **indirekte** Lokalisation: Skelettszintigraphie, Leber-/Milzszintigraphie u.a.

Literatur

[1] Dressler J (1983) Radioimmunoassays in der Onkologie. Fortschr Med 101 (11): 451–454
[2] Lorenz M, Happ J, Hottenrott C, Maul F D, Baum R P, Hör G, Encke A (1986) Klinische Überprüfung des Tumormarkers Ca 19-9 im Vergleich zum karzinoembryonalen Antigen (CEA) in der chirurgischen prä- und postoperativen Diagnostik. Nuklearmedizin 25: 9–14
[3] Staab H-J Medizinisch-biologische Bedeutung des carcinoembryonalen Antigens (CEA): Klinische Studien und experimentelle Modelle. Edition Roche, Basel, 1984

5.24 Intensiv- und Notfallnuklearmedizin

U. Büll

Mit einer mobilen Gammakamera sind Untersuchungen auf der Intensivstation durchführbar. Für Funktionsuntersuchungen muß ein Kleinrechner mittransportiert werden.

In der Indikationsliste führt die Lungenperfusionsszintigraphie zur Erfassung einer Lungenembolie. Öfters werden auch Verfahren zur Thromboseprophylaxe und Herzfunktionsdiagnostik (z. B. bei akutem Myokardinfarkt) eingesetzt (Tabelle 57).

Die einzelnen Untersuchungen sind in den entsprechenden Organkapiteln erläutert.

Tabelle 57. Möglichkeiten nuklearmedizinischer Verfahren in der Notfall- und Intensivmedizin. ARDS (acute respiratory distress syndrome)

Organ	Erfassung von	Nuklearmed. Verfahren
1. Herz Infarkt, Insuffizienz	Pumpfunktion (global, segmental) Infarktgröße Kreislaufzeit (Lunge)	Herzfunktionsszintigr. Nuklearmed. Stethoskop (global) ^{201}Tl, ^{99m}Tc-Pyrophosphatszintigraphie Transitzeiten, Engymetrie
2. Lunge Embolie, ARDS Rauchintoxikation Lungenödem	Perfusion (regional) Belüftung (regional) Volumen und Dynamik Extravask. Lungenwasser	Perfusionsszintigraphie Inhalationsszintigraphie mit ^{133}Xe-Gas oder ^{99m}Tc-Mikrosphären ^{131}I-Antipyrin, $C^{15}O_2$-Konzentrationsmessungen
3. Gastrointest. Blutung, Infarkt	Blutungsquellen Blutverlust Nekrosegröße	^{99m}Tc-S-Kolloid, ^{99m}Tc-Ery-Szintigraphie ^{51}Cr-Ery im Magensaft, Stuhl ^{99m}Tc-Pyrophosphatszintigraphie
4. Kranium Stroke, TIA PRIND, SAB, Blutung, Tumor Abszeß	Perfusionssymmetrie Blut-Hirn-Schranken-Störung rCBF	^{99m}Tc-DTPA-computerassistierte Radionuklid-angiographie statische Hirnszintigraphie ^{133}Xe-DSPECT, ^{99m}Tc-HMPAO-SPECT
5. Niere NA-Verschluß, Harnstauung, Schockniere, Infarkt	Relative Einzelnierenperfusion Relative Einzelnierenfunktion Absolute Einzelnieren-clearance	^{99m}Tc-DTPA-Funktionsszintigraphie ^{99m}Tc-DMSA-Szintigraphie ^{123,131}I-Hippuran-Funktionsszintigraphie
6. Leber, Galle Akute Cholezystitis, Gallenleck, dekomp. Leberzirrhose	Gallenblasenfunktion Gallenblasenabflußverhältnisse portalvenöse Perfusion	^{99m}Tc-HIDA-Sequenzszintigraphie ^{99m}Tc-HIDA-Sequenzszintigraphie ^{99m}Tc-DTPA-Funktionsszintigraphie
7. Venöse Peripherie Thrombose (auch Früherkennung)	Venenverschlüsse Thromben	^{99m}Tc-Mikrosphärenszintigraphie ^{99m}Tc-Blutpool-Szintigraphie ^{125,131}I-Fibrinogen, ^{111}In-Thrombozyten-Uptake oder Szintigraphie, Engymetrie
8. Transplant. Organe Abstoßung, Arterienverschluß	Nierenperfusion Nierenclearance Pankreasperfusion Leberperfusion, -funktion	^{99m}Tc-DTPA-Funktionsszintigraphie ^{123,131}I-Nephrographie, Engymetrie bzw. Funktionsszintigraphie ^{99m}Tc-DTPA-Sequenzszintigraphie ^{99m}Tc-HIDA-Sequenzszintigraphie
9. Schilddrüse Thyreotoxikose	Stoffwechsellage	RIA
10. Varia	Abszeß Frakturen Akute Hodentorsion Le-Veen-Shunt-Durchgängigkeit Blutvolumen Blutverteilung Gesamtkalium	^{111}In-Leukozyten, ^{99m}Tc-Monozytenszintigraphie ^{99m}Tc-Diphosphonate (Knochenszintigraphie) ^{99m}Tc-Perfusionsszintigraphie ^{99m}Tc-S-Kolloid-Sequenzsz. (intraperitoneale Inj.) Verdünnungsanalyse mit ^{131}I-Albumin Engymetrie ^{47}K-Bestimmung im Ganzkörperzähler

6 Therapie

6.1 Radiojodtherapie von Schilddrüsenerkrankungen

H. Langhammer und H. W. Pabst

6.1.1 Strahlenbiologische und dosimetrische Grundlagen

Die Radiojodtherapie führt aufgrund der organspezifischen Anreicherung des Jodisotops zu einer selektiven Strahlenwirkung auf das Schilddrüsengewebe. Grundlage der Therapie bildet beim ^{131}I die anteilsmäßig überwiegende Betastrahlung (85% der Dosisleistung), deren maximale Reichweite im Gewebe 2 mm beträgt. Ihre mittlere Reichweite ist kleiner als 0,5 mm.

Die strahlenbiologische Wirkung der Radiojodtherapie ist abhängig von der Höhe der zugrunde gelegten Energiedosis und wird im Sinne einer Hemmung des Zellteilungsvermögens aufgefaßt. Sie führt über eine zunehmende Verminderung der generativen und funktionellen Aktivität bis zur vollständigen Devitalisierung, d. h. zum Zelltod, wenn − wie bei der Radiojodtherapie des autonomen Adenoms oder der Struma maligna − Energiedosen von mehr als 300 Gy (30 000 rd) zur Anwendung kommen. Versuche mit ^{125}I haben bisher trotz der theoretisch besseren Eignung keine sicheren Vorteile gegenüber ^{131}I erkennen lassen.

Bei der Radiojodtherapie werden zur Erzielung des therapeutisch notwendigen Effekts, je nach Art der Schilddrüsenerkrankung, folgende Energiedosen unterschieden:

a) Struma maligna
    Elimination der Restschilddrüse   800−1 000 Gy
    (80 000−100 000 rad)
    3,7−5,6 GBq
    (100−150 mCi)

    Zerstrahlung der Metastasen   maximal 11 GBq
    (bis 300 mCi)

b) Autonomes Adenom   300−400 Gy
    (30 000−40 000 rad)

c) Euthyreose   150 Gy
    (15 000 rad)

d) Hyperthyreose (ohne/mit Orbitopathie)
    einmalige Gabe   60−80 Gy
    (6 000−8 000 rad)

    fraktionierte Gabe $2 \cdot 40$ Gy
    ($2 \cdot 4000$ rad)

Unter Zugrundelegung der effektiven Energiedosis wird die zur Therapie erforderliche Aktivität (A) nach der Formel

$$A\,(\mathrm{mCi}) = 7{,}36 \cdot 10^{-3} \frac{m_s(g) \cdot D(\mathrm{rad})}{p(\%) \cdot T_{\mathrm{eff}}(d)}$$

$$A\,(\mathrm{MBq}) = 27{,}2 \frac{m_s(g) \cdot D(\mathrm{Gy})}{p(\%) \cdot T_{\mathrm{eff}}(d)}$$

berechnet.

Hier bedeuten:
- m_s : Masse der Schilddrüse in g
- T_{eff} : effektive Halbwertszeit des ^{131}I in der Schilddrüse (in Tagen)
- D : Energiedosis
- $7{,}36 \cdot 10^{-3}$: Umrechnungsfaktor zwischen den jeweiligen Einheiten
  bzw. 27,2
- p : maximale ^{131}I-Speicherung in der Schilddrüse (in %)

6.1.2 Praktische Durchführung

Zur Radiojodtherapie wird ausnahmslos ^{131}I verwendet. Es wird dem nüchternen Patienten als Natriumjodid mit hoher spezifischer Aktivität in Wasser oder in einer Kapsel verabreicht. Zur Verhinderung von reaktiven Schwellungen ist vor allem bei höherer Aktivität, wie sie zur Strumaverkleinerung und zur Therapie der Struma maligna Anwendung findet, eine symptomatische Behandlung mit Antiphlogistika und evtl. Kortikosteroiden angezeigt.

Die Durchführung der Radiojodtherapie ist aufgrund der Strahlenschutzverordnung nur in dafür speziell eingerichteten Therapiestationen möglich. Dabei ist die Isolierung des ^{131}I-behandelten Patienten zum Schutz der Umwelt so lange erforderlich, bis die Radioaktivität in der Schilddrüse auf den vorgeschriebenen Wert von 74 MBq (2 mCi) abgefallen ist. Da therapeutisch verabreichtes ^{131}I z. T. wieder über die Nieren ausgeschieden wird, erstreckt sich die Vorschrift gleichermaßen auf die Sammlung der Ausscheidungen der Patienten in sog. Abklinganlagen oder Rückhaltevorrichtungen.

6.1.3 Struma maligna

Von den einschlägigen Behandlungsverfahren des Schilddrüsenkarzinoms kommt der Radiojodtherapie, neben der Operation, die größte Bedeutung zu. Sie resultiert vor allem aus der tumorspezifischen Anreicherung von ^{131}I in differenzierten Schilddrüsenkarzinomen bzw. deren Metastasen (Tabelle 58). An erster Stelle hat, unabhängig vom Tumorstadium, die möglichst radikale Thyreoidektomie zu stehen, die auch dann durchgeführt werden sollte, wenn eine kurative Therapie nicht mehr möglich ist oder bereits Fernmetastasen bestehen. Vor allem erst die weitgehende Beseitigung auch des normalen Schilddrüsengewebes schafft optimale Voraussetzungen für eine effektive ^{131}I-Therapie der Metastasen. Eine postoperative Schilddrüsenhormonsubstitution muß unterlassen werden. Ebenso ist eine Kontamination durch inaktives Jod (präoperatives Plummern, Röntgenkontrastmittel)

Tabelle 58. Radiojodbehandlung von Schilddrüsenerkrankungen

Erkrankung	Schilddrüsenkarzinom	Autonomes Adenom	Euthyreote Struma	Hyperthyreose
Indikation der Jod-131-Therapie	AN: Follikuläres u. papilläres Karzinom (Histologie von Primärtumor oder Metastase) GM: Undifferenziertes (anaplastisches) und C-Zell-Karzinom (medulläres K.)	SG: Höheres Lebensalter (frühestens ab 35. Lebensjahr) SG: Allgemein oder lokal erhöhtes Operationsrisiko (Inoperabilität) SG: Dekompensiertes Adenom GM: Kompensiertes, autonomes Adenom, SG: Wenn Supprimierbarkeit des perinodulären Gewebes möglich.	SG: Struma oder Rezidivstruma mit Trachealverlagerung-Stenose, substernaler oder intrathorakaler Ausdehnung und/oder Einflußstauung. Erfolglose Hormonbehandlung	GM: Manifeste und latente Hyperthyreoseformen, mit/ohne Struma mit/ohne endokrine Ophthalmopathie SG: Hyperthyreose-Rezidiv nach thyreostatischer oder operativer Therapie Nebenwirkungen von Thyreostatika (Allergie, Leukopenie)
Grundsätzl. möglich (GM) Speziell gegeben (SG) Absolut notwendig (AN)				
Kontraindikation	Keine	Jugendliches Alter (ausgenommen Inoperabilität), Schwangerschaft, Stillzeit		
Therapieziel	Vollständige Elimination der Restschilddrüse und/oder Jod-131-speichernder Metastasen	Selektive Ausschaltung des Adenoms	Verkleinerung der Struma oder Rezidivstruma	Normalisierung der Stoffwechsellage
Weitere Behandlungsmethoden und ihr Stellenwert Alternativ (A) Zusätzlich erforderlich (ZE) Zusätzlich möglich (ZM)	ZE: Operation ZM, ZE: Perkutane Strahlentherapie* ZM: Zytostatische Therapie ZE: Hormonbehandlung	A: Operation ZM: Thyreostatische Medikation (nur passager)	A: Operation A, ZE, ZM: Hormonbehandlung	A: Operation A, ZM, ZE: Thyreostatische Therapie ZM, ZE: Kortikosteroid-Behandlung

zu vermeiden. Die Verabreichung des Therapiejods hat jeweils unter maximaler, TRH-Test-kontrollierter endogener TSH-Inkretion zu erfolgen und wird daher erst 2–3 Wochen post operationem durchgeführt, wobei dem Patienten 3,7 bis maximal 11 GBq (100–300 mCi) ^{131}I peroral verabreicht werden. Auf diese Weise läßt sich selbst eine ausgedehnte Lungenmetastasierung – in vorliegendem Fall (Abb. 64) ausgehend von einem follikulärem Schilddrüsenkarzinom – zu einer kompletten Rückbildung bringen. Je nach Größe der Restschilddrüse ist (nach entsprechender Substitutionspause) in ¼ bis ½ Jahr eine 2. Radiojodtherapie zur vollständigen Devitalisierung der Metastasen erforderlich. Während die perkutane Strahlentherapie in Abhängigkeit vom Tumorstadium oder dem histologischen Tumortyp (obligat beim undifferenzierten Schilddrüsenkarzinom) durchgeführt wird, ist in jedem Fall die TRH-Test-kontrollierte Schilddrüsenhormonsubstitution (ca. 200–300 µg Thyroxin) mit dem Ziel der maximalen TSH-Suppression wesentlicher Bestandteil der Schilddrüsenkarzinombehandlung und daher lebenslang durchzuführen.

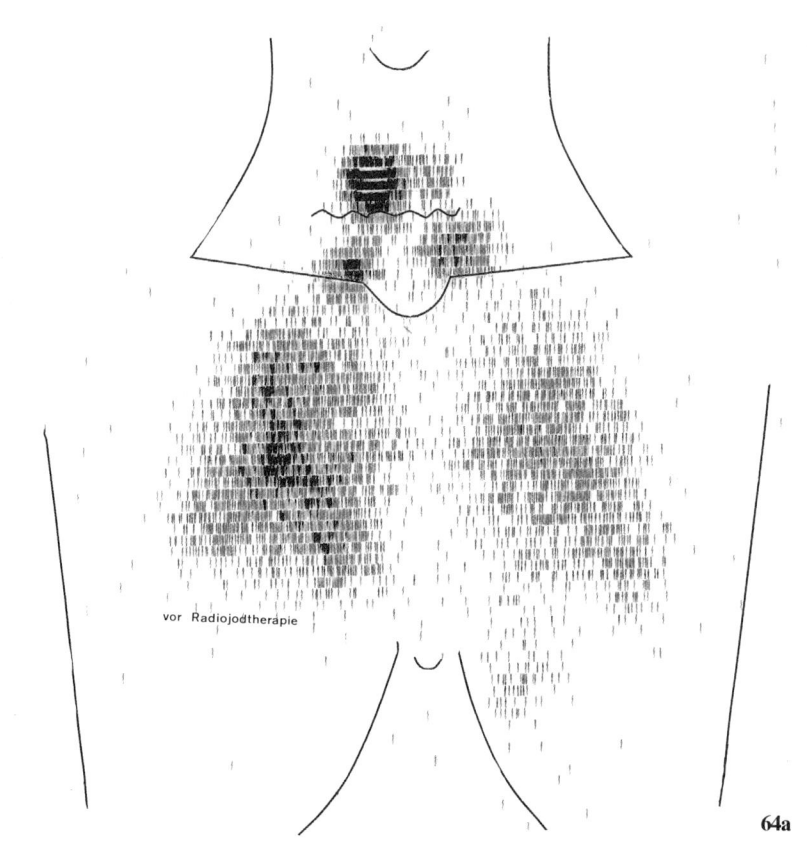

Abb. 64. Ausgedehnte Lungenmetastasierung eines follikulären Schilddrüsenkarzinoms (pT$_3$N$_1$M$_1$) vor (a, b) und nach (c, d) ^{131}I-Therapie; **a)** prätherapeutisches ^{131}I-Szintigramm; **b)** zugehörige Thoraxaufnahme; **c)** szintigraphische Kontrolle 9 Monate nach Gabe von 11 GBq (300 mCi) ^{131}I; **d)** Im entsprechenden Röntgenbild (Kontrolle) vollständige Normalisierung des metastatischen Lungenbefundes

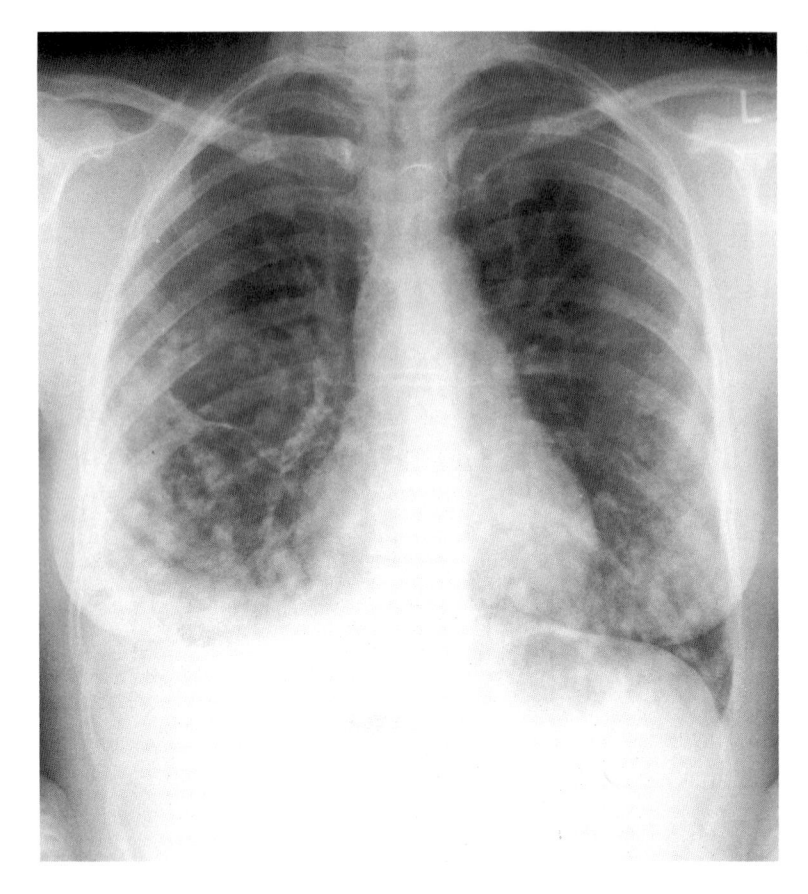

64b

6.1.4 Autonomes Adenom

Beim autonomen Adenom konkurrieren Radiojodtherapie und Operation als kausale Behandlungsformen. Da die ^{131}I-Therapie, wie die operative Resektion zur selektiven Ausschaltung des Adenoms führt, wird in jedem Fall eine Heilung erzielt (Abb. 65). Der Einsatz von Thyreostatika kann nur als Intervalltherapie bei hyperthyreoten Zuständen (Thyreotoxikose) zur Operationsvorbereitung notwendig werden. Eine thyreostatische Dauertherapie ist abzulehnen. Die Indikation zur Radiojodtherapie sollte grundsätzlich erst nach dem 35. Lebensjahr gestellt werden[1]. Bei jüngeren Patienten ist die Indikation dann gegeben, wenn ein erhöhtes Operationsrisiko besteht. Bei der Berechnung der Therapieaktivität muß die zur Elimination des Adenoms notwendige Energiedosis von 300–400 Gy

---

[1] Bei entsprechender Indikation (Ablehnung oder Kontraindikation einer Operation) ausnahmsweise auch früher

6.1 Radiojodtherapie von Schilddrüsenerkrankungen 247

64c *9 Monate nach Radiojodtherapie*

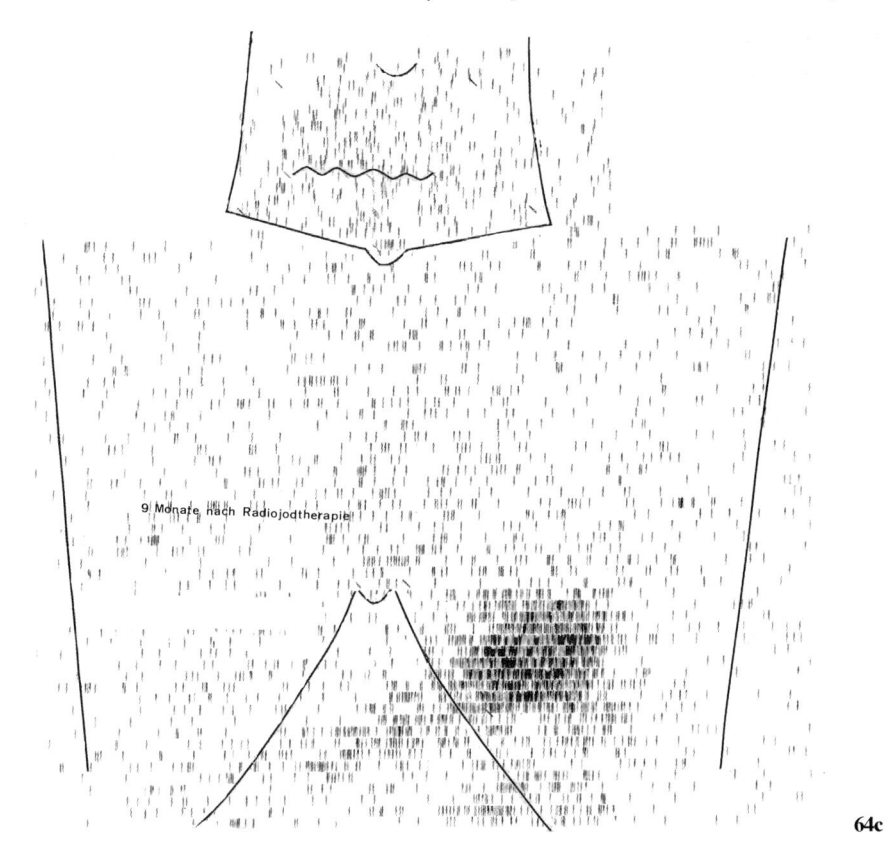

(30000–40000 rad) zugrunde gelegt werden. Im Falle eines kompensierten autonomen Adenoms sind – wie beim diagnostischen Suppressionstest – zur Schonung des gesunden (paranodulären) Schilddrüsengewebes tägliche Gaben von Trijodthyronin (60 µg) oder auch Thyroxin (100–150 µg) notwendig. Diese Begleitmedikation hat über einen Zeitraum von ca. 10 Tagen vor bis 2 Wochen nach der Radiojodtherapie zu erfolgen. Die endgültige Zerstörung des Adenoms durch die Radiojodtherapie geschieht erst in der Post-Radiojod-Therapiephase (Wochen bis Monate) und ist szintigraphisch erst in 3–6 Monaten objektivierbar. Die Hypothyreoserate nach Radiojodtherapie von autonomen Adenomen ist gering, daher ist die Nachbehandlung mit Schilddrüsenhormonen im allgemeinen nicht erforderlich, jedoch muß posttherapeutisch ein Schilddrüsenhormonmangel ausgeschlossen werden.

6.1.5 Euthyreote Struma

Die Radiojodtherapie zur Verkleinerung einer Struma stellt ab 35. Lebensjahr eine Alternativbehandlung zur Operation dar, wenn eine Schilddrüsenhormonmedikation erfolglos

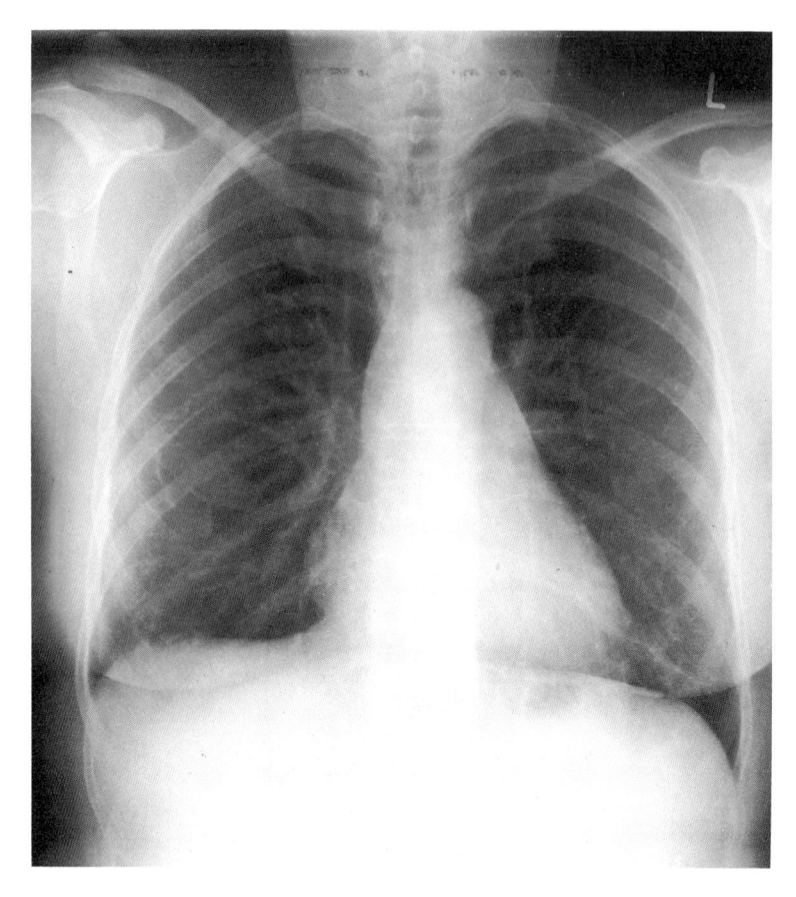

64d

geblieben ist. Bei allgemein und örtlich erhöhtem Operationsrisiko (Inoperabilität) kann sie sogar die nur einzig mögliche Therapieform darstellen. Die wichtigste Indikation ist die große substernal oder weit intrathorakal reichende Struma oder Rezidivstruma mit Verlagerung und/oder Einengung der Trachea sowie Zeichen einer Einflußstauung (s. Tabelle 58). Einzige Voraussetzung für die Radiojodtherapie ist, daß die Struma ausreichend und möglichst homogen Jod-131 speichert. Diese Information liefert der ^{131}I-Zweiphasentest und das Schilddrüsenszintigramm (Abb. 66). Die therapeutische Wirkung des verabreichten ^{131}I basiert auf der partiellen Devitalisierung von funktionstüchtigem Schilddrüsenparenchym. Der angestrebte Therapieeffekt einer Strumaverkleinerung wird in der Regel erst 4–6 Monate nach Radiojodtherapie deutlich. Wesentlich ist in dieser Zeit die Kontrolle der Schilddrüsen-in-vitro-Parameter, insbesondere des TRH-Tests zur Feststellung einer Substitutionsbedürftigkeit. Die Nachbehandlung besteht dann ggf. nur in der TRH-Test-kontrollierten Thyroxinmedikation zur Verhinderung eines erneuten Strumawachstums.

198000 Imp/min 18000 Imp/min

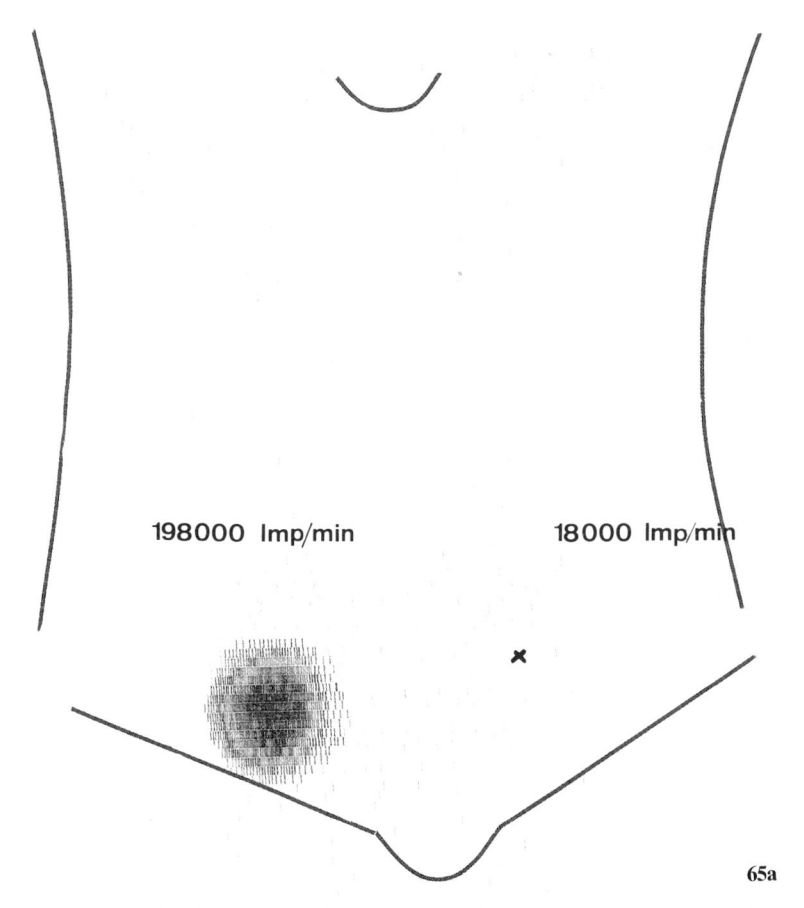

65a

Abb. 65a–c. Selektive Radiojodresektion eines dekompensierten autonomen Adenoms; **a, b** vor Radiojodtherapie (mit Übersteuerungsszintigramm); **c** 10 Monate nach Radiojodtherapie

6.1.6 Hyperthyreose

Die Radiojodtherapie der verschiedenen Hyperthyreoseformen ist wie die Operation und die thyreostatische Therapie ein Alternativverfahren mit dem Ziel der Beseitigung der verstärkten Produktion von Schilddrüsenhormonen, ohne in den Grundprozeß einzugreifen. Wie bei der Operation wird dies erreicht durch Reduktion funktionstüchtigen Parenchyms, wobei ^{131}I zum disseminierten Untergang von Schilddrüsenfollikeln führt. Die mit jeder Behandlungsform erzielbare Normalisierung der Funktionslage hat somit immer nur symptomatischen Charakter und bedeutet keine Heilung. Unter Berücksichtigung des Lebensalters (>35 Jahre) ergibt sich die Indikation zur Radiojodtherapie im Einzelfall

65b

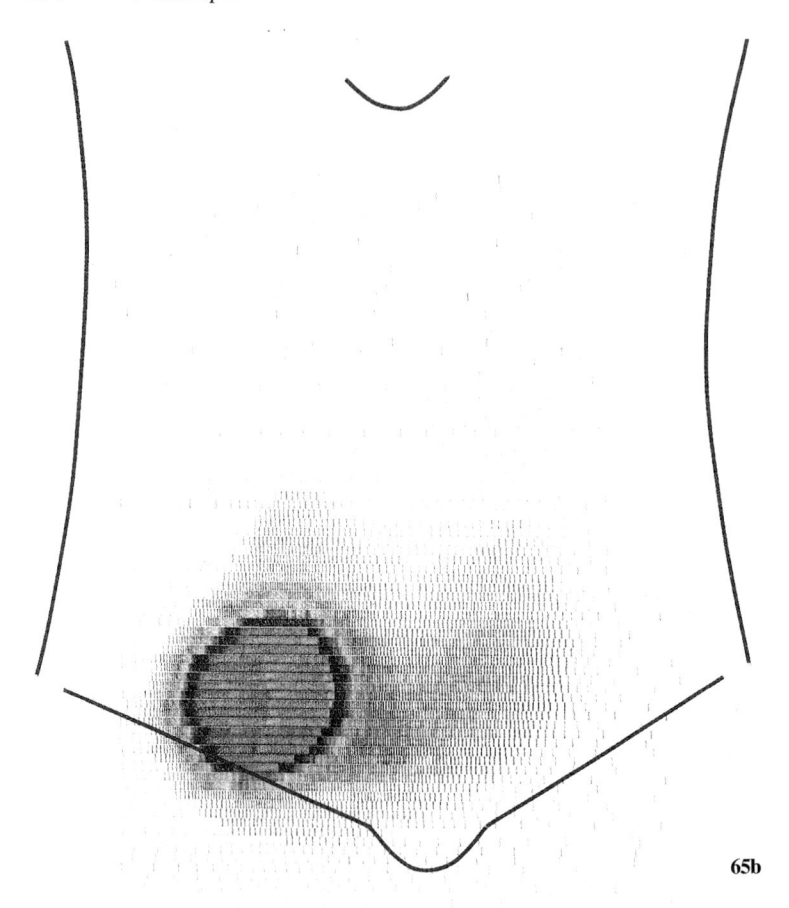

einerseits aus dem Schweregrad und der Art der Erkrankung (immunogene und nichtimmunogene Hyperthyreose mit/ohne endokriner Ophthalmopathie) und andererseits aus der Kontraindikation zur Operation und dem erfolglosen Einsatz von Operation oder thyreostatischer Medikation (s. Tabelle 58). Eine spezielle Indikation zur Radiojodtherapie ist damit gegeben beim Hyperthyreoserezidiv nach subtotaler Strumektomie und/oder thyreostatischer Therapie sowie bei allergischen und toxischen Erscheinungen einer thyreostatischen Behandlung.

Da es bei der Hyperthyreose nur die funktionelle Aktivität des Schilddrüsengewebes zu vermindern gilt, sind zur Hyperthyreosetherapie in der Regel lediglich Energiedosen von 60–80 Gy (6000–8000 rad) erforderlich. Nur bei gleichzeitig bestehender Struma kann die Energiedosis auf 150 Gy (15000 rad) erhöht werden. Im Falle einer endokrinen Ophthalmopathie wird die fraktionierte Radiojodtherapie bevorzugt, wobei die einzelne Energiedosis 30–40 Gy (3000–4000 rad) beträgt. Das gleichzeitige Bestehen eines autoimmunologisch aktiven Prozesses erfordert eine Begleitmedikation mit Kortikosteroiden. Wesentlich ist darauf hinzuweisen, daß der spontane Verlauf der Hyperthyreoseerkrankung individuell

15400 Imp/min   18800 Imp/min

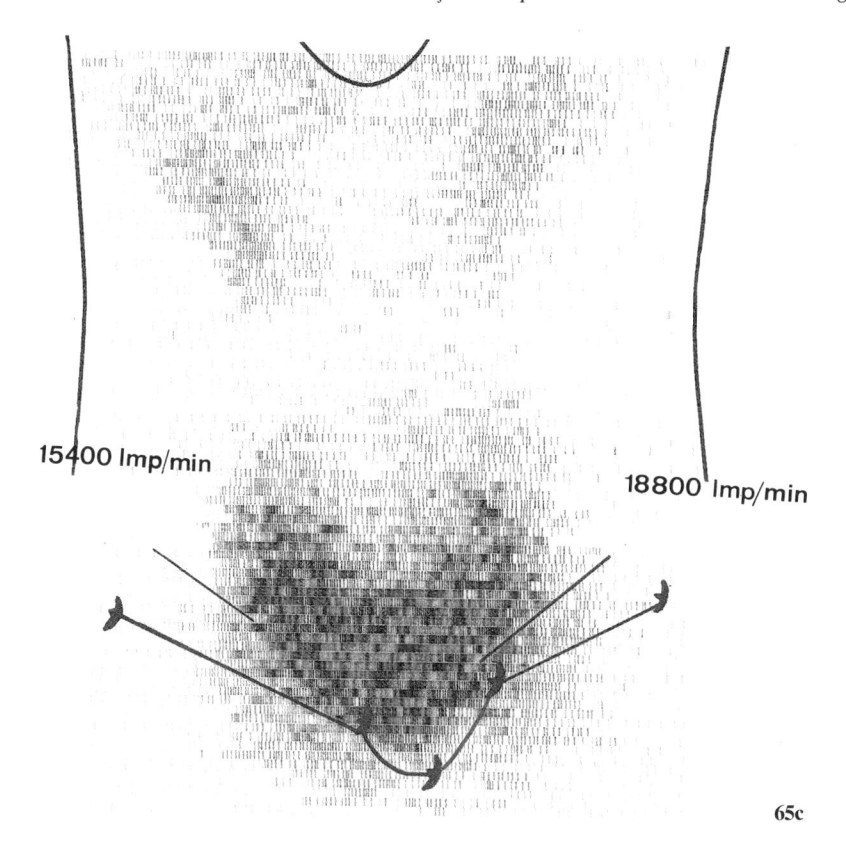

65c

unterschiedlich und durch unregelmäßige Zeitintervalle von Remission und Rezidiven charakterisiert ist.

Da im Gegensatz zur thyreostatischen und vor allem zur operativen Behandlung der volle Therapieeffekt erst im Laufe von Monaten (2–4 Monate) eintritt, sind zur Prüfung der Funktionslage Kontrolluntersuchungen des T_3- u. T_4-Spiegels und insbesondere des TRH-Tests unerläßlich. So sollten auch bei erfolgreicher Therapie zur Erfassung einer Späthypothyreose während der ersten 2 Jahre nach Radiojodtherapie einjährliche Kontrollen erfolgen.

6.1.7 Strahlenexposition des Patienten bei der Radiojodtherapie

Die Strahlenexposition ist in Abhängigkeit von der applizierten ^{131}I-Aktivität erheblichen Schwankungen unterworfen. Bei der Radiojodtherapie von benignen Schilddrüsenerkrankungen liegt die Ganzkörperdosis zwischen 0,027 mGy/MBq und 514 mGy/MBq (0,1 rad/

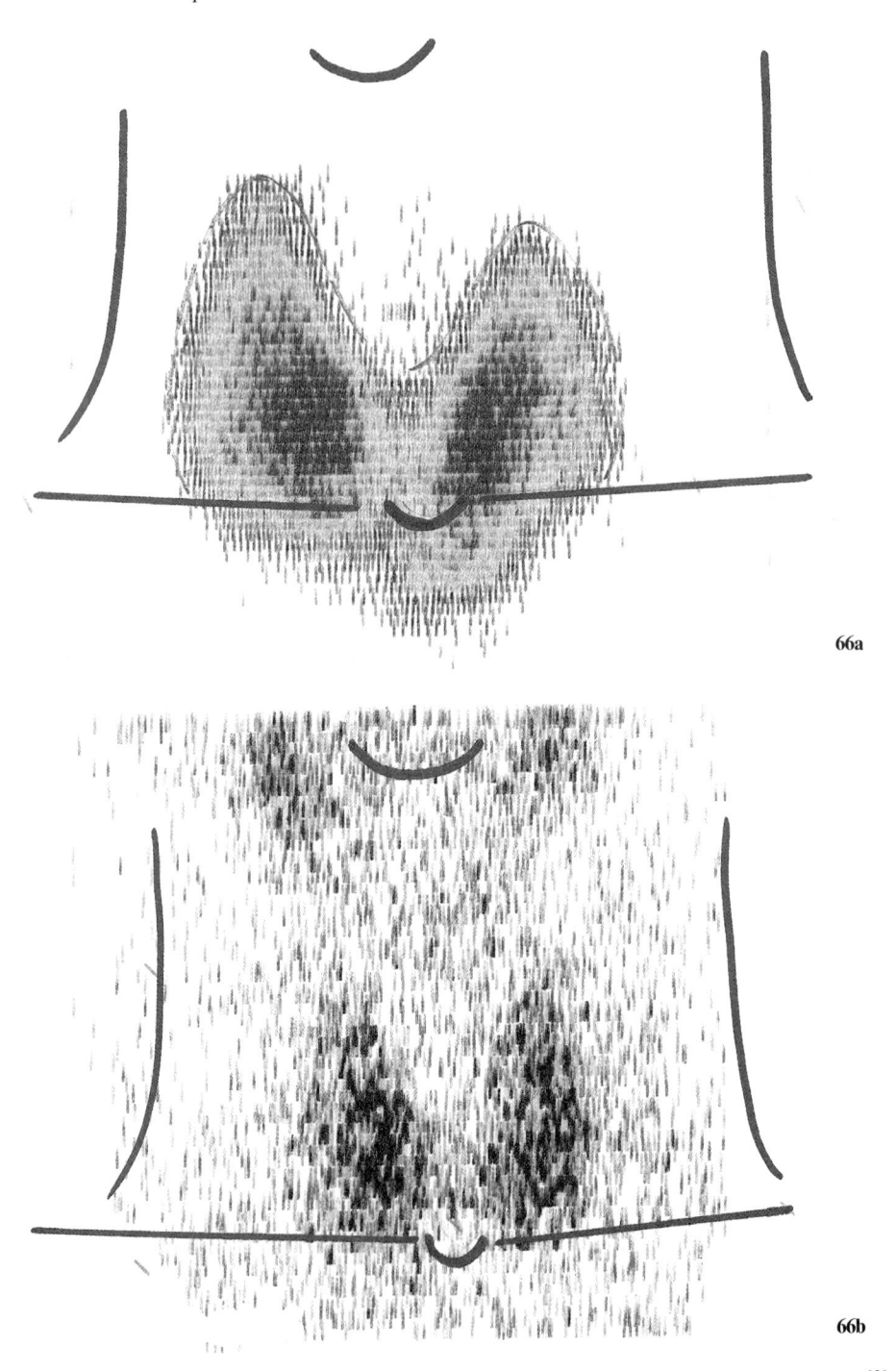

Abb. 66a, b. Verkleinerung einer euthyreoten Struma diffusa, Grad III, durch Behandlung mit ^{131}I; **a** prätherapeutisches Szintigramm; **b** posttherapeutisches Szintigramm 6 Monate später

mCi−1,9 rad/mCi) und die Gonadendosis (bei Männern etwas geringer als bei Frauen) zwischen 0,023 mGy/MBq und 0,038 mGy/MBq (0,08−0,14 rad/mCi). Bei der Struma maligna werden Ganzkörperdosen von 0,054 mGy/MBq bis maximal 0,27 mGy/MBq (0,2 rad/mCi−1 rad/mCi) erreicht. Eine statistisch signifikante Erhöhung des Karzinomrisikos wurde bisher auch bei hochdosierter Radiojodtherapie nicht nachgewiesen. Ebenso fand sich im Vergleich zur Gesamtbevölkerung keine signifikante Häufung von Infertilität, Fehlgeburten, Frühgeburten oder angeborenen Anomalien.

6.2 Radiophosphortherapie der Polycythaemia rubra vera

R. P. Baum und G. Hör

6.2.1 Strahlenbiologische, kinetische und dosimetrische Grundlagen

Radiophosphor (NaH_2PO_4, ^{32}P) wird seit über 40 Jahren zur Behandlung der Polycythaemia vera (P. v.) eingesetzt [4] und zählt damit zu den ältesten nuklearmedizinischen Therapieverfahren. Annähernd 30000 Patienten wurden bisher behandelt [1].

^{32}P (Herstellung durch Neutronenbeschuß von ^{32}S) hat eine physikalische Halbwertszeit von 14,3 Tagen. Die effektive Halbwertszeit beträgt ca. 20 Tage. Bei einer mittleren Betastrahlenenergie von 0,695 MeV liegt die durchschnittliche Reichweite im Gewebe um 2 mm, die maximale Reichweite beträgt 7,5 mm (bei einer maximalen Energie von 1,71 MeV). Nach oraler Verabreichung (nicht zu empfehlen wegen individuell sehr unterschiedlicher gastrointestinaler Absorptionsraten) werden ca. 80% der applizierten Aktivität in den Körper aufgenommen, der Rest wird mit dem Stuhl ausgeschieden. Nach intravenöser Applikation als Natriumphosphatlösung mit einer spezifischen Aktivität von ca. 740 MBq/mg ^{32}P verteilt sich ^{32}P gleichmäßig zwischen den Kompartimenten Knochen, Knochenmark, Leber und Milz. Die absorbierte Strahlendosis dieser Organe beträgt 5,4–13,5 mGy/MBq (20–50 rad/mCi). Die Ermittlung der exakten Strahlendosis scheitert daran, daß die ^{32}P-Aufnahme, die effektive Halbwertszeit und die Knochen- und Knochenmarkmasse schwierig zu bestimmen sind. Die Ganzkörperbelastung erreicht ca. 3,5–4,1 mGy/MBq ^{32}P (13–15 rad/mCi ^{32}P). 5–10% der applizierten Aktivität werden im 24-h-Urin nachgewiesen. Die kumulative Exkretion beträgt 20–50%. Die biologische Halbwertszeit des Radiophosphor liegt im Mittel bei 39,2 Tagen (Spiers et al. 1976, zit. nach [5]), im Knochenmark um 7–9 Tage.

Radiophosphor erzielt seine strahlenbiologische Wirkung über eine Suppression hyperproliferativer oder neoplastischer Knochenmarkstammzellen. Eine Anreicherung von ^{32}P findet allerdings nicht nur im Knochenmark, sondern in allen Zellen mit einer hohen Phosphorumsatzrate statt, d. h. in allen rasch proliferierenden Geweben. Die Zellneubildung ist bei der P. v. im Knochenmark erheblich gesteigert, so daß ^{32}P-Orthophosphat, welches bei der Nukleinsäuresynthese im Zellkern wie nichtradioaktives Orthophosphat eingebaut wird, vorwiegend medullär suppressiv wirkt (6–10fach stärkere Anreicherung im Knochenmark im Vergleich zu anderen Geweben). Für 37 MBq injizierten Radiophosphor wurden absorbierte Strahlendosen im Knochenmark von 240 mGy in spongiösen Knochen, sowie 200 mGy in Röhrenknochen und Blutbildungsherden außerhalb des Knochenmarks ermittelt (Spiers et al. 1976, zit. nach [5]). Knochenmarkdosen von 800–2000 mGy führen in 63% der so bestrahlten Zellen zu einer irreversiblen Zellteilungshemmung (Senn u. McCulloch 1970, zit. nach [1]). Als weiterer strahlenbiologischer Effekt wird eine DNA-Schädigung (Induktion von chromosomalen Defekten) durch ^{32}S diskutiert, das aus der Umwandlung von ^{32}P entsteht.

6.2.2 Diagnostik der Polycythaemia rubra vera

Die P. v. ist eine chronisch-neoplastische Erkrankung des Knochenmarks mit unterschiedlicher proliferativer Aktivität der erythro-, leuko- und thrombopoetischen Zellinien, die sich von den Stammzellen ableiten. Initial besteht eine Erythrozytose mit auffallender Vermehrung der Megakariozyten, später verbunden mit Myelofibrose und myeloischer Metaplasie und einem Blutbild, welches Ähnlichkeit mit der chronisch-myeloischen Leukämie aufweist. Der schicksalhafte Übergang in eine akute lymphatische Leukämie mit zunehmender Leukozytose (undifferenzierte Lymphozyten), progressiver Anämie, ausgeprägter Thrombozytopenie, schmerzhafter Leber- und Milzschwellung wurde mit unterschiedlicher Häufigkeit (0–20%) angegeben. Morbidität und Mortalität bei unbehandelter P. v. werden von Hämorrhagie und Thrombose bestimmt, wobei ein Aggregationsdefekt der Thrombozyten zugrundeliegt. Das Lebensalter bei Erkrankungsbeginn liegt im Mittel um 56 Jahre, vereinzelt wurden auch Erkrankungen bei jüngeren Menschen und Kindern beschrieben. Die Inzidenz beträgt 4–5 Erkrankungen/1 Mill. Einwohner pro Jahr, d. h. ca. 300 Neuerkrankungen pro Jahr in der Bundesrepublik Deutschland. Männer erkranken 1,5mal häufiger als Frauen. Die von der Polycythaemia Vera Study Group (PVSG) etablierten Diagnosekriterien sind in Tabelle 59 zusammengefaßt.

Tabelle 59. Diagnostische Kriterien der Polycythaemia vera. [Nach 2]

Kategorie A	Kategorie B

1. Absolute Erythrozytenmenge
   Männer ≥ 36 ml/kg
   Frauen ≥ 32 ml/kg
	1. Thrombozyten $> 400\,000/mm^3$

2. Arterielle O_2-Sättigung ≥ 92%	2. Leukozyten $> 12\,000/mm^3$
3. Splenomegalie	3. Erhöhte alkalische Leukozytenphosphatase
	4. Serum-B_{12} > 900 pg/ml
Kriterien für Polycythaemia rubra vera: A1 + A2 + A3 oder: A1 + A2 + je 2 der Kategorie B	

Typische Befunde bei P. v.:

- Knochenmarkausdehnung über das proximale Drittel der Extremitätenknochen
- Gesteigerte Plasmaeisenclearance
- Erhöhte Eiseneinbaurate in die Erythrozyten
- Absolut erhöhtes Erythrozytenvolumen (^{51}Cr-Methode)
- Gesteigerte Blutbildung und Zellausschwemmung aus dem Knochemark
- Verkürzte Erythrozytenüberlebenszeit
- Vermehrte Erythrozytendestruktion in der Milz
- Splenomegalie mit pathologischem Leber-Milz-Quotienten

6.2.3 Therapie der Polycythaemia rubra vera

6.2.3.1 Dosierung

Vor Therapiebeginn sollten Radioeisendiagnostik, Beckenkammhistologie und evtl. Chromosomenanalyse durchgeführt werden [5]. Nach einem Aderlaß von 500 ml Blut erfolgt die intravenöse Applikation von 3,7 MBq ^{32}P/kg Körpergewicht (maximal 185 MBq) bzw. 85,1 MBq ^{32}P/m^2 Körperoberfläche. Eine Zweitbehandlung (falls keine Remission eintritt) sollte mit einer 25% höheren Dosis nach 3 Monaten erfolgen, eine 3. Therapie nach weiteren 3 Monaten mit einer wiederum 25% höheren Dosis, jedoch nicht mehr als 259 MBq. Weitere Therapien sollten dann erst in Abständen von 6 Monaten durchgeführt werden, bis sich ein Therapieerfolg einstellt.

6.2.3.2 Erfolgskriterien und Therapiekontrolle

Ein Absinken der Retikulozyten-, Leukozyten- und Thrombozytenzahl im peripheren Blutbild ist meist bereits wenige Tage nach Therapiebeginn zu konstatieren. Eine Normalisierung der Erythrozytenzahl ist nach 6–10 Wochen zu beobachten. Um diesen Zeitpunkt kommt es auch zu einem Rückgang der subjektiven Beschwerden. Der maximale Therapieeffekt nimmt 2–3 Monate in Anspruch. Hämatokrit, Erythrozyten-, Retikulozyten-, Thrombozyten- und Leukozytenzahl werden nach Therapiebeginn in 1–2wöchigen Abständen kontrolliert. Nach erreichter Remission genügt eine Kontrolluntersuchung alle 3 Monate. In größeren Zeitabständen sollte eine Bestimmung des Serumeisens erfolgen. Die Dauer des Therapieeffekts beträgt 6–18 Monate, danach steigen die Zellzahlen infolge Erholung des Knochenmarks meist wieder an. Von großer Wichtigkeit ist es, den Patienten darüber zu informieren, bei subjektiven Beschwerden sich schnellstmöglich wieder in Behandlung zu begeben, da ansonsten das Risiko vaskulärer Komplikationen stark ansteigt.

Ein primärer Behandlungserfolg kann in 60–70% der Fälle erreicht werden, im Mittel hält er 1–2,3 Jahre (maximal bis zu 7 Jahre) an. Bei 80% der behandelten Patienten normalisierte sich das Blutbild innerhalb von 1–2 Monaten nach der 1. Therapie. 10% der Patienten benötigten 2, 15% mehrere Therapien.

6.2.3.3 Kontraindikationen

Thrombozyten $< 150\,000$/mm^3
Retikulozyten $< 0,2$%
Leukozyten $< 3\,000$/mm^3

gelten als Kontraindikation einer Radiophosphortherapie.

6.2.3.4 Nebenwirkungen

Gelegentlich führen transiente Thrombozytosen und spätere Thrombozytopenien zu einer latenten oder manifesten hämorrhagischen Diathese. Vorübergehende Leukopenien in der

Remissionsphase können eine erhöhte Infektgefahr bedingen. Selten tritt als Nebenwirkung eine Anämie auf.

6.2.3.5 Erkrankungsverlauf

Die mittlere Lebenserwartung beträgt nach Beginn der Behandlung 13 Jahre. Je jünger ein Patient bei der Diagnosestellung, desto länger seine Überlebenszeit, d. h. der bestimmende Überlebensfaktor ist das Alter bei Erkrankungsbeginn. Für diese Tatsache wurde folgende Formel gefunden (Landaw 1976, zit. nach [2]):

Mittlere Überlebensrate (J) = 29,4 − (0,313) · (Alter bei Erkrankungsbeginn (J)).

Häufigste Todesursache sind vaskuläre Prozesse, am zweithäufigsten hämatologische Komplikationen (akute Leukämie, Myelofibrose-/Osteosklerose-Syndrom in 4−13%). Eine enge Zusammenarbeit zwischen Hämatologen und Nuklearmedizinern im Sinne einer langfristigen gemeinsamen Betreuung ist ebenso notwendig wie eine individuelle Therapieplanung. Viele P. v.-Erkrankungen enden mit einer akuten Leukämie, wobei Untersuchungen zeigten, daß die Leukämiehäufigkeit bei chemotherapeutisch behandelten Patienten nicht geringer ist, als unter den radiophosphortherapierten. Die akute Leukämie ist entweder das tödliche Endstadium der Polycythaemia vera oder P. v.-Patienten sind besonders empfänglich für eine strahleninduzierte akute Leukämie.

6.2.3.6 Vorteile der ^{32}P-Therapie

In Kombination mit Aderlässen ist die ^{32}P-Behandlung das Therapieverfahren der Wahl bei P. v., insbesondere da sie sich als risikoärmer im Vergleich zur Behandlung mit alkylierenden Chemotherapeutika (z. B. Chlorambucil, Busulfan, Melphalan) bezüglich des Auftretens einer akuten Leukämie erwiesen hat. Die alleinige Aderlaßbehandlung verursacht eine höhere Thromboseinzidenz, ist oft nur kurzzeitig wirksam, da die Erythropoese stimuliert wird und birgt die Gefahr einer Spätanämie in sich. Sie ist hingegen indiziert bei Patienten mit normalen oder subnormalen Leukozyten- und Thrombozytenzahlen und bei Patienten, bei denen eine myelosuppressive Behandlung kontraindiziert ist. Ineffektiv ist die Aderlaßtherapie bei einer Thrombozytose von mehr als 1 Mill./mm^3 und/oder schmerzhafter Milzvergrößerung. Weitere Vorteile der ^{32}P-Therapie sind:

- Langjährige Erfahrung, große Anzahl erfolgreich behandelter Patienten
- Kein „Strahlenkater", leichte bis mittelgradige Strahlenschädigung des Knochenmarks
- Praktisch keine subjektiven Nebenwirkungen
- Geringeres Leukämierisiko im Vergleich zur Chemotherapie mit Alkylanzien
- Geringeres Thromboserisiko im Vergleich zur Aderlaßtherapie
- Exaktere Dosierbarkeit und einfachere Handhabung im Vergleich zur zytostatischen Behandlung
- Geringere Häufigkeit von Knochenmarkfibrosen im Vergleich zur Behandlung mit Alkylanzien
- Höhere lokale Dosis im Vergleich zur konventionellen Röntgenbestrahlung
- Weitgehend „selektive" Bestrahlung durch Überwiegen der Betastrahlung

- „Interne Bestrahlung" mit nur einer intravenösen Aktivitätsapplikation
- Nichtinvasive und nichttraumatisierende Behandlung im Vergleich zur konventionellen Röntgenbestrahlung und Chemotherapie

Literatur

[1] Beierwaltes WH (1981) New horizons for therapeutic nuclear medicine in 1981. J Nucl Med 22:549–554
[2] Chaudhuri TK (1978) Role of ^{32}P in polycythemia vera and leukemia. In: Spencer RP (ed) Therapy in nuclear medicine. Grune & Stratton, New York, pp 223–235
[3] Hör G, Pabst HW (1973) Radiophosphortherapie der Polycythaemia vera. Ther Umsch 30:789–796
[4] Lawrence JH (1940) Nuclear physics and therapy: Preliminary report on a new method for the treatment of leukemia and polycythemia. Radiology 35:51–60
[5] Montz R (1978) Therapie mit ^{32}Phosphor. In: Diethelm L, Heuck F, Olsson O, Strnad F, Vieten H, Zuppinger A (Hrsg) Nuklearmedizin, Teil 2. Diagnostik, Therapie, Klinische Forschung. Springer, Berlin Heidelberg New York (Handbuch der medizinischen Radiologie)

6.3 Therapie von Knochenmetastasen

E. Moser

Im fortgeschrittenen Stadium ossärer Metastasen, insbesondere bei Prostatakarzinom und Mammakarzinom, kann zur Schmerzlinderung der Versuch einer nuklearmedizinischen Therapie unternommen werden. Voraussetzung ist der Nachweis einer metastatisch bedingten Vermehrung des Knochenumbaus. Er erfolgt durch ein Skelettszintigramm mit ^{99m}Tc-Phosphonatkomplexen (s. 5.15). Da es sich um eine terminale, nicht beliebig oft wiederholbare Maßnahme handelt, sollten die Möglichkeiten der medikamentösen Schmerztherapie, einschließlich Opiate, ausgeschöpft sein.

Als Radionuklide kommen reine Betastrahler zum Einsatz: ^{89}Sr (HWZ: 51 Tage) und ^{90}Y (HWZ: 2,6 Tage): Yttrium als Silikat, Strontium als Chlorid. Die Einzeldosis liegt bei 40–150 MBq (ca. 1–4 mCi) für ^{90}Y und bei 0,5–1 MBq/kg Körpergewicht (0,015–0,03 mCi/kg Körpergewicht) für ^{89}Sr. Die Applikation erfolgt intravenös, anschließend wird der Patient zur Vermeidung einer Radioaktivitätsverschleppung für 48 h stationär, jedoch nicht unbedingt im Kontrollbereich, aufgenommen. In schweren Fällen kann die Behandlung wiederholt werden, insbesondere wenn sich nach der 1. Applikation ein deutlicher, jedoch nicht persistierender Erfolg zeigt. Die Linderung der Schmerzen tritt i. allg. 3–7 Tage nach Anwendung ein. Die Angaben über die Ansprechrate sind sehr widersprüchlich. Werte bis maximal 100% werden für kleine selektionierte Kollektive angegeben.

Nebenwirkungen und Komplikationen sind nicht bekannt geworden. Trotz der häufigen tumorbedingten Knochenmarksinfiltration sind keine akuten Auswirkungen auf das hämatopoetische System nachweisbar. Dies dürfte durch die relativ geringe Reichweite der Betastrahlung (4,1 mm im Knochen bei ^{90}Y, 2,6 mm bei ^{89}Sr) bedingt sein.

Neuere Untersuchungen deuten darauf hin, daß die Anwendung von ^{90}Y gewisse Vorteile bietet. Insbesondere sind wegen der kurzen Halbwertszeit von 64 h Strahlenschutzprobleme deutlich geringer.

Das ursprünglich zur Therapie verwendete ^{32}P fand hierzulande keine Verbreitung. Derzeit werden Versuche mit ^{131}I-markierten Polyphosphaten unternommen.

Literatur

[1] Kutzner J, Dähnert W, Schreyer T, et al. (1981) Yttrium-90 zur Schmerztherapie von Knochenmetastasen. Nuklearmedizin 20: 229–235

6.4 Maligne Phäochromozytome und Neuroblastome

G. Hör und F. D. Maul

Diese erst seit kurzem erschlossene Behandlung ist — ähnlich wie die Radiojodtherapie von Schilddrüsenkrankheiten — als selektive Radiotherapie aufzufassen. Sie basiert auf der intravenösen Infusion von ^{131}I meta-Benzylguanidin (IBG), das in den intraneuronalen chromaffinen Speichergranula akkumuliert (an spezifischen Rezeptoren der Sympathikuszellen). Abweichend vom Noradrenalin wird jedoch IBG durch Monoaminooxydase oder Katechol-O-Methyltransferase nicht metabolisiert. Fehlender Myokardkontrast im Szintigramm gilt als Zeichen der endokrinen Aktivität der Tumore (myokardiale Neurorezeptorblockade?).

Bei derzeit begrenztem Erfahrungsstand sind die Indikationen an verschiedene Voraussetzungen gebunden.

6.4.1 Phäochromozytome

Maligne Phäochromozytome mit multifokaler oder disseminierter Aussaat sind durch externe Strahlentherapie nicht behandelbar. Auch auf Zytostatika sprechen sie in fortgeschrittenen Stadien nicht an.

6.4.1.1 Voraussetzungen

Strahlenbiologische, dosimetrische und klinische Prämissen müssen erfüllt sein, um die Behandlung zu begründen.

Die aufgrund zuvor ermittelter kinetischer Daten abgeschätzte Strahlendosis sollte im Tumor bzw. in der szintigraphisch am besten dargestellten Metastase 20–30 Gy pro Behandlung betragen. Bei günstiger IBG-Speicherpotenz werden nach unseren ersten Erfahrungen auch bei Zweittherapie bis zu 50 Gy pro 3,7 GBq erreicht. Für die Dosisabschätzung müssen die Tumorvolumina durch Sonographie oder/und Computertomographie, die maximale Tumoraufnahme und die Halbwertszeit der Tumorretention des Radiopharmakons zugrundegelegt werden.

Das Phäochromozytom sollte inoperabel, teiloperabel oder metastasierend sein.

Das Nebennierenmark unterliegt offensichtlich einer beachtlichen Strahlenbelastung.

Die geschätzte Strahlenexposition sollte für die Leber 4–5 Gy, für das Knochenmark 2 Gy und für den Ganzkörper — in Analogie zu Therapierichtlinien bei der Struma maligna — 2 Gy nicht überschreiten.

6.4.1.2 Nuklearmedizinische Diagnostik vor der Therapie

Nach Sicherung der Diagnose (Sono, CT, Histologie) werden Ganzkörperszintigramme mit IBG und skelettaffinen Radiopharmazeutika angefertigt.

Wir legen auch Wert auf die Anfertigung von Ganzkörperknochenmarkszintigrammen. Nicht IBG-speichernde metastasierende Phäochromozytome können ^{201}TlCl anreichern.

6.4.1.3 Praktische Hinweise

Die Strahlenexposition wird für jeden Patienten zuvor individuell abgeschätzt. Harnexkretion, extern gemessene Anreicherung von IBG über Leber, Tumor, Metastasen und Knochenmark werden nach Gabe einer Tracermenge des Radiopharmakons bestimmt. Mindestens 1 Tag vor und bis zu 2 Wochen nach der Therapie soll zur Schilddrüsenblockade eine Jodgabe erfolgen (Endojodin, Kaliumjod Kompretten oder Lugol-Lösung). Auf einer strahlengeschützten nuklearmedizinischen Therapiestation werden in der Regel 4–5 GBq (maximale Einzelgabe 7,0) IBG verabreicht.

6.4.1.4 Strahlenexposition und Nebenwirkungen

Bisher ermittelte Daten beim Menschen:
Knochenmark 0,22 mGy/MBq, Leber 0,65 mGy/MBq, Gonaden 0,2 mGy/MBq.

Wegen der renalen Elimination des Radiopharmakons muß auch mit einer erheblichen Strahlenbelastung der Blasenschleimhaut gerechnet werden, die durch reichliche Flüssigkeitszufuhr vermindert werden kann. Mit Leukopenie ist zu rechnen, insbesondere bei ausgeprägtem medullären Befall.

Chromosomenaberrationen, zytogenetische Schäden, kanzerogene Effekte, einschließlich Leukämierisiko und Fertilitätsstörungen sowie Wirkungen auf die Organfunktion, wie sie für hohe Radiojoddosen im Rahmen der Struma-maligna-Therapie beschrieben wurden, müssen wir für den ungünstigsten Fall in Erwägung ziehen und den Patienten bzw. dessen Eltern darüber aufklären.

Bei disseminierten Metastasen im prätherapeutischen IBG-, Skelett- und Knochenmarkszintigramm muß die Möglichkeit einer posttherapeutisch auftretenden progredienten Knochenmarkinsuffizienz einkalkuliert werden. Für die dann erforderliche Knochenmarktransplantation sollte ein Spender mit möglichst nahem Verwandtschaftsgrad bereitstehen.

6.4.2 Neuroblastom

Neuroblastome, maligne Neoplasien der Sympathikozyten, treten vorwiegend im Kindesalter, gelegentlich auch bei Erwachsenen auf. In der pädiatrischen Onkologie stehen sie mit 11% an 4. Stelle der Häufigkeitskala maligner Erkrankungen.

Bei fortgeschrittenen metastasierenden Prozessen wird die nuklearmedizinische Therapie mit IBG zur einzigen Alternative.

Auch undifferenzierte Neuroblastome sind szintigraphisch darstellbar und nach ersten Erfahrungen mehrerer europäischer Zentren für die Nukleartherapie geeignet, während bei histologisch nicht eindeutig klassifizierbaren neuroektodermalen Tumoren bisher negative Diagnostik- und Therapieresultate erzielt wurden. Neuroblastome sezernieren — im Gegensatz zu Phäochromozytomen — neben Noradrenalin auch Katecholamin, Noradrenalin- und Dopaminmetabolite, wobei katecholaminpositive Tumore szintigraphisch fast regelhaft dargestellt werden (Sensitivität 96%, Feine).

Nach den ersten Tübinger Erfahrungen (s. Sammelstatistik) können 2–3 Therapieapplikationen innerhalb von 3–4 Monaten zwischen 42 und 102 mCi IBG pro Therapie befürwortet werden und bereits zu „dramatischer" Besserung führen (Verschwinden von Fieber, Knochenschmerz, Anorexie sowie Tumorregression). Nach dem Frankfurter Konzept werden Dosen über 120 Gy durch Mehrfachtherapien mit kurzen Therapiepausen angestrebt.

6.4.2.1 Nebenwirkungen

Gravierende Nebenwirkungen sind bisher nicht bekannt geworden. Ein vorübergehender Anstieg der Laktatdehydrogenase ist Indikator des Tumorzerfalls. Langzeitresultate liegen noch nicht vor.

Literatur

[1] Beierwaltes WH (1981) New horizons for therapeutic nuclear medicine in 1981. J Nucl Med 22 549.
[2] Feine U, Treuner J, Niethammer D, et al. (1984) Erste Untersuchungen zur szintigraphischen Darstellung von Neuroblastomen mit ^{131}J-Meta-Benzylguanidin. Nuc Comp 15:23.
[3] Fischer M, Winterberg B, Zidek W., et al. (1984) Nuklearmedizinische Therapie des Phäochromozytoms. Schweiz med Wochenschr 114:1841.
[4] Hör G, Maul FD, Manegold KH, Happ J, Schwabe D, Gerein V et al. (1986) ^{131}I-MIBG-therapy in neuroblastomas with tumor doses higher than 12 000 rads (120 Gy). In: Höfer R, Bergmann H (Hrsg) Radioaktive Isotope in Klinik und Forschung Egermann, Wien, S 779–782
[5] Kimmig BW, Brandeis E, Eisenhut M, et al. (1984) Scintigraphy of a neuroblastoma with I-131-meta-benzylguanidine. J Nucl Med 25:773.
[6] Kimmig BW, Brandeis E, Zum Winkel K, et al. (1984) Scintigraphic imaging of neuroblastoma with 131-I-BG and first attempts of its therapeutic use. In: Schmidt HAE, Vauramo DE (Hrsg) Nuklearmedizin. Schattauer, Stuttgart New York, S 474.
[7] Sisson JC, Shapiro B, Beierwaltes WH, et al. (1984) Radiopharmaceutical treatment of malignant pheochromocytoma. J Nucl Med 24:197.
[8] Treuner J (1984) Aspekte der Anwendung von ^{131}-J-Metajodbenzylguanidin aus Sicht der pädiatrischen Onkologie. Nuklearmedizin 24:26.
[9] Wieland DM, Brown LI, Tobes MC, et al. (1981) Imaging of the primate adrenal medulla with ^{123}I and ^{131}I meta-jodo-benzylguanidine: Concise communication. J Nucl Med

6.5 Therapie mit Instillation in Höhlen

B. Leisner

Die intrakavitäre Therapie mit Betastrahlern hat den Vorteil hoher **lokaler** Strahlendosis bei geringer Komplikationsrate.

6.5.1 Pathophysiologische Grundlagen

Betastrahler in kolloidalen Verbindungen verteilen sich relativ gleichmäßig auf der Serosa (von Peritoneum, Pleura oder Synovia). Bei einer mittleren Reichweite im Gewebe von 0,3–3,6 mm (in Abhängigkeit von der Energie) kommt es zu einer oberflächlichen Fibrosierung und damit zum Sistieren von rezidivierenden Ergüssen entzündlicher (Gelenke bei chron. Polyarthritis) oder maligner (Pleura-, Peritonealkarzinose) Genese.

6.5.2 Radiopharmaka, Radioaktivität

Am häufigsten kommt heute ^{90}Yttriumsilikat zur Anwendung. ^{198}Goldkolloid, ^{186}Rheniumsulfid, ^{169}Erbiumzitrat und Zirkonyl-^{32}Phosphat werden nur selten eingesetzt.

Chronisch rezidivierende Gelenkergüsse (vorwiegend der Kniegelenke) bei c. P.:

Es werden pro Kniegelenk ca. 150–200 MBq (4–6 mCi) ^{90}Yttriumsilikat unter streng aseptischen Bedingungen in den Gelenkbinnenraum injiziert, nachdem ein evtl. vorhandener Gelenkerguß möglichst vollständig entleert wurde.

Maligne Pleura- und Peritonealexsudate und peritoneale Tumoraussaat (Ovarialkarzinom):

1,8 bis 3,6 GBq (50–100 mCi) ^{90}Yttriumsilikat werden (am besten über einen Katheter bzw. über eine Drainage) nach Abpunktieren des Ergusses in die Pleurahöhle bzw. das Abdomen instilliert.

6.5.3 Praktische Hinweise

Voraussetzung der intrapleuralen und intraperitonealen Applikation ist der eindeutige Nachweis von Tumorzellen im Punktat und Fehlen ausgedehnter Verklebungen (szintigraphisch gleichmäßige Ausbreitung einer Spüraktivität von ^{99m}Tc im Erguß als Voruntersuchung). Die Verteilung der Therapieaktivität wird über die entstehende Bremsstrahlung szintigraphisch dokumentiert.

Zur Vermeidung eines zu raschen Abstroms bei intraartikulärer Verabreichung erfolgt eine Immobilisation des Patienten über mehrere Tage.

Die mindestens 48stündige stationäre Aufnahme ist vorgeschrieben (s. 6.3).

Bei der intraperitonealen Applikation kann als Komplikation ein paralytischer oder mechanischer (Briden-)Ileus auftreten.

6.5.4 Einsatzmöglichkeiten (Tabelle 60)

Weitere Indikationen können sich bei folgenden Erkrankungen ergeben:
intrathekale Therapie (Chrom-^{32}Phosphat) bei leukämischer Meningeosis, Medulloblastom (sog. Tropfmetastasen im Spinalkanal).

Tabelle 60.

Erkrankung	Chron. Polyarthritis	Pleurakarzinose	Intraabdominelle maligne Tumoren, Peritonealkarzinose
Indikation	Chron. rezid. Gelenkergüsse, insbes. nach Synovektomie (Radio-Synoviorthese)	Rezidivierende Pleuraergüsse mit positiver Tumorzytologie	Rezid. maligner Aszites Ruptur von malignen Ovarialkystomen
Verfahren	Instillation von ^{90}Y-Silikat (große Gelenke) oder ^{186}Rhe (mittlere Gelenke) ^{169}Er-Zitrat (kleine Gelenke)	Instillation von ^{90}Y-Silikat	Katheterinstillation von ^{90}Y-Silikat oder Zirkonyl-^{32}Phosphat
Stellung zu anderen Therapiemaßnahmen	Nach Synovektomie oder alternativ bei sonstigen Risikofaktoren	Palliativ nach (erfolgloser) Zytostatikainstillation, jedoch möglichst vor Ausbildung von Verschwartungen und abgekapselten Ergüssen!	Palliativ nach Ausschöpfung operativer Maßnahmen, alternativ zur perkutanen Abdominalbestrahlung (weniger Nebenwirkungen), selten prophylaktisch bei op. Ovarialkarzinom Stadium I

Literatur

[1] Kolarz G, Thumb N (Hrsg) (1982) Methods of Nuclear Medicine in Rheumatology. Schattener, Stuttgart New York
[2] Zum Winkel K, Choné B, Hermann HJ, et al. (1979) Möglichkeiten und Grenzen der Therapie mit offenen radioaktiven Substanzen. Dt Aerztebl, März, 619–630

7 Ausblick

U. BÜLL und G. HÖR

Die bildhafte Erfassung von Krankheitsherden mit computergesteuerten Abbildungsverfahren wird manchmal, sehr verallgemeinernd, als „bildgebende Diagnostik" zusammengefaßt. Dabei wird häufig übersehen, daß mit dieser Überschrift Verfahren zur Darstellung von morphologischen Organveränderungen mit solchen zur Erfassung von Funktionsstörungen vermischt werden. Die Bildgebung in der Nuklearmedizin dient nicht der Darstellung von Morphe (Gewebszusammensetzung und -struktur), sondern von Funktion (Betätigungsweise und Leistung). Damit vertritt die Nuklearmedizin ein Gebiet, das besser als **„abbildungsunterstützende Funktionsdiagnostik"** bezeichnet wird. Dieser Begriff beinhaltet sowohl die Darstellung der Funktionstopographie als auch die Messung der Funktion mit Darstellung (Tabelle 61).

Bisher mußten strukturelle Organveränderungen verwendet werden (z. B. Röntgenbefunde der Lunge, Ausscheidungsurogramm), um – praktisch nebenbei – die Funktion des Organs mitzubeurteilen. Durch die Einführung nuklearmedizinischer Methoden in die Diagnostik ist ein eigenes Fachgebiet entstanden, das geeignet ist, Organfunktionen und -fehlfunktionen präzise zu messen. Da Veränderungen der Makrostruktur häufig erst als Folge von Funktionsstörungen auftreten, kommt diesem Fachgebiet auch in der Frühdiagnostik entsprechende Bedeutung zu.

Ein deutliches Beispiel für die unterschiedliche Entwicklung morphologisch orientierter Verfahren (z. B. Röntgendiagnostik) gegenüber der Funktionsdiagnostik ergab sich bei

Tabelle 61. Abbildungsunterstützte Funktionsdiagnostik (Beispiele)

1. Darstellung der Funktionstopographie
   a) Passiv
   – Lungenszintigraphie
   – Hirnperfusionsszintigraphie
   – Skelettszintigraphie
   b) Aktiv*
   – Schilddrüsenszintigraphie
   – Knochenmarkszintigraphie
   – Leuko-, Thrombozytenszintigraphie
   – Nierenszintigraphie
   – NN-, Phäochromozytomszintigraphie
   – Antikörperszintigraphie
   – Myokardszintigraphie
   – Gallenwegs-, Leberszintigraphie
2. Quantitative Bestimmung von Funktionsparametern mit Organdarstellung
   – V/P Lunge
   – Nierenclearance
   – rCBF
   – Pumpfunktion der Ventrikel
   – Erregungsausbreitung über die Herzkammern
   – Entleerung und Reflux (Magen, Nieren)

* Aktive Anreicherungsmechanismen

Einführung von Rechnersystemen in beide Fachgebiete. In der Röntgendiagnostik wurden Rechner zur Optimierung der Detailerkennbarkeit in diagnostischen Abbildungen verwendet, in der Nuklearmedizin konnte mit ihrer Hilfe die Quantifizierung von Funktionen erreicht werden.

Die Zukunft der diagnostischen Nuklearmedizin liegt in der konsequenten Weiterentwicklung von funktionsdiagnostischen Verfahren (z. B. durch noch spezifischere Radiopharmaka, durch Verbesserung emissionscomputertomographischer Verfahren und durch die Ausnutzung funktionsdiagnostischen Potentials im Rahmen der nuklearmagnetischen Resonanztomographie). In der Therapie konzentriert sich das Interesse bei konsequenter Ausnützung des Tracer-Prinzips sowohl auf die Fahndung nach neuen Radionukliden als auch auf die Möglichkeit, bewährte Radionuklide (z. B. ^{131}I) an spezifische Tumorsucher (z. B. Antikörper) zu binden.

Heute zeichnen sich bereits einige Schwerpunkte künftiger Vorzugsgebiete für die Nuklearmedizin genauer ab:

Auf dem **Gerätesektor** die Einführung mobiler Gammakameras zur Notfalldiagnostik auf Intensivstationen, sog. rotierende Gammakameras mit Rechnersystem, die eine Funktionstomoszintigraphie – single photon emission computerized tomography (SPECT) – erlauben. Die „Engymetrie" mit tragbaren Meßsonden oder das „nukleare Stethoskop" sind potentielle Entwicklungen, allerdings unter Verzicht auf Bildgebung, womit sie dem eigentlichen Anliegen der Nuklearmedizin, der funktionellen Bildgebung, nicht voll inhaltlich gerecht werden können.

Auf dem **Radiopharmaziesektor** sind Stoffwechselmarker in der Diagnostik von Myokard (Fettsäuren), Gehirn (Amphetamine), Nebennierenmark (Benzylguanidine), der Zellkinetik (Erythrozyten-, Leukozyten-, Thrombozytenmarkierung), der Neoplasie (In-vitro- und In-vivo-Tumormarker wie ^{201}Tl, monoklonale Antikörper) sowie von Knochenmark und Lymphabflußkinetik herausragende Marksteine künftiger Prioritäten der Nuklearmedizin ohne derzeit erkennbare Alternativen.

Auf dem **Sektor der klinischen Indikationen** wird sich die Nuklearmedizin wie folgt weiterentwickeln:
– Notfalldiagnostik und Therapiekontrolle medizinischer und chirurgischer Akutbehandlung, z. B. bei Herzinfarkt sowie vor und nach herzchirurgischen Operationen;
– in der Frühdiagnostik klinisch latenter Erkrankungen, z. B. der koronaren Herzerkrankungen und zerebaler Durchblutungs- und Stoffwechselstörungen;
– in der Therapie mit markierten monoklonalen Antikörpern (z. B. Melanome), mit ^{131}I-Benzylguanidin (maligne Phäochromozytome, Neuroblastome), in der Therapieplanung und Therapiekontrolle sowie in der Erfassung von Therapiefolgen, wie z. B. die Kardiotoxizitätsprüfung nach Zytostatikabehandlung mittels Radionuklidventrikulographie.

So gesehen, bleibt die Nuklearmedizin ein lohnenswertes Betätigungsfeld für Ärzte, die quantitative, abbildungsunterstützte Funktionsdiagnostik in den Mittelpunkt ihrer klinischen Tätigkeit stellen und darüber hinaus spezielle Formen der metabolischen und immunologischen (Tumor-)Therapie praktizieren wollen. Ein solcher Rahmen deckt in der Tat Grundlagen einer klinischen Disziplin ab und rechtfertigt die fast abgeschlossene Verselbständigung des Fachgebiets Nuklearmedizin.

Register

abbildungsunterstützte Funktions-
  diagnostik 265
abdominelle Sequenzszintigraphie 217
Abschirmungen 21
Abszeß 240
Adenom, autonomes 244 ff.
  –, Radiojodtherapie 246, 247
  –, dekompensiertes 107, 108
  –, kompensiertes 108
Aderlaßbehandlung, Polycythaemia rubra
  vera 257
Äquivalenzdosis 6, 7, 14
  –, effektive 14
ÄRNV (Äquilibrium-Radionuklid-
  ventrikulographie) 72
AFP (Alphafetoprotein) 229, 234
A/kg (Ampere/Kilogramm) 7
Aktivität (Umwandlungsanzahlen oder
  radioaktive Zerfälle pro Zeit) 8, 13, 33
  –, applizierte (A) 13
  –, spezifische 33
Aktivitätskonzentration 33
Aldosteronome 125
Alphafetoprotein (AFP) 229, 234
Alphastrahlen 4
Alphateilchen 26
Alphazerfall 2
alveolovaskulärer Reflex 133
Amphetamin, I- 37
^{198}An, jährliche Äquivalenzdosis 17
Analogdigitalconverter 57
Androgen-Exzeß-Syndrom 125
Aneurysma-Clips 55
Angiome 92
Angiopathie (Ulcus cruris) 211
Angioszintigraphie 209
Anregungssignal 10
Antikörper, monoklonale 229, 235, 266
  –, und polyklonale 229, 235
Antikörper-/Tumorkomplexe 234, 235
Antikörperbestimmung gegen Thyreoglobulin
  (TAK) 120
Antimonkolloid 173
Arbeitsbelastung (s. Ergometrie)

ARDS (acute respiratory distress
  syndrome) 240
Arteria hepatica 159
Arteria pulmonalis, Perfusionsszintigraphie 133
Arterienstenosen oder -verschlüsse,
  periphere 221
arterioportale Durchblutungsrelation,
  Perfusionsszintigraphie 161
Arthritis/Arthrose 202, 221, 222
Asplenie 171
Asthma bronchiale 133, 136
Aszites 163
Atelektase 133
Aufenthaltszeitbegrenzung 21
Aufnahmezeit 80
Austauschmarkierung 31, 32
Auswertecomputer, Funktionsszintigraphie 70
Autofluoroskop (Multikristallkamera) 47
Autonomie, disseminierte 107

Basedow (immunogene Hyperthyreose) 108
Bauchaortenaneurysma 210, 211
Becquerel (Bq) 8
Becquerelmeter 42
Belastungsmyokardszintigraphie 139, 141, 143,
  210
Benzylguanidin, ^{131}I-meta- (IBG) 38, 229, 243,
  246, 248, 2498, 260 ff., 266
Betastrahlen 4, 242, 259, 263
  –, maximale Reichweite im Gewebe 242
Betazerfall 2
Bewertungsfaktor 6, 7
Bq (s. Becquerel)
bildgebende Diagnostik 265
Bildrekonstruktion 76
Bilirubinspiegel, Leberszintigraphie 158
  –, Leberfunktionsszintigraphie 158
biologische Halbwertszeit 30
biologische Wirkung energiereicher Strahlung 5
Biosynthese 31, 32
Blut-Hirn-Schranke 84, 86, 91, 240
  –, Störung (rCBF) 240
Blutpool-Scan 216
Blutpool-Szintigraphie 217

Blutungsquellen, gastrointestinale 216
 −, szintigraphische Lokalisation 216
 −, −, Einsatzmöglichkeiten 217
 −, −, Meß- und Auswertetechnik 216
 −, −, Radiopharmazeutikum,
   Radioaktivität 216
 −, −, Strahlenexposition 217
Blutzellenmarkierung 39
Bohrlochmeßplatz 45
Boltzmann-Verteilung 9
Bremsstrahlung 263
Bronchialkarzinom 137
Bronchiektasen 137

CA 12−5 233
CA 19−9 233
CARNA (Computerassistierte
 Radionuklidangiographie) 84 ff.
 −, Einsatzmöglichkeiten 92
CEA (karzioembryonales Antigen) 229, 233
chemische Synthese 31, 32
Chemisorption, Skelettszintigraphie 194
Cholesterinderivate (Radiochol.) 125
Chrom-^{32}Phosphat 264
Chromaffinomatose 129
C/kg (Coulomb/Kilogramm) 7
Claudicatio intermittens 211
Clearancebestimmung, globale, mit
 Radiojodhippuran 184, 185
 −, Meß- und Auswertetechnik 185
 −, Radiopharmazeutika, Radioaktivität 184
Clearanceverfahren, Efflux-Registrierung,
 Radiopharmazeutika 210
Computer als Auswerteeinheit 56 ff.
computerassistierte Radionuklidangiographie
 (CARNA) 84 ff.
Computermatrix 57
Computersystem, nuklearmedizinisches 58 ff.
 −, Auswertungsprinzipien 58, 59
 −, Datenaufnahme 58
 −, Glättungsverfahren 60
 −, Kurvenbearbeitung 61
 −, parametrische Bilder (functional
   imaging) 63, 64
 −, ROI-Technik 59, 60
 −, Untergrundkorrektur 61
Computerszintigramme 142
Conn-Syndrom 127
Curie (alte Einheit für Becquerel) 8
Curiemeter 41
Cushing-Syndrom 127

Dämpfungskorrektur 77
Darmreinigung 126
Dekontaminierungsmaßnahmen 22
Deuteronen 26
Dexamethasonmedikation 125
Dextran 173
Diaschisis 92
diagnostische Kriterien, Polycythaemia rubra
 vera 255
 − Prinzipien, Nuklearmedizin 65
digitale Abbildungen 195
digitale Subtraktionsangiographie (DSA) 210
DL (Energiedosisleistung) 5, 6
Doppelkopfscanner 46
Doppelnuklidszintigraphie 176
Doppler-Sonographie 210
Dosimeter, Stab- und Füllhalter- 24
Dosimeterfilme 23
Dosimetrie bei energiereicher Strahlung 5 ff.
Dosisbegriffe, Dosisgrößen und
 Dosiseinheiten 5 ff.
Dosisleistungskonstanten 21
Dosisleistungsmeßgeräte 21
Duodenalsekret, Aktivitätsmessung 177

Echokardiographie 148
ECT (Emissionscomputertomographie) 49,
 50 ff., 75 ff., 133, 149, 156
 −, bildgebende Eigenschaften 77
 −, Bildrekonstruktion 76
 −, Gammakamera 49
 −, Leberszintigraphie 156
 −, spezielle Probleme 77
E/D-Wert, Ganzkörperretentionskurve 180,
 181
effektive Dosis 14
Eigenleukozyten, ^{111}In-markierte 224
Einmalhandschuhe 22
Eisen 205, 206
elektromagnetische Felder 53
elektromagnetische Wellen 9
Elektronen 4
Elektroneneinfang (EC) 27
elektronische Datenverarbeitung,
 Nuklearmedizin 57
Emissionscomputertomographie (s. ECT)
Emphysem 133
endoskopieblinde Darmabschnitte 216
Energie, absorbierte (E_{abs}) 13
Energiedosis 5 ff.

Energiedosisleistung (DL) 5, 6
Energieeinheiten, Umrechnung 5
Engymetrie 266
Entleerungsmessung, Magendiagnostik 165, 169
Entzündungsszintigraphie 226, 227
entzündlicher Gelenkprozeß 220 ff.
Enzyme 234
Enzymimmunoassays 120
Epilepsie 92
Ergometrie (Arbeitsbelastung) 139, 141, 143, 145, 210
–, Myokardszintigraphie 139, 141, 143, 210
–, Radionuklidventrikulographie 139, 145
Ergüsse, rezidivierende 263
Erythropoese 204
Erythrozyten 171, 172, 206
Erythrozytenüberlebenszeit, verkürzte, Polycythaemia rubra vera 255
Erythrozytose 255
euthyreote Struma 244, 247 ff.
–, Radiojodtherapie 247 ff.
Ewing-Sarkom, Mehrphasenszintigraphie 196

Feinnadelbiopsie der Schilddrüse 114
Feldspulen 53
Ferrokinetik 206
Fibrinogen 213, 214
Fibrinogen-Uptake-Test 214, 215
–, Einsatzmöglichkeiten 215
–, Strahlenexposition 215
Filmdosimeter 23
Floridität 220
Fluoreszenzszintigraphie, Schilddrüse in vivo 115
Fourier-Analyse, Radionuklid-ventrikulographie 153
Fourier-Reihe 64
Fourier-Transformation 54
Frakturen, Skelettszintigraphie 201
Fremdmarkierung 31, 32
Funktionsdiagnostik, abbildungsunterstützte 265
Funktionsszintigraphie 58, 70, 71, 98
–, hepatobiliäre 261
–, Speicheldrüsen 98
Funktionstopografie 265
Furosemidrenographie/Funktionsszintigraphie 184
–, Meß- und Auswertetechnik 184
–, Radiopharmazeutika, Radioaktivität 184

^{67}Ga-Citrat 38, 228, 232
^{67}Ga-Szintigraphie 228 ff.
–, Radiopharmazeutika, Radioaktivität 228
Gallenblase 159
Gallengänge 159
Galliumszintigraphie 224, 225
–, Einsatzmöglichkeiten 225
–, meßtechnische Einrichtungen 225
–, Radiopharmazeutika, Radioaktivität 225
–, Strahlenexposition 220 ff.
Gammakamera 48, 49
–, Abbildungseigenschaften verschiedener Kollimatoren 49
–, ECT- 49
–, mobile 49
–, schematischer Aufbau 48
Gammakameracomputersystem, nuklearmedizinisches 56
Gammakameraszintigramm 57
Gammastrahlung 2, 4, 43
Ganzkörperkamera 49
Ganzkörperknochenmarkszintigramm 261
Ganzkörperretentionskurve 181
Ganzkörperszintigramm mit IBG 261
Ganzkörperszintigraphie, Skelett 195, 197
gastrointestinale Blutungsquellen, szintigraphische Lokalisation 216
gastroösophagealer Reflux 165
Gefäße, große 212, 215
–, arterielle 208 ff.
Gefäßverschluß 212
gefilterte Rückprojektion 76
Gelenkprozeß, entzündlicher 220 ff.
–, Skelettszintigraphie 196
Gelenkweichteilszintigraphie 220 ff.
–, Einsatzmöglichkeiten 221, 222
–, Meß- und Auswertetechnik 220
–, Radiopharmazeutika, Radioaktivität 220
Generatorradionuklide 26, 27
Glättungsverfahren, nuklearmedizinisches Computersystem 60
Goldkolloid 40
Gradientenfelder 12, 54
Gradientenspulen 53
gyromagnetisches Verhältnis 9, 12
Guanethidinanalogon 128
Gy/s (Gray pro Sekunde) 6

Hämopoese 172, 207
–, extramedulläre 172
Halbwertszeit 3, 13, 27, 30

–, biologische (T_b) 13, 30
–, effektive (T_{eff}) 13
–, physikalische (T_p) 13, 27
–, –, (^{99m}Tc) 13 ff.
Handprobenwechsler 45
Harnstauung 188 ff.
Harnwegsobstruktionen, nuklearmedizinische Verfahren 190
Hemisphären 85
hepatobiliäre Funktionsszintigraphie 261
Herz, Spinecho-Technik 80
Herz-Kreislauf-Passage, erste, Computerszintigrammsequenz 72
Herzaufnahmetechniken, spezielle Prinzipien (ÄRNV) 72 ff.
Herzchirurgie 151
Herzdiagnostik, nuklearmedizinische 139 ff., 149, 150
Herzschrittmacher 55
Hexamethylpropylenaminoxim (HMPAO) 86
Hirndurchblutung, regionale (rCBF) 86, 91
Hirnsequenzszintigraphie 69
Hirnszintigraphie 84 ff.
–, Meß- und Auswertetechniken 85, 91
–, Radiopharmazeutika, Radioaktivität 90, 91
–, Strahlenexposition 85, 94
Hochfrequenzspule 12, 53
Hochfrequenzstrahlung 11
Hodenschmerz, akuter 188, 189
Hodenszintigraphie 186 ff.
–, alternative diagnostische Verfahren 187
–, Einsatzmöglichkeiten 187, 188
–, Meß- und Auswertetechnik 186
–, Radiopharmazeutika, Radioaktivität 186
Hodentorsion, akute 240
Hormone 234
Hüftgelenksendoprothese 201
Humanserumalbumin 173
Hydrocephalus aresorptivus 95, 97
Hyperaldosteronismus 125
Hyperkortisolismus 127
Hyperparathyreoidismus 131, 201
–, primärer 131
Hyperplasie, fokal-noduläre 155
Hyperthyreose 107 ff., 122 ff., 249 ff.
–, immunogene 124
–, Radiojodtherapie 249 ff.
–, –, Energiedosen 250
–, Therapiekontrolle 124
Hypertonie, arterielle 188, 189

^{131}I, jährliche Äquivalenzdosis 17
^{131}I-meta-Benzylguanidin (s. IBG)
^{131}- oder ^{123}I-Meta-Jod-Benzyl-Guanidin (MJBG) 128
^{131}I-Therapie 243, 246
6-(^{131}I)-methyl-19-norcholesterol 229
I-Amphetamin 37
I-Bengalrosa 38
I-19-Iodocholesterol 38
IBG (^{131}I-meta-Benzylguanidin) 38, 229, 243, 246, 248, 249, 260 ff., 266
–, Therapie
–, –, autonomes Adenom 246
–, –, euthyreote Struma 248
–, –, Hyperthyreose 249
–, –, Neuroblastom 261, 262
–, –, Phäochromozytom 260, 261
–, –, Schilddrüsenkarzinom 243
ICRP (Internationale Strahlenschutzkommission) 14
I-Fibrinogen 37
I-Heptadekansäure 37
Ikterus 160, 161
Immunszintigraphie 164, 229, 232
–, Einsatzmöglichkeiten 232
90°-Impuls 79
180°-Impuls 79
Impulshöhenanalysator 44
InCl$_3$ 39
In-DTPA 39
In-Hitzealbumin 39
In-Transferrin 39
^{111}In-DTPA 95
^{111}In-markierte Eigenleukozyten 224
^{111}In-Zellmarkierungen 30
Infarktgröße 240
Infarkt-/Nekroseszintigraphie 143, 144
–, Meß- und Auswertetechniken 144
–, Radiopharmazeutika, Radioaktivität 144
–, Strahlenexposition 143
Inhalationsszintigraphie 134, 135
Intensiv- und Notfallnuklearmedizin 239, 240
intrakavitäre Therapie mit Betastrahlern 263
intrakranielle Tumoren 92
intrathekale Therapie (Chrom-^{32}Phosphat) 264
Inversion-Recovery-Verfahren 12, 79, 80
I-Orthojodhippurat 37
Iodoxaminsäure 38
Ionendosisleistung 7
Ionisation, Luftmoleküle durch energiereiche Strahlung, Ladungsnachweis 8

ionisierende Strahlung 6
Ionisierungsdichte 6
Ionisationskammerprinzip 42
I-radiojodiertes Serumalbumin 38
IRMA (radioimmunometrischer Assay) 235
ISI (initialer Slope-Index) 91
Isotopieeffekt 32

Jod-123-Amphetamin 86, 90
Jod-Zweiphasentest 112
Jodhippurannierenszintigraphie 59
Jodmarkierungen 29, 30
^{123}Jod 110
^{123}Jodidclearance 115
^{131}Jod-Zweiphasentest 248

Kalium, Gesamt- 240
Kalzitonin 124
Kanalfunktionsmeßplatz, Ein- bzw. Mehrfach- 44
Kanalfunktionsmessung, Ein- und Mehrfach- 66
Kardiomyopathie 151
Kardiotoxizitätsprüfung 266
karzinoembryonales Antigen (CEA) 229, 233
Karzinom, Schilddrüsen-, Sonographie 111
Karzinom, mit ossärer Metastasierungstendenz (Mamma/Bronchien/Nieren/Prostata/Schilddrüsen) 202
Kernresonanzexperiment 10
Kernspinresonanz 9 ff., 79 ff.
 −, physikalische Grundlagen 9 ff.
Kernspintomographie 53 ff., 79, 149
Kits 28
Knochen
 −, kompakter 194
 −, spongiöser 194
Knochen-Weichteil-Kontraste 195
knochenaffine Radiopharmazeutika 194
Knochendichtemessungen 200
Knochenmark
 −, erythropoetisches 204, 205
 −, gelbes 204
 −, gesteigerte Blutbildung, Polycythaemia rubra vera 255
 −, retikuloendotheliales 204, 205
 −, rotes 204, 206
Knochenmarkausdehnung, Polycythaemia rubra vera 255
Knochenmarkszintigraphie 204 ff.
 −, Einsatzmöglichkeiten 206, 207
 −, ferrokinetische In-vivo-Untersuchung 206

−, funktionelle 205
−, Meß- und Auswertetechnik 205
−, Radiopharmazeutika, Radioaktivität 205
−, Strahlenexposition 206
Knochenmetastasen, Schmerztherapie 259
Knochenszintigraphie 68
Knochentumoren, primäre 202
Knoten, kalte, Feinnadelbiopsie 114, 116
Knotenstruma 109
Kollateralkreislauf 212
Kollimator 44, 49, 50, 142
−, Seven-pinhole- 50
Kolloid 171, 172
Kontaktpersonen zu nuklearmedizinischen Patienten, Strahlenexposition 17
Kontaminationsmessungen 22
Kontrastauflösung 11
Kontrast, positiver oder negativer 67
koronare Herzkrankheit 139, 149 ff.
Körperdosis, nuklearmedizinische Untersuchung 15
Korrekturmatrix 78
Kryomagnet 54
Kurvenbearbeitung, nuklearmedizinisches Computersystem 61

Lappenaplasie, Schilddrüse 116
Lebenserwartungsverlust, nuklearmedizinische Untersuchung 15
Lebererkrankungen, diffuse 155
Leberfunktionszintigraphie 156 ff.
 −, Diäthyl-IDA (HIDA) 158
 −, Eliminationshalbwertszeit 159
 −, Meß- und Auswertetechniken 158, 159
 −, Paraisopropyl-IDA (PIPIDA) 158
 −, Radiopharmazeutika, Radioaktivität 158
 −, Strahlenexposition 159
 −, weitere nuklearmedizinische und alternative diagnostische Verfahren 160
Lebermetastasen 163
Leber-Milz-Quotient 156
Leberperfusionsszintigraphie 159 ff.
 −, Einsatzmöglichkeiten 161
 −, Meß- und Auswertetechniken 160
 −, Radiopharmazeutika, Radioaktivität 160
 −, Strahlenexposition 160
 −, Überlaufanastomose 163
Leberszintigraphie 155 ff.
 −, Meß- und Auswertetechniken 156
 − bei Metastase 157
 −, Radiopharmazeutika, Radioaktivität 156

Leberzelladenom 161
Leberzirrhose 155
Leukämie 207
Leukozytenszintigraphie 223 ff.
 –, Meß- und Auswertetechnik 224
 –, Radiopharmazeutika, Radioaktivität 223
 –, Strahlenexposition 224
Le-Veen-Shunt 240
Lichtblitz (Szintillation) 43
Linksherzkatheterisation 148
Lightpen 59
lipophile Substanzen 86
Liquorfisteln 96
Liquorfluß 95
Liquorraumszintigraphie 95, 96
 –, Meß- und Auswertetechniken 95, 96
 –, Radiopharmazeutika, Radioaktivität 95
Liquorrhö 97
Lokalisationsmatrix 48
Lokalisationsuntersuchung 67
Lungenembolie 137, 215, 239
Lungenemphysem 136
Lungenfibrose 136
Lungenluftverteilung, Darstellung 134
Lungenmetastasierung 245
Lungenödem 240
Lungenperfusionsszintigraphie 133 ff., 212
 –, Einsatzmöglichkeiten 136
 –, Meß- und Auswertetechniken 136
 –, Radiopharmazeutika, Radioaktivität 134, 135
 –, Strahlenexposition 136
Lymphgefäß 173
Lymphknoten 171, 173, 174
Lymphödem 174
Lymphodynamik 173
Lymphographie 174
Lymphome (Knochenbeteiligung), Skelettszintigraphie 201
Lymphoszintigraphie 173, 174
 –, Einsatzmöglichkeiten 174
 –, Meß- und Auswertetechniken 173
 –, Radiopharmazeutika, Radioaktivität 173
 –, Strahlenexposition 174

Magendiagnostik 165 ff.
Magenfunktionsszintigraphie 165 ff.
 –, Einsatzmöglichkeiten 168, 169
 –, Meß- und Auswertetechniken 165, 168
 –, Radiopharmazeutika 165, 168

 –, Refluxmessung 165
 –, Strahlenexposition 165
Magnetfelder
 –, statische 53
 –, zeitlich veränderliche 53
Magnetfeldstärke 54
magnetic resonance 9
magnetisches Moment 12
Magnetisierung 12, 79
Makroaggregate 212
maligne Phäochromozytome, Therapie 260, 261
maligne Tumoren 228 ff.
Markierungen
 –, andere 30
 –, Radiojod- 29
Markierungsverfahren 31
Meckel-Divertikel, blutendes, Kindesalter 217
Mehrkopfscanner 46
Mehrphasenszintigraphie
 –, Gelenkweichteile 221
 –, Knochen 194
 –, Skelett 196
Meß- und Auswertegeräte 41 ff.
Meßprinzipien, nuklearmedizinische Diagnostik 65 ff.
Meßsequenzen 79
Metaplasie, myeloische 255
Methionin
 –, radioaktiv markiertes, Pankreasszintigraphie 176
 –, ^{75}Se- 130
6-Methyl-(^{75}Se)-selenomethyl-19-norcholesterol 229
Mikrokolloid 173, 205, 206
Mikrosphären 134, 163, 212, 213
 –, ^{99m}TC-markierte 163
Millimikrosphären 171, 205, 206
Milzflächenindex 171
Milzgröße 171, 172
Milzszintigraphie 171, 172
 –, Einsatzmöglichkeiten 172
 –, Meß- und Auswertetechniken 171
 –, Radiopharmazeutika, Radioaktivität 171
 –, Strahlenexposition 172
Mißbildungen, urologische 188, 189
^{99}Mo-Durchbruch 29
monoklonale Antikörper 229, 235, 266
Morbus Alzheimer 92
Morbus Boeck 137, 226
Morbus Hodgkin 137
Morbus Paget 203

MUGA (multipel getriggerte Radionuklidventrikulographie) 72 ff.
Multi-slice-Maschinen 51
Multikristallkamera (Autofluoroskop) 47
Myelofibrose 255
Myokardinfarkt 140, 239
–, akuter 239
Myokardischämien 139
Myokardnarben 140
Myokardszintigraphie 139 ff.
 –, applizierte Aktivität 142
 –, Computerauswertung 142
 –, Ergometrie 139, 141, 143
 –, Indikationen 149 ff.
 –, Meß- und Auswertetechniken 142
 –, Myokardinfarkt 140, 142
 –, quantitativ-sektorale 141
 –, Radiopharmazeutika, Radioaktivität 142
 –, Strahlenexposition 143

NaF 38
Na–TcO$_4$ 35
NaH$_2$PO$_4$, ^{32}P (Radiophosphor) 254
naß-stehende Generatoren 28
Natriumjodid 37, 243
 – mit hoher spezifischer Aktivität 243
Natriumjodidkristall (NaJ) 43
Nebenmilz 171, 172
Nebennierenmark(NNM)-Hyperplasie 128
Nebennierenmark(NNM)-Szintigraphie 128, 129
 –, Einsatzmöglichkeiten 129
 –, Meß- und Auswertetechnik 128
 –, Radiopharmazeutika, Radioaktivität 128
 –, Strahlenexposition 129
Nebennierenmarktumoren 229
Nebennierenrinden(NNR)-Adenome, kortisonproduzierende 125
Nebennierenrinden(NNR)-Rest nach bilateraler Adrenalektomie 127
Nebennierenrinden(NNR)szintigraphie 125 ff.
 –, Meß- und Auswertetechnik 126
 –, Radiopharmazeutika, Radioaktivität 125
 –, Strahlenexposition 128
Nebennierenrindentumoren 229
Nebenschilddrüsen(NSD)-Adenome 116, 129
Nebenschilddrüsen(NSD)-Hyperplasie 129
Nebenschilddrüsen(NSD)-Szintigraphie 129 ff.
 –, Einsatzmöglichkeiten 131
 –, Meß- und Auswertetechniken 130
 –, Radiopharmazeutika, Radioaktivität 130

–, Strahlenexposition 130
Nekrosenszintigraphie 139, 202
 –, Skelett 202
Neoplasie, multiple endokrine 129
Nephrogrammkurven 180, 181, 184, 190, 191
 –, Akkumulationstyp (Stauungstyp) 180, 181, 184
 –, Flächenmethode 181
 –, Gradientenmethode 181
 –, Horizontal(Isosthenurie)-Typ 180, 181
 –, Nephrektomietyp 180, 181
Nephrourologie 179 ff., 188, 189
 –, Notfall 188, 189
Neugeborenen-Screening 120
Neuroblastome 128, 229, 261, 262
 –, Therapie 261, 262
neurologische Defekte 92
Neutronen, thermische oder schnelle 26
Neutronenzahl 9
Nierenarterienstenose 211
Nierenfunktionsszintigraphie 179 ff.
 –, Anflutungsphase 180
 –, Exkretionsphase 180
 –, Meß- und Auswertetechniken, Untersuchungsprotokoll 181
 –, Radiopharmazeutika, Radioaktivität 181
 –, Sekretionsphase 180, 181
 –, Strahlenexposition 182
Nierentransplantat, Perfusionsbeurteilung 191, 193
Nordcholesterol(NC), ^{75}Se- und ^{131}I- 125
Notfallnuklearmedizin 239, 240
Nuklearmedizin
 –, diagnostische Prinzipien 65
 –, physikalische Grundlagen 2 ff.
nuklearmedizinische In-vitro-Schilddrüsendiagnostik 118

Ösophagusfunktionsszintigraphie 170
Ösophagusvarizen, Perfusionsszintigraphie 161
Östrogen-Exzeß-Syndrom 125
okkulte entzündliche Prozesse 225
onkofetale Antigene 229
Orbitopathie, endokrine 107
Organ-Zeit-Aktivitäts-Kurve 61
Orthojodhippurat, I- 37
ossäre Metastasen 259
Osteoid 194
Osteomalazie 201
Osteomyelitis, Skelettszintigraphie 199, 202
Osteomyelosklerose 207

Oszilloskop 48, 49
Otoliquorrhö 96

pädiatrische Kardiologie 152
Pankreas, radioaktiv markiertes Methionin 176
Pankreasszintigraphie 176 ff.
 –, Einsatzmöglichkeiten 177
 –, Meß- und Auswertetechniken 176
 –, Radiopharmazeutika, Radioaktivität 176
 –, Strahlenexposition 177
Pankreozymin 176
Papillotomie 161
Paraaminohippursäure (PAH) 179
parametrische Bilder (functional imaging), nuklearmedizinisches Computersystem 63
Parathormon (PTH) 130
Parenchym, mononuklearphagozytäres 155
parenchymatöse Erkrankungen 188, 189
Parenchymdefekt 155
Parotis-Op, Verlaufskontrolle 101
Perfusionsleistung, relative 85
Perfusionssequenzszintigraphie 208
Perfusionsserien(Funktions-)szintigraphie (PSS) 182, 183
 –, Meß- und Auswertetechniken 182
 –, Radiopharmazeutika, Radioaktivität 182
 –, Strahlenexposition 183
 –, mit ^{99m}Tc-DTPA 182
Perfusionsszintigraphie
 –, Hoden 186
 –, Pfortaderhochdruck 161
peritoneovenöser Shunt 163
PET (Positronenemissionscomputertomographie) 50, 75
Pfortaderhochdruck 159, 161
Phäochromazytome 128, 229, 260, 261
 –, adrenomedulläre und extraadrenale 128
Phäochromozytome, maligne 260, 261
 –, IBG-Therapie 260, 261
 –, –, nuklearmedizinische Diagnostik vor der Therapie 261
 –, –, Voraussetzungen 260
Phagozytose 171, 173, 204
Photomultiplier (Sekundäreelektronenvervielfacher) 43, 44
Photonen, Umrechnungsfaktoren 8
physikalische Grundlagen
 –, Kernspinresonanz 9 ff.
 –, Nuklearmedizin 2 ff.
physikalische Halbwertszeit 3, 27
physikalische Strahlenschutzkontrolle 20

Plancksches Wirkungsquantum 9
Plasmaeisenclearance, Polycythaemia rubra vera 255
Plasmozytom 203
Pleura-, Peritonealkarzinose 263
Plexus chorioidei 95
Pneumoncystis carinii 226
Polyarthritis 221, 222, 264
 –, chronische 264
Polyarthropathie 222
Polycythaemia rubra vera 254 ff.
 –, Diagnostik 255
 –, Grundlagen 254
 –, Inzidenz 255
 –, Radiophosphortherapie 254 ff.
 –, –, Aderlaßbehandlung 257
 –, –, Dosierung 256
 –, –, Erfolgskriterien 256
 –, –, Erkrankungsverlauf 257
 –, –, Kontraindikationen 256
 –, –, Lebenserwartung 257
 –, –, Nebenwirkungen 256, 257
 –, –, Therapiekontrolle 256
 –, –, Thrombozytose 257
 –, typische Befunde 255
polyklonale Antikörper 229, 235
portalvenöse Perfusionen 240
Positronenemissionscomputertomographie (s. PET)
Positronenstrahlung 27, 52
 –, Untersuchung 52
Präzession 12
Probenwechsler 45
Proteine 234
Protonen 26
Protonendichte 11
Protonenzahl 9
^{32}P-Therapie s. Radiophosphor, (NaH$_2$PO$_4$, ^{32}P) bei Polycythaemia rubra vera 254 ff.
pulmonale Hypertonie 137
Pyrogenfreiheit, Radiopharmazeutika 34

Qualitätskontrolle, Radiopharmazeutika 31, 33

radioaktive Abfälle, Landessammelstelle 23
radioaktiver Zerfall 2, 4
radioaktive Verbindungen 35 ff.
Radioaktivität 90, 142, 144
 –, Myokardszintigraphie 142
 –, Nekroseszintigraphie 144

Radioaktivitätsverschleppung 259
radiochemische Reinheit 33
Radiocholesterin 125
Radioeisen 204 ff.
Radioeisendiagnostik 256
Radioimmunszintigraphie 164
Radioindium 204, 205
Radiojodhippuran
 –, Funktionsszintigraphie der Nieren 179
 –, globale Clearancebestimmung 184
Radiojodmarkierungen 29, 30
Radiojodtherapie von Schilddrüsenerkrankungen 24? ff.
 –, ^{131}I-Aktivität 251
 –, autonomes Adenom 246, 247
 –, benigne Ganzkörperdosis 251
 –, Energiedosen 242
 –, euthyreote Struma 247 ff.
 –, Gonadendosis 253
 –, Hyperthyreose 249 ff.
 –, Kopfbereich 101
 –, maligne Struma, Ganzkörperdosis 253
 –, praktische Durchführung 243
 –, strahlenbiologische und dosimetrische Grundlagen 242
 –, Strahlenexposition 251 ff.
Radiojodzweiphasentest 112
Radionuklidangiographie, periphere 208 ff.
 –, Einsatzmöglichkeiten 211
 –, Meß- und Auswertetechnik 208
 –, Radiopharmazeutika, Radionuklide 208
 –, Strahlenexposition 209
Radionukliddakryographie 103 ff.
 –, Tränenwege 103 ff.
 –, –, Einsatzmöglichkeiten 105
 –, –, Meß- und Auswertetechniken 204
 –, –, Radiopharmazeutika, Radioaktivität 104
 –, –, Strahlenexposition für die Linse 104
Radionuklide 26 ff.
 –, künstliche 26
Radionuklidphlebographie 212, 213, 215
 –, Einsatzmöglichkeiten 215
 –, Meß- und Auswertetechnik 213
 –, Radiopharmazeutika, Radioaktivität 212
 –, Strahlenexposition 213
Radionuklidventrikulographie 61, 62, 72 ff., 84 ff., 139, 144 ff.
 –, ÄRNV (Äquilibrium) 72
 –, Akinesie 145, 152
 –, Auswurf(Ejektions)fraktion 145, 152

 –, Basisdiagnostik und Alternativmethoden 148
 –, CARNA (computerassistiert) 84 ff.
 –, Dyskinesie 145, 152, 153
 –, Ergometrie 139, 145
 –, Fourier-Analyse 153
 –, Hypokinesie 145, 152, 153
 –, Meß- und Auswertetechniken 145
 –, MUGA (multipel getriggert) 72 ff.
 –, 1. Passage 144
 –, Radiopharmazeutika, Radioaktivität 145
 –, Regurgitation (Volumen) 145
 –, Strahlenexposition 145
Radionuklidzystographie, indirekte, zur Refluxprüfung 185, 186
 –, Meß- und Auswertetechnik 186
 –, Radiopharmazeutika, Radioaktivität 185
Radiopharmazeutika 13 ff., 31 ff., 209
 –, diagnostische Anwendung 15
 –, Injektionssystem 209
 –, Organdosis D 13
 –, Qualitätskontrolle 31, 33
 –, therapeutische Anwendung 16
Radiophosphor (NaH_2PO_4, ^{32}P) 254 ff.
 –, Ganzkörperbelastung 254
 –, Halbwertszeit 254
 –, Herstellung 254
 –, Reichweite 254
 –, strahlenbiologische Wirkung 254
 –, Strahlendosis 254
 –, Vorteile 257
Radiophosphortherapie, Polycythaemia rubra vera 254 ff.
Radioselen-Methionin-Test 177
Radiotracer 119
Ratemeter 44
Rauchintoxikation 240
RbCl 39
rCBF (Blut-Hirn-Schranke), regionale Hirndurchblutung 84, 86, 91, 240
 –, Störung 240
Reaktor-Molybdän-Generatoren 28
Reaktorradionuklide 26
Rechtsherzkatherisation 148
Redistribution 141
Refluxösophagitis 167
Refluxprüfung 165, 185, 186
 –, indirekte Radionuklidzystographie 185, 186
Regurgitation 145
Relaxation 10, 12

Relaxationssignal 10, 11, 53
Relaxationszeiten, Spin-Gitter 12
– , Spin-Spin 12
– , T_1 10, 11, 79
– , T_2 10, 11, 79
rem (alte Einheit der Äquivalenzdosis) 6
Ren mobilis 181
renale Clearance 179 ff.
renale Partialfunktion 180
renaler Plasmafluß (RPF) 179
Resonanz 12
Resonanzsignal 54
Restharnbestimmung (ohne Katheteruntersuchung) 185
– , meßtechnische Einrichtungen 185
– , Radiopharmazeutika, Radioaktivität 185
Retentionsmessungen, Skelettszintigraphie 198
Rhinoliquorrhö 96
RIA (Radioimmunoassay) 119, 235
ROI-Technik (region of interest) 59, 60, 85, 195
Röntgen, alte spezielle Einheit der Ionendosis 7
Röntgendakryozystographie 104
Röntgenfilmmultiformatkamera 49
Röntgenphlebographie 215
Rückprojektion, gefilterte 76

Scaler 44
Scan-Kamera 47
Scanner(Abtaster) 46
Schilddrüse, Feinnadelbiopsie 114
Schilddrüse in vitro 118 ff.
– , Diagnostik, Normbereiche 121
– , Einsatzmöglichkeiten 121
– , pathophysiologische Grundlagen 118
Schilddrüse in vivo 110, 115
– , Fluoreszenzszintigraphie 115
– , Stimulationsszintigramm 110
Schilddrüsenblockade 128, 129
Schilddrüsenerkrankungen, Diagnostik und Therapiekontrolle 122, 123, 242 ff.
– Radiojodtherapie 242 ff.
Schilddrüsenhormonsubstitution 112
Schilddrüsenkarzinom 124, 129, 243, 244
– , medulläres 129
– , Therapiekontrolle mit Tumormarkern 124
Schilddrüsensonographie 112, 113
– , meßtechnische Einrichtungen 113
Schilddrüsenstoffwechsel 118
– , Störung, manifeste 122
Schilddrüsenszintigramm 248

Schilddrüsenszintigraphie 107 ff., 112, 115
– in vitro 119 ff.
– , Einsatzmöglichkeiten 121
– , Radioimmunoassay (RIA) 119
– , Radiotracer 119
– , TRH-Test 119, 120
– in vivo 110, 120
– , Einsatzmöglichkeiten 115
– , Meß- und Auswertetechniken 110
– , Radiopharmazeutika 110
– , Strahlenexposition 112
Schilling-Test 206
Schockniere 240
Schrumpfniere 188, 189
Schutzkleidung 22
Sektorprinzip 141, 146
Sekundärelektronenvervielfacher (photo multiplier) 43, 44, 48
^{75}Se-Methionin 130
Sequenzszintigramme
– , Speicheldrüse 100
– , Tränenwege 103
Sequenzszintigraphie 69 ff.
– , quantitative hepatobiläre 70. 71
Seven-pinhole-Kollimator 50
Shunt, Rechts-links- 138
Sialadenitis, akute und chronische 101
Sialolithiasis 101
Sicherheitsgrenzen für Patient und Personal 5
Single-slice-Maschinen 51
Sjögren-Syndrom 101
Skelettsystemerkrankung 222
Skelettszintigramm mit Phosphonatkomplexen, Knochenmetastasen 259
Skelettszintigraphie 59, 194 ff., 221
– , Einsatzmöglichkeiten 201
– , Meß- und Auswertetechnik 195
– , Radiopharmazeutika, Radioaktivität 194
– , regionales Blutvolumen 196
– , Strahlenexposition 198
skelettszintigraphische Artdiagnostik 201
Sonographie 210
Spalt-Molybdän-Generatoren 28, 29
SPECT (single photon emmission computed tomography) 50, 51, 75, 91, 156, 266
– , dynamische 51
– , Leberszintigraphie 156
– , Vollwinkeltomograph mit rotierender Gammakamera 51
Speicheldrüsenszintigraphie 98 ff.
– , Einsatzmöglichkeiten 100, 101

–, Meß- und Auswertetechniken 98
–, Radiopharmazeutika, Pharmaka, Radioaktivität 98
–, Strahlenexposition 99
Spin-Gitter-Relaxationszeit 12
Spin-Spin-Relaxationszeit 12
Spinecho-Verfahren 12, 79, 80
Splenektomie 172
Splenomegalie, Polycythaemia rubra vera 255
Splenosis 171, 172
spongiöser Knochen 194
Stab- und Füllhalterdosimeter 24
Stabilität, Radiopharmazeutika 33
statische Szintigraphie (SSz) 58, 67, 68, 183
–, Meß- und Auswertetechniken 183
– mit tubulär fixierten Radiopharmazeutika 183
–, Radiopharmazeutika, Radioaktivität 183
–, Strahlenexposition 183
Sterilitätstest, Radiopharmazeutika 34
Stimulationsszintigramm, Schilddrüse in vivo 110
Stoffwechselstörungen, grenzwertige 122
Strahlenabsorption 11
Strahlenarten, Eigenschaften und Reichweite 4
Strahlenexposition
–, berufliche 20
–, Blutungsquellen, szintigraphische Lokalisation 217
–, Fibrinogen-Uptake-Test 215
–, Galliumszintigraphie 225
–, Hirnszintigraphie 85, 94
–, IBG-Therapie, Phäochromozytome 260
–, Infarkt-/Nekroseszintigraphie 143
–, Knochenmarkszintigraphie 206
–, Kontaktpersonen durch nuklearmedizinische Patienten 17
–, Leberfunktionsszintigraphie 159
–, Leberperfusionsszintigraphie 160
–, Leukozytenszintigraphie 224
–, Linse 104
–, Lungenperfusionsszintigraphie 136
–, Lymphoszintigraphie 174
–, Magenfunktionsszintigraphie 165
–, Milzszintigraphie 172
–, (2 mSv) 14
–, Myokardszintigraphie 143
–, Nekroseszintigraphie 144
–, Nierenfunktionsszintigraphie 182
–, NNM-Szintigraphie 129
–, NNR-Szintigraphie 128

–, NSD-Szintigraphie 130
–, Pankreasszintigraphie 177
–, Patienten 13, 14
–, Perfusionsserien(Funktions)szintigraphie 183
–, Personal 15, 16
–, Radiojodtherapie 251 ff.
–, Radionuklidangiographie 209
–, Radionuklidphlebographie 213
–, Radionuklidventrikulographie 145
–, Schilddrüse 112
–, Skelettszintigraphie 198
–, Speicheldrüsenszintigraphie 99
–, statische Szintigraphie 183
–, Thromboseszintigraphie 214
–, unkontrollierte 23
Strahlenquelle, Abstandsvergrößerung 21
Strahlenschutz 6, 7, 13, 14, 19, 21 ff.
–, Abgrenzung von Bereichen 23
–, Belehrung der Beschäftigten 24
–, Beschränkung des Umgangs 23
–, Einheit „Sievert" 6
–, organistorische Maßnahmen 23
–, Ortsdosismessung 24
–, Personendosismessung 23
–, praktischer 21 ff.
–, Schutz vor Bestrahlung von außen 21, 22
–, –, vor Kontamination und Inkorporation 22
–, Schutzschild (schwarzes Flügelrad auf gelbem Grund) 23
–, technisch-physikalische Maßnahmen 21 ff.
Strahlenschutzkommission 14
–, internationale (ICRP) 14
Strahlenschutzmaßnahmen, Zielgruppen 22
Strahlenschutzverordnung (Str/SchV) 19, 20
Strahlentherapie im Kopfbereich 101
Strahlung
–, energiereiche 5 ff.
–, –, biologische Wirkung 5
–, –, Dosimetrie 5 ff.
–, –, Ionisation von Luftmolekülen, Ladungsnachweis 7
–, ionisierende 6
Strahlungsdosimeter 15
Stroke 240
Struma 108, 109, 123, 243, 244, 247 ff.
–, blande 108, 109
–, euthyreote 244, 247 ff.
–, maligna, Therapie 243
–, Therapiekontrolle 123

Strumaverkleinerungen 243
Subtraktionsangiokardiographie, digitale 148
Suppressionsszintigramm, Schilddrüse in vivo 110
Supraleitung 54
Sympathikozyten, maligne Neoplasien 261
Synovialflüssigkeit 220
Synovialgewebe 220
Szintigramm 46
 —, übersteuertes 110
Szintigrammsequenzen, quantitative Auswertung 56
Szintigraphie, abdominelle Sequenz- 217
 —, Angio- 209
 —, Belastungsmyokard- 210
 —, Blutpool- 217
 —, Doppelnuklid- 176
 —, Entzündungs- 226, 227
 —, Fluoreszenz-, Schilddrüse in vivo 115
 —, Funktions- 58, 69 ff., 98
 —, Funktionsphase (Sequenzszintigraphie), langsame 67, 68
 —, Funktionsphase, mittelschnelle 69
 —, Funktionsphase, schnelle 69
 —, Gallium- 224, 225
 —, ^{67}Ga-Tumoren- 228 ff.
 —, Gammakamera- 57
 —, Gelenkweichteil- 220 ff.
 —, Herz- 84 ff.
 —, Herzsequenz- 69
 —, Hoden- 186 ff.
 —, Infarkt-/Nekrose- 143, 144
 —, Inhalations- 134, 135
 —, Immun- 164, 229, 232
 —, Jodhippurannieren- 59
 —, Knochen- 68
 —, Knochenmark- 204
 —, Leber- 155 ff.
 —, Leberfunktions- 156 ff.
 —, Leberperfusions- 159 ff.
 —, Leukozyten- 223 ff.
 —, Liquorraum- 95
 —, Lungenperfusions- 133 ff.
 —, Lympho- 173, 174
 —, Magenfunktions- 165 ff.
 —, Myokard- 139 ff.
 —, Nebennierenmark(NNM)- 128
 —, Nebennierenrinden(NNH)- 125 ff.
 —, Nebenschilddrüsen(NSD)- 129, 130
 —, Nekrosen- 139
 —, Nierenfunktions- 179 ff.

 —, Ösophagusfunktions- 170
 —, Pankreas- 176 ff.
 —, Perfusionssequenz- 208
 —, Perfusionsserien(Funktions)-, mit ^{99m}Tc-DTPA 182
 —, Radioimmun- 164
 —, Schilddrüsen- 107 ff., 115, 248
 —, Sequenz- 69 ff.
 —, Skelett- 59, 194 ff.
 —, Speicheldrüsen- 98 ff.
 —, statische 58, 67, 68, 183
 —, Stimulations-, Schilddrüse in vivo 110
 —, Suppressions-, Schilddrüse in vivo 110
 —, ^{201}Tc-Perfusions- 209
 —, ^{201}Tl/^{99m}TC-Subtraktions- 130
 —, Thrombose- 213, 214
 —, zerebrale Serien- (ZSS) 84 ff.
Szintigraphiegerät mit stehendem Strahlungsdetektor 69
szintigraphische Lokalisation von Blutungsquellen 216 ff.
szintigraphische Untersuchungen, Auswertungsprinzipien, computergesteuert 58, 59
Szintillation (Lichtblitz) 43, 44
Szintillationsmeßsonde 43, 44
 —, Meßprinzip 43
 —, schematischer Aufbau 43

Tc-DMSA 35
Tc-DPD 36
Tc-DTPA 35
Tc-Eisenascorbinsäure 35
Tc-Glukoheptonat 36
Tc-HEDP 36
Tc-HIDA 35
Tc-HSA-MS 36
Tc-MAA 36
Tc-MDP 36
Tc-Mikrokolloide 37
Tc-Pyrophosphat 36
Tc-Phytat 36
^{99m}Tc-Dicarboxydiphosphonat 194
^{99m}Tc-DTPA 84
 —, Perfusionsserien(Funktions)szintigraphie (PSS) 182
^{99m}Tc-Generatoreluate 15
^{99m}Tc-Glucoheptonat 84
^{99m}Tc-HMPAO 90
^{99m}Tc-Hydroxymethylendiphosphonat 194
^{99m}Tc-Makroaggregate 134
^{99m}Tc-Mikrosphären 134

^{99m}Tc-Millimikrosphären 135
^{99m}TcO$_4$ 98
^{99m}Tc-Pertechnetat, generatoreluiertes 110
^{201}Tc-Perfusionsszintigraphie 209, 210
^{99m}Tc (physikalische Halbwertszeit) 13 ff.
Technetium 2
Technetium-^{99m}, Abschirmungen 21
Technetiumgeneratoren 28, 29
Teilwinkeltomographie 50
Tesla 12, 54
^{201}Thallium (Tl) 130, 139 ff., 152
– , Randindikationen (Onkol./Immunol./Innere Med.) 152
^{201}Thalliumchlorid 229
Therapien 241 ff.
– , intrakavitäre, mit Betastrahlern 263, 264
    Einsatzmöglichkeiten 264
    Radiopharmaka, Radioaktivität 263
– , intrathekale (Chrom-^{32}Phosphat) 264
– , Knochenmetastasen 259
– , maligne Phäochromozytome 260, 261
– mit Instillation in Höhlen 263
– , Neuroblastom 261, 262
– , Radiojodtherapie von Schilddrüsenerkrankungen 242 ff.
– , Radiophosphortherapie der Polycythaemia rubra vera 254 ff.
Thrombose 213 ff.
Thromboseprophylaxe 239
Thromboseszintigraphie 213, 214
– , Meß- und Auswertetechnik 214
– , Radiopharmazeutika, Radioaktivität 213
– , Strahlenexposition 214
Thrombozyten 206, 213, 214
Thrombozytose, Polycythaemia rubra vera 257
Thrombus 212, 213
Thyreoglobulin (TG) 120
– , Antikörperbestimmung gegen (TAK) 120
Thyreoidektomie 243
Thyreoiditis 107, 109, 111, 116, 123
Thyreostatika 246
thyreostatische Behandlung 250, 251
Thyreotoxikose 246
Thyroxin, autonomes Adenom 247
Thyroxin, euthyreote Struma 248
Thyroxin(T$_4$) 118
^{201}Tl 266
^{201}Tl/^{99m}Tc-Subtraktionsszintigraphie 130
TlCl$_2$ 39
Tissue-Polypeptid-Antigen (TPA) 234
Tomographie, Teil- und Vollwinkel 50

tomographische Rekonstruktion 76
Tomomatic 64® 51
T$_1$ + T$_2$-Relaxationszeiten 79
Tränen-Nasen-Wege
  – , ableitende, Verlaufskontrolle nach chirurgischer/konservativer Therapie 105
  – , Stenosen- und Verschlüsse 105
Tränensekretionsstörung 105
Tränenwege, Radionukliddakryographie 103 ff.
Transmissions(Röntgen)-CT (TCT) 77, 148
trocken-saugende Generatoren 28
TRH (Thyrotropin Releaseing Hormone) 107
TRH-Test (Funktionstest des Schilddrüsenstoffwechsels) 119 ff., 245, 248, 249
– , euthyreote Struma 248
– , falsch-negativer, Ursachen 122
– , Hyperthyreose 251
– , normaler und pathologischer 121
TRH-Test-kontrollierte endogene TSH-Inkretion 245
TRH-Test-kontrollierte Schilddrüsenhormonsubstitution, max. TSH-Subpression 245
Trijodthyronin, autonomes Adenom 247
Trijodthyronin(T$_3$) 118
TSH (Thyreoidea stimulierendes Hormon) 107, 118 ff.
TSH-Rezeptor-stimulierende Antikörper (TRAK) 120
TSH-RIA-Test 119
Low-T$_3$-Syndrom 119
tumoraffine Radiopharmazeutika und Radiopharmaka, spezifische 229
tumorähnliche Knochenläsionen 202
tumorassoziierte Antigene 164, 233
Tumormarker
– , direkte 233, 234
– , Einsatz der wichtigsten 236
– , indirekte 233, 234
– in vitro 233 ff.
– in vivo 110
– , kombinierte Bestimmung 237
– , radioimmunologische Bestimmung 120
– , Sekretion, bzw. Freisetzung 234
Tumorpatienten 228 ff.
Tupfertest 97

UG-Korrektur
– , homogene 62
– , interpolative 62
– , parabolische 63
UG-ROI (Zeit-Aktivitäts-Kurve) 61

UG-Untergrund 61
Ultraschallquerschnittbilder, Schilddrüse 114
Umwelt, Vermeidung unkontrollierter Angaben, Strahlenschutz 22
Untergrundkorrektur, nuklearmedizinisches Computersystem 61

Vena portae 159
Vene 212
Ventrikelaneurysma 144, 148
Ventrikelfunktionsszintigraphie 144 ff.
Verteilungsfaktor F 13
Vielschichttechniken 80
Vitamin B_{12} 206
Vollwinkeltomographie 50, 51

Wasserstoffatom 9
Wasserstoffdichte 79
Wasserstoffionenkonzentration 10

Weichteildifferenzierung 11
Widerstandsmagnet 54

Xe 40
^{133}Xenon 134, 135

Yb-DTPA 40
^{90}Yttriumsilikat 263

zerebrale Serienszintigraphie (ZSS) 84 ff., 92
–, Einsatzmöglichkeiten 92
zerebrovaskuläre Erkrankungen 86, 211
Zinndiphosphonate, Skelettszintigraphie 194
z-Signal (Summe sämtlicher Ausgangsimpulse) 48
Zyklotronradionuklide 26, 27
Zysten
–, Feinnadelbiopsie 114, 116
–, Schilddrüse 116
Zytostatikatherapie, intraarterielle 163